U0336702

NODDING OFF

伴你一生的睡眠指导书

The Science of Sleep from Cradle to Grave

[英] 爱丽丝·格雷戈里 著
Alice Gregory
刘可澄 译

中国友谊出版公司

目 录

献给我的母亲乔与父亲格里，我的丈夫“金狼先生”，还有我有时会熬夜的孩子赫克托与奥森。感谢你们。

写在前面

书中描述的趣闻逸事仅用以阐明作者观点，除了名人明星及科学家之外，其他的名字及细节都经过改动，以保护隐私。作者没有接受过临床医学训练，但她是一位睡眠领域研究者。书中提供了一些改善睡眠的小贴士，然而，在对生活方式做出任何改变之前，您应该与医生进行讨论，后者能够根据您的个人情况，判断这样的行为调整是否合适。

导 语

我在铺着黏腻地毯的夜店中狂欢了好几周，此刻正睡眼惺忪地蜷缩在牛津大学一个演讲厅的第三排座椅上。这是我本学期最后一堂关于精神疾病的课，我正准备小睡一会儿。睡眠在召唤我，我答应自己，学习完阅读清单上的所有书目就奖励自己一些睡眠时间。但是我并没有打起瞌睡，反而认真地听了课并如饥似渴地消化了每一个单词。

阿莉森·哈维（Allison Harvey），彼时还是心理学学院初出茅庐的讲师，现在已经是加利福尼亚大学伯克利分校的教授了，她这一个小时的演讲十分引人入胜。课程主题正是我所缺少的：睡眠。想起来非常奇怪，我花了三年的时间学习人的心理及行为，但是却无法回忆起有关这个课题的其他任何课程。哈维认为，睡眠对于我们清醒时的状态是至关重要的。

她继续指出，无论我们是否能够取得心理学的学位并在幼儿成长、教育心理学或者精神健康等领域开展事业，或者我们在其他行业找到了一份工作，低估睡眠的作用都是不明智的。这个观点与我的观察不谋而合。不少家长看起来总是急切地希望他们的孩子能睡个好觉，这不仅仅是为了孩子的身心健康着想，更是因为他们有着本能的担心——青少年如果睡不好觉，就无法成为父母所希望的那种面色红润、待人和善的孩子。青少年出了名的睡懒觉问题或许会招来成年人的嘲讽与斥责，然而这个行为也非常普遍，就算你知道这只是青少年的天生固有行为，或许也不会感到多么惊讶。如果尝试劝阻青少年，不让他们睡懒觉，这是否反而会让他们有更大的风险——考试挂科、遭遇意外或者无法调节情绪呢？

有的时候，成年人因惧怕失眠而浪费了巨大精力，以致于对失眠过度监控反而使其丧失了自主性。当人们躺在床上时，他们做的不是睡觉，而是睁着眼担心自己睡不着。他们担心在第二天的工作中，因睡不好脑子变成一团糨糊的状态会被看出来。而他们又是否能够在面对那位同事时控制自己的脾气？当我们心爱的人衰老或者生病时，他们的睡眠状况有时会恶化，我们希望他们能够以良好的睡眠来缓解这样的状态。哈维进一步指出，我们对于这种“神秘的消遣时光”的了解其实知之甚少。我意识到，即使是世界上最杰出的睡眠研究人员，也还未能就睡眠的关键作用达成一致观点，睡眠是如何与我们生活中的方方面面联系起来的，还有待去做深入探究。

那年夏天毕业后，我去日本学习了一年。尽管我周围的一切都如此美丽，遇到的人们也都和蔼可亲，但我仍焦躁不安。

我希望了解更多有关睡眠的事情，所以我主动给哈维发了一封邮件，询问她我是否能远程协助她的研究。我们一同制定了一个计划，我在日本向学生大量发放关于睡眠的调研问卷，哈维在英国也会做相同的调查，然后我们再一起对比问卷的答案。尽管我的未婚夫并不是一名睡眠研究人员，但是他非常乐意帮忙，我们一起在大学宿舍中发放调研问卷。问卷的结果主要表明，失眠模型——睡前的胡思乱想会干扰睡眠，这在不同文化中都适用。虽然很有趣，但由于这次调研周期较短，范围也不大，所以我们的论文并没有引起广泛的关注。对于我来说，其中最令人兴奋的是，我第一次涉足了真正的研究，并且发自内心觉得如果我以后继续做相关的内容，我会感到非常开心。

回到英国后，我开始在伦敦国王学院攻读博士，主攻社会、遗传及发育精神病学。虽然学院里的研究课题丰富多样，但是我所在的院系中并没有睡眠专家能够提供指导，因此我想要研究睡眠课题的这个愿望看起来有点小众。我曾尝试了解其他人在多年来的幼儿发育研究中获取的数据，看看是否有人曾经询问过家长或者孩子关于他们睡眠的问题。我利用自己不断搜寻收集得来的数据，来回答这类疑问：睡眠质量不好的孩子是否更可能在日后的生活中经历一些其他问题，比如焦虑和/或抑郁？我也研究了基因与环境在解释以下疑问中扮演的重要作用：为什么睡眠问题会与其他问题一起出现？这些问题是一起被遗传的吗？有时，我的导师们对于我在这个不熟悉的领域表现出的热情感到十分迷惑。当然如果他们真的是这么想的，也并没有表现出来。他们总是非常支持我，并且愿意花时间与我慷慨地分享他们的数据。

当我成为伦敦大学金史密斯学院的一名讲师后，睡眠依然是我最感兴趣的课题。我开展了自己的研究，探讨孩子们的想法与睡眠之间的关系。我对基因如何影响睡眠以及如何决定身体机能的最佳时间有了更多的了解，一个人的身体机能是在早晨状态最好，像云雀一样，还是在晚上最佳，像猫头鹰一样呢？我与世界各地的研究人员共同合作，并将我的热情传递给了愿意投身于此的学生。我一周工作六天，享受其中的每一分、每一秒。

接着我迎来了自己的30岁，并决定要一个孩子。当孩子不睡觉时，我也无法入睡。自此我生活中的方方面面都受到了影响，突然之间，我写的所有研究论文也都有了新的意义。其他新晋为家长的人对这个话题也有着浓厚的兴趣，所以我们时不时地就会聊到这个话题并一起进行讨论。彼时我更能理解，生活的复杂性是如何扰乱这个善意、明智且已经规划好的建议——让孩子在没有家长干预的情况下独自入睡。我也明白，对于某些家长来说，这并不是他们想用的办法，而对于另一些家长来说这个方法也并不合适。我遇到过不少家长，热切地相信他们已经找到了那本可以解决他们孩子无法入睡的问题的书。然而大多数情况下，他们在数周后会睡眠不足地出现在我的面前，婴儿的一个喷嚏就能吹散他们精心配置的睡眠配方。市面上的书很少是基于事实依据的，所以这让父母们难以理解，为什么他们要相信这个“专家”，而不是另一个专家。父母真的应该让孩子“哭个够”吗？照顾孩子直到其睡着真的是错误的吗——虽然这个举动看起来非常正确。无情的睡眠问题永远无法解决吗？这些关于幼儿睡眠的书籍都声称找到了神奇配方，那么当这些作者有了自己的孩子时，我想他们大概都睡得非常香吧。相反，虽然我有这方面的专业文凭，但是我并不知道所有的答案。比如说，我儿子夜间有时会突发疾病，我不愿意让他一个人入睡。当他在医院休息了一段时间后，我会神经质地花上大量的时间做一件事——近乎疯狂地躺在他房间的地板上，握着他的小手，看着他的每一次呼吸并且祈祷他不再有事。

这就是我想写下这本书的原因，我希望向大家分享我对睡眠科学无止境的热情，并帮助将其运用到现实生活中。有了小孩后，我体验了严重的睡眠不足，观察睡眠模式随着时间形成并改变，这些是我进行研究最主要的动力。睡眠非常重要，并且会伴随我们一生，在每个成长阶段中，它都给我们带来了不同的挑战。在幼儿时期及青春期，睡眠不足会让孩子们表现得像是患有注意缺陷多动障碍（attention deficit hyperactivity disorder，后文简称为 ADHD）。[①] 全世界的青少年都有可能被临床医生误诊为 ADHD，因为他们并没有考虑到青少年的夜间习惯。当我们成年后，睡眠习惯并没有停止改变，高强度的工作会对我们的睡眠造成巨大的影响。有些人必须白天睡觉，晚上

① 神经发育失调会导致注意缺陷多动障碍。评估睡眠在类似症状中所扮演的角色也非常重要，在某些案例中两者或许有所关联。——作者注

工作，这使其健康处于非常危险的境地。当退休后终于有时间补眠了，我们还会遇到更多的挑战。老年人的眼睛机能或许会发生改变，这使得光线的过滤方式也发生变化，导致他们的生物钟效率降低。

我们对于睡眠的认知每日每夜都在进步，直到最近，研究者才意识到睡眠对于青春期的友谊有着重要影响，他们将几个好朋友带到实验室，以研究睡眠不足如何切实地影响我们与他人的互动。最近几年，我们才开始充分地探究睡瘫症的原因——是什么导致了人们就像被胶水粘在了床上一样，无法动弹？也直到现在，研究者才放弃了成年人都是独自入睡的想法，接受大部分人都是同床而眠的事实。但这个领域还有很多我们未知的东西。睡眠领域的研究进展非常快，现在，良好的睡眠至少已经被认为和健康饮食一样重要了。每周媒体都会将睡眠与一些新的东西联系在一起，来突出其重要性：肥胖症、癌症、糖尿病、老年痴呆症、学习能力及记忆力、顶尖的体育表现、意外身亡、工作表现、创造力、焦虑以及抑郁。但我们如何能够睡得更多、更好呢？我们真的需要减少咖啡因和酒精的摄入，改喝酸樱桃汁和温牛奶吗？哪些信息是真实的，为什么我们看到的都是这样的新闻标题？如果你对人生中最易被忽略的这三分之一的时间感兴趣，那么这本书正是为你准备的。

第一章

睡眠 101 问

我拧开了递过来的小棕瓶，据称瓶子中的物质能够让我不那么焦虑。实验室的技术人员告诉我精准的剂量后，我用滴管滴了几滴在我的舌头上，就算这真的能让我放松下来，我也不知道是否只是安慰剂效应。我把瓶子传给了下一个博士生，她开始效仿我的动作。可能因为对瓶中物质的观感比我要好，她把剩下的液体一口气都喝完了。然后我们便一起前往位于伦敦丹麦山（Denmark Hill）的一间小小会议室，它位于一栋联排别墅的老旧地下室里。外面的救护车刺耳地鸣叫着，从路对面的大型医院中进进出出，这对我的心理状态并没有什么帮助。我正准备向伦敦国王学院本院系的学术导师们展示我的第一个博士学术成果。他们都是学校从世界各地精心挑选并聘用的人才，在各自领域中也都是佼佼者。他们产出了上千份科研文章，这些文章改变了幼儿发育、精神健康及遗传学领域的思想见解。然而，他们之中没有人对我选择的课题——睡眠，有太多的了解。

我积极努力地准备了答辩，逐字逐句地熟记稿子。我甚至还想好了在哪里停顿、微笑，或在哪里插入一个即兴笑话。我的大脑完全专注于控制焦虑，并没有多余的精力来享受演讲的那个时刻。答辩以自动演示的形式进行，接着就是提问环节了。我看了一眼那位猛喝药剂的同学，希望她愿意向我提问，好让我在这群令人生畏的观众面前绽放光彩。但是她的心思似乎不在这里，她正期待着自己马上要进行的答辩。

然而，所有的教授看起来都格外地投入，迫切地举着手，他们已经准备好了一系列的问题。该选择哪一只手呢？得**挑个好一点的人，我心里祈祷。**

“伊恩？”我选择了一位以开朗个性而闻名的遗传学教授。

“所以，你口中的睡眠，准确地说是什么意思呢？而且我们为什么要操心睡眠呢？”

我准备了课题中许多复杂问题的答案，却被这个看似简单的问题难住了。我开始胡乱回答，在导师们的眼光下浑身发烫。我在心里记下了，以后任何一个关于睡眠的作品都要以这个问题的探讨作为开篇。

什么是睡眠

虽然我们每天晚上都会睡觉，但给睡眠下定义依然是个棘手的问题。睡眠到底是什么？问我 5 岁和 8 岁的两个儿子的话，他们会告诉你："睡眠就是躺下并且什么也不做。"关于睡眠时相对静止的状态他们倒是说得没错，但遗漏了其他关键特性——对外界的反应会减少，同时这是可逆的（能被叫醒）。科学家还指出，我们在入睡之前还会进行一些睡前仪式，每个物种的睡前仪式都不一样。对大部分人类来说，睡前仪式大概就是刷牙了。地点也能帮助我们定义睡眠：睡着的人类一般是蜷缩在床上，而睡着的蝙蝠更有可能是倒挂在山洞中。

或许可以用睡眠开关来做另一个简单的解释：上一秒我们还醒着，下一秒拨动开关，我们就睡着了。在夜晚沉睡时，身体状态**会发生**转换，但并不是就此"关机"了。除此之外，我们的大脑和身体还正在进行更多了不起的事情。清醒和梦乡之间并不只是单一的转换，交替转换存在于睡眠时的一系列生理过程中，其中还会经历不同的睡眠阶段。第一阶段的睡眠非常浅，以至于被叫醒时，我们或许都没有意识到刚才睡着了。

所以，如何解释真正睡着时和玩沉睡狮子游戏①时的区别呢？最好的解释就来自于不同的生理状态。当一个人被连接上一台睡眠监视器，利用"多导睡眠图"的检测技术，就能准确知道他（她）什么时候真正睡着了。这项技术需要将电极粘贴至身体及头骨的不同部位。电极能够记录大脑活动、眼睛运动、肌张力和心率。血氧饱和度也能通过一项无痛技术——脉搏血

---

① 一个极巧妙的儿童游戏，看谁能够安静不动地躺着并持续最长时间。——作者注

氧仪检测出来，只需使光线穿透身体的某些部位即可（比如指尖或耳垂）。拥有这些信息意味着我们能够知道某人是否真正地睡着了，不会再因为他（她）装成沉睡而上当。如果询问他们，在玩了一晚上的沉睡狮子的游戏后感觉怎么样，与真正睡着正好相反，他们的回答会非常不一样。装睡的人会对睡眠非常渴望并且想要弥补他们缺少的睡眠。

至于**什么不是睡眠**，睡眠和全身麻醉之间有着有趣的区别。我们总是将医生在术前对病人实施的麻醉描述为"让病人睡去"，这样病人就感觉不到任何疼痛了。两种行为中或许包含了部分相同的大脑回路，但是两者之间的区别也非常明显。如果我们尝试在睡着的人身上动手术，他们在第一刀下去后一定会有剧烈的反应——快速醒来并痛苦地尖叫。所以如果睡眠与全身麻醉并不是一种事情，那么睡眠是什么呢？是什么让我们入睡并且醒来？

自然而然的机制与生物钟

两个过程机制在控制着睡眠与苏醒。第一个机制是，人们在长时间的苏醒状态后准备要睡觉的感觉。这看起来似乎是理所当然的。然而，这个机制比表面看上去的要复杂得多。科学家将这种机制称为"睡眠内稳态"（sleep homeostasis），意指我们的睡眠驱动力，可以以睡眠类型来衡量这种机制。当我们极度疲乏且刚开始入夜时，此时的睡眠更多是慢波睡眠（slow-wave sleep）。但是我们的身体如何准确地知道醒了多长的时间呢？科学家们也不完全清楚，但前沿的理论指出，当大脑及其他神经系统在苏醒状态下时间越长，就会积累越多的特定分子，这些分子会激发我们的睡意。

其中一种分子是腺苷。腺苷是身体能量新陈代谢的副产品，会在清醒状态下的大脑中逐步积累。摄入咖啡因就会阻止腺苷的活动。此外，摄入咖啡因之后，身体会释放肾上腺素——它又被称为“战斗或逃跑荷尔蒙”。这个激素对一个人的入睡能力也并无正面影响。正因为腺苷，价值上十亿的咖啡产业才得以蓬勃发展。其他分子在解释睡眠驱动力中也扮演了重要角色，这其中还有非常多值得学习探究的内容。更深入的探索能够帮助我们充分解开这个谜题：为什么有时候难以保持清醒？

当我与匹兹堡大学的精神病学教授丹尼尔·比斯（Daniel Buysse）探讨这个过程机制时，他指出：“睡眠内稳态机制对人类的生存至关重要，并且部分可自主控制。然而，它是无法被替代的。其他部分可自主控制、对于人类生存至关重要的内稳态机制还包括进食、饮水及呼吸，而这些都是能够以人工方法实现的，比如通过静脉注射营养液、使用呼吸机等。睡眠是**唯一**无法被替代的体内平衡方面的生理功能。”

第二个控制着睡眠与苏醒的过程机制与入睡及醒来的**时间点**有关。这个机制像一个强有力的时钟一样运转，意味着人们更倾向于在夜间感到疲惫并在日间醒来，无论上一次睡觉是什么时候。人体不同的部分有着各种各样的时钟，实际上，身体中几乎每个细胞里都有一个调节生理节奏的时钟。这表示细胞能够为自己提供指导，通知各种事情都应该在什么时候发生，比如是否使用能量，或者是否修复细胞损伤。昼夜节律（cicardian）这个词来源于拉丁语，circa 表示围绕，dies 表示白昼。众所周知，这些机制基本是以 24 小时为周期在运作着。

“主生物钟”（或者可以称其为格林威治钟）位于大脑中一块小小的区域——视交叉上核（suprachiasmatic nucleus）。视交叉上核位于下丘脑下方，在我们大脑的深处。视交叉神经在眼睛向大脑传输信号的过程中扮演着重要角色。“主生物钟”有时又被称为“驾驶员”，它负责协调全身的生物钟，让它们同步作用，来奏出一段美妙的旋律。那又是什么在驱动着这些生物钟呢？人体内并没有 5 号电池，所以这时候该换由生物学解释了。

“生物钟基因”尤其关键。生物钟基因指导着我们的细胞生产特定蛋白质，这是一个复杂的过程。简单来说，这种特定的蛋白质会随着时间而累积，当浓度提升到一定程度时，它们就会进入细胞核——或者说控制中心，破坏掉主导生产它们的生物钟基因。然后，这种蛋白质会变形或者分解，只有当这种情况发生时，生物钟基因才能够重新恢复并且再一次开始它们的工作。这样的循环大约需要 24 小时，这也使得人体能够跟上它的节奏。虽然大部分的生理节奏都在人体内控制进行，但体外的信号也非常重要，光线是让体内生物钟与外部世界绑定的最有效方式，我们会在后面的章节中讨论这个问题。

睡眠就是一个阶段

睡眠可以分为不同的阶段。其中快速眼动睡眠（rapid eye movement，后文简称为 REM）和非快速眼动睡眠（non-rapid eye movement，后文简称为 NREM）之间的差异最为显著。听起来似乎有些无趣，谁在乎睡觉时自己的眼睛是否在眨动呢？然而，睡眠的不同阶段有着截然不同的特征，快速眼动睡眠大概是最奇特的阶段了。顾名思义，在这个阶段我们的眼睛会迅速转动，其他身体活动也会有所增加。大脑活动非常快速，有点像清醒时的状态，同时呼吸也很急促。在 REM 阶段，我们是最有可能做梦的。从幼年时期开始，我们的身体在这个睡眠阶段中就不再抖动、抽搐或者移动，而是变得静止。想想非常奇怪，因为此时其他的一切看起来都在加速运转中。或许最好的解释是，身体静止是一种生存机制。如果我们随着梦境行动，谁知道梦会把我们带到哪里去呢？去泰晤士河里游泳？还是去参观白宫？①

非快速眼动睡眠一词用来描述我们余下的睡眠过程。这个阶段可被分为三个主要部分：N1、N2 及 N3。N1 是睡眠最浅的阶段，我们可能会觉得自己是在半梦半醒间，而 N3 则是我们睡得最沉的时候。不同的阶段会以脑电波活动进行划分，其他的划分因素还包括心率、呼吸频率及体温。

---

① 实际上，在 REM 阶段，身体静止机制停止运转时，便会发生快速眼动睡眠行为障碍（稍后的章节中会讨论），可能会伴有声响和 / 或动作。——作者注

当成年人入睡时，我们首先进入NREM阶段，然后是REM阶段。整个睡眠通常以90分钟为一个周期。一个醒着的人的脑电波频率高（速度快），振幅小（高度低）。这些波动可以被类比为掷入湖中的小石块所掀起的快速而小巧的涟漪，它们被称为阿尔法及倍他脑电波（见图1）。刚入睡时，我们就进入了N1阶段，在这个阶段，脑电波的频率稍低，振幅略大，这种电波被称为塞他脑电波。紧接着是N2阶段，这个阶段的特征是睡眠纺锤波（sleep spindles）这种脑波活动的爆发，睡眠纺锤波因脑电图（一种用来检测脑电波的技术）打印成像上的波动形状而得名。这个阶段还有另一种脑电波活动特征，被称为K复合波（K-complexes）。K复合波在脑电图上呈现大型振幅，在其他波形中鹤立鸡群，异常突出。接下来在N3阶段我们会睡得更沉，这个阶段的睡眠被称为深度睡眠，又称德尔塔睡眠或者慢波睡眠。在这个阶段我们会经历德尔塔及塞他脑电波，它们的频率更低，振幅更大。这些脑电波更像是远洋上形成的大型海浪。

到达最深程度的睡眠阶段后，在进入REM的第一阶段之前，我们通常会先回到N2阶段。至此，我们的睡眠周期就完成了，其中或许会经历短暂的苏醒，然后便会进入夜里的第二个周期并循环反复。睡眠周期并不是平均分布的——与后半段的睡眠相比，我们更倾向于在前半段的NREM睡眠中将更多的时间花在深度睡眠上。相反，当黑夜渐渐过去，我们会将大部分的睡眠周期花在REM阶段。睡眠的阶段和周期被称为“睡眠构造”。在睡眠过程中，睡眠的构造是重点，就像楼房的构造亦是建筑结构中的重点一样。

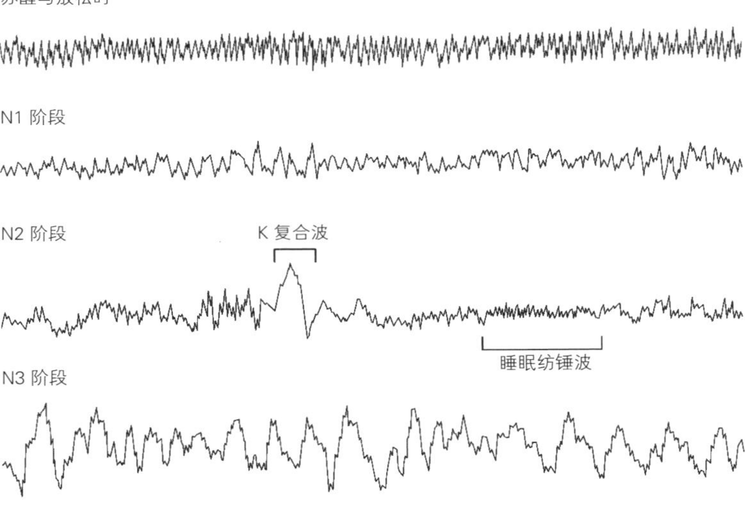

REM 阶段

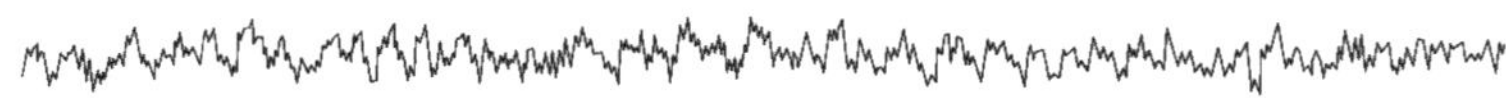

图 1　**不同睡眠阶段的脑电波**

困倦的大脑

当我们睡着时，大脑中发生了什么？通过对脑电波活动或特定神经元结构的激活进行观察的方法发现，大脑既没有在高速运转，也没有像我们在休息时那样无所事事。无论是醒着还是睡着，又或在不同阶段的睡眠，都可以被看作大脑各离散区域在激活与抑制之间的一支舞蹈，或者一种平衡。举例来说，当我们睡着时，大脑的一个区域——位于下丘脑前方的腹外侧视前核（ventrolateral preoptic nucleus）变得更加活跃。如此一来，大脑中与唤醒相关的区域，如上行网状激活系统（ascending reticular activating system，后文简称为 ARAS），就会受到抑制。反之，当我们醒来时，与上行网状激活系统相关的大脑区域开始变得活跃，与睡眠相关的区域（如腹外侧视前区）则受到抑制。

至于大脑是如何成功制造沉睡以及苏醒的，它是通过释放一种被称为神经递质的化学信使来控制的。控制着苏醒及沉睡之间开关的大脑区域（如腹外侧视前区）会释放神经递质，包括 γ-氨基丁酸（gamma-aminobutyric acid，后文简称为 GABA）。GABA 是一种抑制性的神经递质，通过抑制促进苏醒的神经递质，帮助我们获得一些睡眠时间。相反，与苏醒相关的大脑区域（如与 ARAS 相关的区域）会释放诸如食欲肽、乙酰胆碱、组胺、多巴胺、去甲肾上腺素和血清素等神经递质，它们会向大脑皮层传递信息，以使人保持在清醒状态。这一套机制复杂且微妙，但以上就是大脑睡醒之间所发生的活动的基本概括了。

我们为什么要睡觉

即使是最出色的科学家也无法就**为什么**要睡觉这一问题达成一致观点，但他们都认同睡眠非常重要。芝加哥大学的荣誉教授阿伦·雷克查芬（Allan Rechtschaffen）曾无比肯定地说过：

“如果睡眠被认为没有什么重要作用，那么这将是生物进化有史以来犯下的最大的错误。”所以，我们为什么要睡觉呢？

在20世纪80年代，雷克查芬曾尝试解开这个谜题。他的尝试之一便是剥夺动物睡眠的实验。他将老鼠放在一小池水上的转盘中，当老鼠显现任何打瞌睡的迹象时，他便转动转盘，以此来强迫老鼠保持清醒状态。就像我们必须保持警醒，才能够安全走过机场的自动步道一样，动物也需要在清醒状态下才能应付转动中的盘子，如果它们不行走起来，就会被抛入水中。长时间的睡眠不足导致了一系列的生理变化，比如体温调节问题。睡眠平时都将动物体内哪些方面维持在“合适的水平”呢？雷克查芬的实验为这个问题提供了线索。

另一个事实也很快被揭示：睡眠不足与生命体本身是不可兼容的。如果老鼠2～3周不睡觉，它们就会死去。为了区分不同类型睡眠的重要性，科学家们进行了另外一些实验，比如仅仅剥夺老鼠的REM睡眠，而它们能享受到一些NREM睡眠的好处。再一次，老鼠很快就死亡了。然而，这次老鼠的存活时间较长一些，大约为4～6周。① 也许仅针对老鼠来说，不睡觉就无法存活，那这对于人类来说也是一样的吗？②

① 研究学者在进行此类研究时一定非常困扰。动物在走向死亡的途中逐渐变得瘦骨嶙峋，体温下降且身上开始溃烂。虽然这类研究对睡眠领域有重大意义，但是在今天，此类实验已经不会再进行。严格的法规已经出台，以最大程度减轻实验动物的痛苦。——作者注

② 对于实验的结果，有人提出了其他的解释，比如是压力的作用或者是因为生理规律被扰乱，但是原始论文的作者们对此并不认同。——作者注

提出这个问题比回答这个问题更为容易。幸运的是，剥夺参与实验者的睡眠，并将他们置于受到严重危害的风险下，世界上没有一个道德委员会会允许这样的研究。然而，我们能够从自然发生的失眠状况中得出推论。一个引人注目的例子是一种罕见遗传疾病：致死性家族失眠症（fatal familial insomnia，后文简称为FFI），患有这种疾病的人无法入睡，平均在症状发展的18个月内死亡。这个疾病是朊病毒疾病的一个例子，患者大脑中积累了异常的蛋白质，从而对大脑造成损伤。FFI会对丘脑进行攻击，后者是大脑中的一部分，对睡眠和苏醒周期有着重要作用。这种疾病患者的睡眠模式与常人不同，包括睡眠时长减少、睡眠阶段的混乱与退化等。最终，他们可能完全无法入睡。虽然失眠与死亡的组合有时会让人以为是前者导致了后者，然而我们不应该如此假设。相反，这种毁灭性的退化性疾病还有其他特性会造成死亡——FFI的症状除了失眠，还包括痴呆、口齿不清、吞咽困难及体温调节困难。

历史上被完全、长期剥夺睡眠的例子也验证了睡眠的重要性。[①] 以兰迪·加德纳（Randy Gardner）举例，他是一名高中生，在20世纪60年代参加了一项科学实验——被剥夺睡眠264个小时，过程中全然没有摄入咖啡或者其他能令他保持清醒的兴奋剂。报道称，在他睡眠被剥夺的期间，他出现了一系列的问题，包括身体协调性丧失、易怒及产生幻觉。

---

① 这些研究不一定需要阻止完全睡眠状态，要阻止微睡眠的发生就是一件困难的事情。——作者注

此后，在 2004 年我提交博士论文的前后，有一档综艺电视节目热度正劲，其中 10 位参赛者在一周内不睡觉，以争夺 10 万英镑的大奖。这样的实验以娱乐之名被允许进行实在令人震惊。我不确认如果是以科学之名，这样的实验是否还会被允许，尤其此前老鼠实验的结果是如此鲜明且广为人知。节目的冠军——克莱尔，在超过 7 天的时间里忍受了严重的睡眠剥夺。她不断地在脑中唱歌并进行眨眼游戏来让自己保持清醒。睡眠不足对参赛者的影响非常明显，在某种程度上与加德纳所经历的有些类似。他们情绪不受控制，还会产生幻觉，其中一位参赛者甚至以为自己是澳大利亚的总理。很显然我们需要睡眠，睡眠不足会导致人无法控制情绪，产生幻觉与错觉。但是**为什么**睡眠对我们来说如此重要呢？

有关睡眠的理论

睡眠的其中一个主要理论是，我们睡觉是为了节省能量或者躲避危险——这些理论被称为“进化理论”。它们有自身的价值，也可能是谜题的其中一块拼图，但是它们能够**完全地**解释我们为什么要睡觉吗？以节省能量假说为例，它假设了我们在睡眠中会消耗更少的能量。这个假设是基于睡觉时人的体温下降及其他与睡眠有关的生理变化而提出的。比如在 NREM 阶段，我们新陈代谢的频率会降低。这个理论的支撑依据来自对动物体型以及它们所需的睡眠量的观察。总体来说，体型越小的动物，新陈代谢频率越高，能量消耗越快，所以需要更长的睡眠时间。黄金仓鼠一天大概能睡 14.3 小时，而长颈鹿一天所需睡眠时间约为 1.9 小时。当然这也不能一概而论，豚鼠体型虽小，但是一天大约能睡 9.4 小时，而体型大得多的老虎，一天睡眠时间约为 15.8 小时。

节省能量假说的支持者有时会将这种情况与冬眠动物作类比。他们认为冬眠动物通过大幅减缓新陈代谢，同时将体温降低至 -2.9 摄氏度，从而达到在冬天节省能量的目的。但是睡眠并不是冬眠——睡觉时节省的能量总量看起来并不多。你知道睡觉时比清醒时能够节省多少能量吗？预估只有 134 卡路里。这甚至比我辛苦一天下班后，在路上吃的最爱的巧克力棒的能量还要少。如果睡眠的主要功能是节省能量，为什么我们不多节省一些呢？可能是因为，睡觉时身体的重要生理运转机制仍需要消耗能量。此外，当开始考虑到睡眠的不同阶段时，这个理论看起来更不合理了——在 REM 阶段，大脑就像清醒时一样活跃，这看起来并不能比我们醒着的时候节省**任何**能量。别说巧克力棒了，睡眠所节省出的能量还不够我多吃一根芹菜杆呢。

研究又发现，一些动物在睡眠时尤其不可能节省能量——比如海豚，他们每次睡觉时只有一半的大脑在休息，所以他们睡着时也可以持续游动。除了海豚之外，还有一些其他海洋动物，如鲸鱼、鼠海豚，偶尔也有鸟类，它们的睡眠方式就是如此特别。当它们准备睡觉时，大脑只有一个脑半球进入睡眠模式——有趣的是，它们只进行深度慢波睡眠，而不会进入 REM 阶段。它们大脑的另一个脑半球保持着对周围世界某种程度的警觉。海豚睡觉时只闭一只眼睛（一般是负责睡眠功能的脑半球的反向眼）。这些动物的左右脑还会交替运作，这样两个脑半球都能享受睡眠的好处。至于它们为什么会这么做，有人认为这样能够让这些动物浮至水面呼吸，时刻了解环境中发生的一切，同时可以在体内产生热量。也就是说，海豚及其他一些生物之所以可以在睡眠时不断移动，是因为它们的半边大脑能够保持在苏醒状态。由此看来，这些动物的睡眠不太可能节省多少能量。那么看起来，我们需要睡眠还有其他原因。比起将睡眠看作节省能量的方法，更令人信服的说法是，不同的行为状态能将能量最优化地分配至重要的生理过程。

至于睡眠是为了避免危险，这个想法源于，如果我们蜷在床上，起床作乱的概率要小一些。对动物来说也是一样的，它们准备入睡时，也会舒适地躺下，以避免伤害。但是这真的成立吗？昼行性动物，比如人类，选择在最诡异的时间入睡——周围都是漆黑一片。[①] 睡觉时，我们丧失了警惕，所以当然要比苏醒时更脆弱。掠夺者会带来更多的危险——作为各种残暴罪行的接受者，我们将自己置身于更大的风险中。我曾经就是一个受害者，在睡梦中被人拍了这样一张照片：我打着呼噜，露出了双下巴还流着口水！

睡眠能让大脑和身体得到重启的机会，这个理论似乎更为合理。我们知道，睡眠能让身体在夜间产生特定的荷尔蒙。深

① 昼行性生活方式指的是日间活跃，夜间入睡。——作者注

度睡眠中，生长激素的释放达到顶峰。这对细胞增殖来说非常重要，细胞增殖能让我们的身体替换受损或者死去的细胞，因而实现成长及改变。睡眠让我们能够重新调整并恢复体内生理过程中的巧妙平衡。

近期的一个重启理论提出，我们需要睡觉是因为睡眠让大脑“洗了个澡”，它能将日间在脑中积攒起来的毒素冲洗掉。这个想法在于，醒着的时候，毒素会在大脑中堆积。毒素有不同的形态，其中一个已经被透彻研究的是β-淀粉样蛋白——一种主要产生于阿尔茨海默病发展过程中的氨基酸。当我们闭眼休息时，一些脑细胞会收缩，腾出更多的空间让液体来带走毒素。

一项更深入的睡眠理论提出，睡眠对于信息及记忆处理起着关键作用。这不是说我们在睡觉的时候会获取新的信息，而是巩固在日间所得到的信息。有些人可能会有同感：复习考试时，脑子一团乱地上床睡觉，不确定我们学到了什么以及如何整合这些知识。而睡醒后，知识都在大脑中整整齐齐地被整理好了，并且可以立即为我们所用。

在考试复习期间，有些学生会优先保证小睡的时间，而有些学生则会沉迷于“通宵学习”。要注意，通宵行为往往会适得其反，连续熬夜复习考试的话，健康在多方面都会出现问题。相关证据清楚地表明，忽视睡眠的重要性并不是一个好的进步方法。然而，每个人都以不同的方法来应对。很多人身边都有那种平时肆意狂欢、考试前没日没夜突击复习的同学；或者那种声称自己凌晨3点在高压下学习效率才最高的同学。就像生活中的许多事物一样，个体的差异是不能被忽略的。

除了帮助我们学习数不尽的知识以为考试做准备之外，睡眠对于其他类型的记忆和学习也非常重要。丹·丹尼斯博士（Dr Dan Denise）是哈佛医学院博士后研究学者，专攻睡眠与记忆领域，也是我的合作者。他曾说过："不少优秀的研究表明，如果让实验参与者在睡眠后进行一项创造性的思考任务，他们会更有创意。此外，他们还能够在睡前提出的一系列想法中，选出最具创意的那个想法。"这或许能够解释有些人在起床后"灵光一现"的经历，在一夜充足的睡眠后，问题迎刃而解。幸运的少数人曾找到了对不可思议的问题的解答，这其中就包括门捷列夫，他在睡眠后，巩固了对于化学元素周期表的想法。据说他为如何划分周期表中的元素已经纠结了一段时间，却在梦中找到答案，睡醒后问题便轻松解决了。但是对于我们大多数人来说，"灵光一现"更多地体现在普通的事物上，比如决定晚餐吃什么。丹尼斯进一步指出，睡眠能够提升程序性（驾驶技术）、陈述性（比如对明确事件的记忆）以及情感性的记忆能力。

所以，我们是如何在夜间巩固所获取的知识及记忆的呢？可能多种过程在其中都起着重要作用。学习时，我们对所接触到的东西只留下了微弱的记忆，它们需要再一次被巩固，才能在脑海中变得更加稳定及持久。丹尼斯进一步阐明："大脑能够分辨哪些记忆需要在睡眠中被优先巩固。它似乎会优先选择更微弱的记忆（你可以想象大脑会这么思考："这个记忆没有很好地形成，它应该在睡眠中被强化”）以及与未来有关的记忆（大脑会优先选择它认为最重要的、需要被记下来的事情）。”

人们相信，睡眠是通过重新激活而成的记忆表征来巩固记忆的。丹尼斯接着说：“重新激活的过程是将短期储存在海马体中的记忆重新分配到大脑皮层中进行长期储存。这种重新激活发生在 NREM 阶段。研究表明，睡眠的这一方面对于陈述性记忆、情景记忆（如事实和知识）以及程序性记忆（我们对做事技能的记忆，比如如何走路、如何骑单车）都有好处。经过 NREM 阶段的重新激活后，REM 阶段被认为在稳定重新激活的记忆方面起到重要作用，以确保它们维持在长期储存的状态里，并与其他相关记忆进行整合。同时有证据显示，高度情感性记忆在 REM 阶段需要经过额外的处理。”丹尼斯又总结道：“虽然我们的认识还不全面，但是研究表明，睡眠的所有阶段对于巩固记忆都非常重要。”

当我们学习并记忆时，不仅需要在脑细胞间建立关系并强化它们，也要弱化一些通路。将旧的淘汰，才能给新的腾出空间。睡眠的突触稳态假说提出，我们在白天受到了信息的轰炸，由此，大脑会建立起新的网状结构，但这可能会导致信息过量，并阻止我们吸收新的信息。为了解决这个问题，睡眠登场了，它让大脑能够暂时地休息，并重新平衡了神经元的突触输入。研究人员发现，不太重要的神经通路在深度睡眠期间都会被弱化，从而为大脑减轻压力。所以，大脑中的通路在我们睡觉时是被强化了还是被消除了呢？答案很可能是两者都是。

另一个理论——用以解释睡眠及心理健康之间错综复杂的关系——重点强调睡眠的情绪调节功能。这个理论由科学家马修·沃克（Matthew Walker）提出，他是加利福尼亚大学伯克利分校神经学及心理学的教授。他和同事们一同提出，睡眠——尤其是 REM 阶段，在某种程度上为人们提供了“整夜治疗”的契机。

在一篇英国广播公司（British Broadcasting Corporation，后文简称为 BBC）的文章报道中，沃克指出，我们最初的记忆基本上都是带有强烈情感的事件，但随着时间的推移，这些记忆不会再引起同样的情感反应。婴儿时期被单独留在婴儿床上的“恐怖”记忆，数十年后并不会让我们感到害怕或者泪流满面。这是因为 REM 阶段会让我们重温曾经发生的事情，并将它们与情感因素分开。背后的生理机制或许十分复杂。然而，REM 阶段的生物特征——比如大脑中与焦虑及压力相关的去甲肾上腺素处于极低水平——能重新激活情感经历并以记忆的形式将其储存，同时减少唤起与原事件相关的情感。这一切都意味着我们能够学习新的知识并向前迈进，不会因应对日常生活而感到太多困扰。

睡眠的意义

我们需要睡眠的原因仍然令人困惑并引起争论，但有一点是清晰的，睡眠对我们生理及心理机能的方方面面都有着重要作用。最近，沃克指出，我们体内的每一个系统都得益于睡眠的帮助——包括免疫系统、生殖系统、新陈代谢、心血管功能以及体温调节的能力。“有什么不会因睡眠而得到改善，或没有因为睡眠不足而受到损害吗？”沃克也曾怀疑过，“但答案是没有。”当我与亚利桑那大学医学院睡眠与健康研究中心主任迈克尔·格兰德内尔（Michael Grandner）教授讨论这个问题的时候，他详细地阐述道：“‘睡眠的功能是什么’这个问题和‘清醒的功能是什么’这个问题是一样的。它们没有任何功能，但是在一天中我们的身体对两者都有需求。”当我回想起那个综艺节目中，参赛者们一周没有睡觉后的行为表现，包括情绪失控、产生幻觉与错觉，这些似乎都能被解释了。睡眠对于我们醒着时的生活也至关重要。

总体来说，睡眠似乎有一些功能在所有动物身上都相通，也有一些功能在不同的物种及个体上会体现出差异。睡眠是否会根据个体的不同而具有可塑性呢？睡眠是否能充当我们的超级个人助手，满足我们的每一个需求，当碗柜和架子空了的时候及时补货，整理日间无穷无尽的书面工作，并且为即将到来的工作做好准备呢？在生命的不同阶段，我们对于这位体内助手的需求也不一样。青少年时期，睡眠的主要作用在于使大脑成熟，而在生命的另一延长端，睡眠更重要的作用在于预防大脑退化。这或许也能解释不同动物之间的睡眠差异。加利福尼亚大学洛杉矶分校精神病学与生物行为科学教授杰罗姆·西格尔（Jerome Siegel）曾经指出，动物之间的睡眠实际上也存在着多种差异。比如说，通过让老鼠在水上的转盘中行走以阻止它们睡眠，这会令其很快死亡。而如果我们对一只鸽子做同样的实验，它就会作弊地靠在墙上来争取一些睡眠时间，或者在继续闲逛的同时进行大脑的单半球睡眠。狮子喜欢国王式的睡眠——睡眠深且时间长，而高瘦的长颈鹿只能拥有短暂的浅度睡眠。看看男人与犰狳在夜间的勃起你就能知道，它们发生在睡眠的不同阶段，男人在 REM 阶段勃起，而犰狳是在 NREM 阶段。

梦里有什么

在结束这一章节之前，我们还需要探讨一下梦境。如果只介绍这么多睡眠理论，却不考虑为什么会做梦，那么整个章节就是不完整的。杰出的艺术家、作家，以及我 5 岁的儿子，他们都觉得梦是极其有趣的。梦为编剧提供了最好的工具。20 世纪 80 年代的电视剧《朱门恩怨》（*Dallas*）中，博比·尤因（Bobby Ewing）洗澡的这个场景，没有一个剧迷会忘记。博比在被编剧写死后又重新活过来了，过去一年发生的所有事情都被编剧称作“一个梦”。然而有趣的是，对睡眠有着极大兴趣的人们（睡眠研究学者）经常会避开这个话题。部分原因在于，梦境通常难以以科学的角度进行研究。毕竟，我们唯一能够了解做梦这个主观历程的方法，是在人们醒着的时候去询问他们的梦境。

假设罗阿尔德·达尔（Roald Dahl）的说法是错误的，梦并不是被巨人们在夜间吹入我们卧室的，那么我们为什么会做梦呢？下面来总结一下几个得到最多关注的理论，就从弗洛伊德的理论开始吧。弗洛伊德认为梦向我们提供了线索，告诉我们“无意识心智”中所发生的事情。他指出这是心智的一部分，我们或许并没有意识到这一部分，而它却充满了象征意义。他认为梦境有时候是一种满足我们隐藏欲望及愿望的途径，对于梦的分析也是在尝试更多地了解无意识心智。

然而，许多科学家并不认同弗洛伊德的说法，因为他的理论并不是基于代表性样本的系统实验。作为科学家，他们受到的教育是需要从足够多的人身上收集数据才能验证一个理论。而弗洛伊德的大部分想法似乎都是基于他自身或他病人的经历与思考。他的想法对于更广大的人群是否适用还不清楚。同时，虽然验证他的部分理论不是不可能，但这似乎也非常困难。

其他的理论主要关注梦对于情绪的重要作用。有人提出，梦能够帮助我们处理并应对情绪。这也解释了为什么“把问题留到醒来解决”能帮助我们有效地应对负面情绪。

另外一个模型是由哈佛医学院的神经病学荣誉教授艾伦·霍布森（Allan Hobson）提出的激活–整合梦境模型假说（activation-synthesis model of dreaming）。这个模型表明，大脑的不同区域在 REM 阶段会被激活。这涉及不同功能的大脑区域，比如情绪及记忆，从而导致相对不那么特殊的大脑活动。大脑便会尝试让这些活动合理化（或者说整合这些活动），这一切便是我们所经历的梦境，或许这也解释了为什么梦通常都是奇怪的。这个理论在希望梦境有更深层意义的人们之间并不受欢迎。

后来，霍布森提出了原型意识（protoconsciousness）理论。在这个理论中，他认为梦境为我们提供了一个世界的虚拟现实模型，能让我们发展更高级的意识技能，包括自我认识以及对自己思考过程的反思能力。

大约 20 年前，在丹麦山的一个布满灰尘的地下室中，遗传学教授伊恩问我："所以，你口中的睡眠，准确地说是什么意思呢？而且我们为什么要操心睡眠呢？"现在，我花了大约 20 年的时间应该可以回复他了，但考虑到这些问题的复杂性，这个答案也还不是太糟糕。毕竟，即使是全世界最杰出的科学家，对于这些问题，他们也没有统一的最佳答案。睡眠的科学在持续进步，也许再过 20 年后，我对伊恩的回答一定会比今天这份回答更丰富许多。

第二章

像婴儿一样睡觉：生命早期的睡眠

婴儿（4～12个月）的每日建议睡眠时间为12～16个小时。

幼儿（1～2岁）的每日建议睡眠时间为11～14个小时。[①]

我丈夫僵硬的笑容或许骗过了这位正在戳着我腹部的女医生，但在我的火眼金睛看来，他的脸实在是因紧张而扭曲极了。漫长的等待令人难以忍受。但我们的宝贝正在屏幕上，一动不动，偶尔会在他"私人泳池"的液体中轻微地晃动。我的目光转向了超声波检测医生，她面无表情，毫不留情地进行推

① 每个人对睡眠的要求都不一样。书中对于幼儿及青少年（0~18岁）的睡眠时间建议是基于专家对睡眠时长及健康研究的评估。这些建议受到了美国儿科学会（American Academy of Pediatrics）及睡眠研究学会（Sleep Research Society）的认可。然而部分专家认为，我们仍还没有足够的数据支撑做出此类精确的建议。——作者注

动、戳动、点击及测量这一系列动作。当递给我一张纸巾用来擦掉腹部的胶状物时，她突然绽放笑容说："我觉得婴儿正在睡觉呢！这是一个好兆头。"至此我才得以好好地看看我漂亮的儿子。我花了一点时间来处理情绪：因看到扫描结果没有任何问题而感到宽慰，又因见到了我们的孩子而无比欣喜。接着我又回想起这位超声波检测医生关于睡眠的评论。查看了几项重要检测参数后，她便直接想到了他在睡觉，这不是很有趣吗？难道是我个人的专业领域被记录在我的医疗档案中了？可能是，也可能不是，但是关于婴儿在子宫中的睡眠问题已经被不少人提起过。而这个问题在我们的孩子出生后，更是无休止地被讨论着。"他怎么睡着的？"，这通常是我们将他介绍给朋友、亲戚乃至陌生人时被问到的第一个问题。为什么人们对婴儿的睡眠会如此着迷呢？

我们通常会忽略婴儿在子宫中的睡眠模式。一旦他们出生，这就成了父母的困扰，很多父母经常会牺牲自己的睡眠时间来交换婴儿的睡眠时间。在成为母亲之前，我已经以学生及职业工作者的身份对睡眠进行了近 10 年的研究。当我 32 岁时，我生命中有相当于 10 年的时间都可以快速入睡。我见证着这个难以捉摸的生理过程在我刚出生的儿子的身上发展着，并尝试整理他的睡眠时长以及入睡时间点，这一切对我的研究来说非常有启发。婴儿的睡眠时间很长，而且他们的睡眠方式与成人也非常不一样。对于新生儿睡眠模式的细致研究可以看出睡眠是如何适应每一个生命阶段的，同时也就它令人难以理解的整体功能提供了线索。

的确，新生儿睡得很多——即使新手爸妈可能并不这么认为。新生儿对睡眠的投入令人惊叹，他们一天能够轻松地睡上17个小时，当成长至4～12个月时，他们每天通常有12～16个小时在睡觉。这是多么长的睡眠时间啊！如果这些时间里，婴儿们保持苏醒状态并向周围的世界进行学习，这难道不是更好吗？其实睡眠和学习不是相互排斥的。实际上，除了记忆会被巩固，研究还发现，婴儿可以在睡眠时获取新的信息。如果为熟睡的婴儿弹奏一曲，再轻轻地向他们的眼睛吹气，那么当以后再听到这段旋律时，他们马上就会知道要被吹气了，并将眼皮皱成一团。

对于大部分家长来说，最具挑战性的部分并不在于婴儿的睡眠时长，而在于他们什么时候入睡。在怀孕期间，我记得读过的一篇文章里面写道："睡眠巩固发生在出生后最初6个月，而6个月后，睡眠时间将更加集中于夜间。"这句话的真正意思是，作为一位新手妈妈，我大概在整整6个月的时间里都无法拥有不受干扰的睡眠——**整整6个月无法拥有不受干扰的睡眠**！对于大部分人来说，最初的6个月仅仅是通宵派对的开始。一项大型国际调研对近3万名家长进行了关于孩子睡眠的问卷调查，得出的结论与我上述观点相同。结论表明，在最初几个月里，婴儿每晚大约会醒来两次，这在我们的预料之中。而更令人惊讶的是，2～3岁的幼儿在夜间仍然会醒来一次左右。这项调研肯定了经验老到的父母已经知道的事实，同时也为即将踏上不眠夜马拉松的新手父母提供了科学依据的支持。

为什么会一直醒来

至于为什么婴儿会在夜间醒来，回想一下自然而然的机制与生物钟部分（参见第一章），或许能比较容易理解这个问题。这些机制在婴儿与成人体内的运作方式并不相同。以第一个机制举例，普遍意义上来说，当我们清醒时间越长，便越觉得困倦。但这个机制中涉及的神经递质系统在婴儿刚出生时还未发育完全，所以运作方式也与成人有所不同。成人比婴儿需要更长的清醒时间才会感到疲惫，再进入睡眠。在醒来 3~4 小时后，成人感觉这一天才刚开始，而婴儿或许已经准备再小睡一觉了。

然而，生物钟问题可能影响更大，这也是为什么新生儿一开始并不遵循应有的昼夜规律。刚出生时，婴儿体内的生物钟还未发育完全，并不是以 24 小时为周期的运作模式，所以一个新生儿的清醒及睡眠模式也不会以 24 小时为作息周期。就像婴儿的视觉系统及语言能力需要时间来发育，他们的生物钟也一样，需要时间来理解并适应周围的世界。因此，婴儿在日间及夜间入睡的可能性是相同的，这对家长来说也够折磨人的。在新生命的前 3 个月中，大脑快速发育，生物钟开始与昼夜规律同步。3 个月后，状况逐渐好转，大部分睡眠将发生在夜间——虽然碎片化的睡眠还会持续一段时间。

尽管大部分的发育是自然进行的，但是家长也能帮点忙。

婴儿发育过程中，阳光的照射是最有用的矫正方法，它能帮助体内的生物钟与外界同步。所以，白天的时候将宝宝放入婴儿车，带到室外逛一逛；晚上的时候让室内变得全黑，将宝宝置身于黑暗中，这样能很好地帮助他们建立起大多数人所渴望的睡眠模式。还有其他方法也对此奏效：新生儿的褪黑素分泌量非常少，而这时就需要母亲体内的生物钟发挥作用——晚间或夜间的母乳中含有更多的褪黑素，这个荷尔蒙会告诉婴儿是时候睡觉了。褪黑素由大脑中的松果体产生，在光照不足的环境下能够告诉我们，睡觉时间到了。回想一下前面讨论过的位于视交叉上核的主生物钟，就是它来控制褪黑素的产生。褪黑素经常被看作睡眠荷尔蒙，但这并不准确，因为它也能让部分动物突然活跃起来。褪黑素的关键特征是，它通常在傍晚释放，而不是人们想上床睡觉的时候，所以对于夜行动物来说，褪黑素或许就是起床的信号。对于人类来说，褪黑素更常令我们感到困倦，或许称它为“黑暗荷尔蒙”会更适合，它会告诉生物要在夜间做自己该做的事。

当婴儿成长到 6 个月，他们体内的生物钟基本可以良好运作，直到青春期。青春期时，睡眠模式会发生剧烈的改变，甚至有家长觉得想要更换孩子体内的电池。

除了入睡时间点，婴儿的睡眠阶段也和成年人所经历的有很大不同，连叫法都不一样。当婴儿小于 6 个月时，类似 REM 阶段的睡眠被称为“活跃睡眠”，因为在这个阶段中，婴儿的睡眠并不平稳。他们的呼吸急促且不规律，还会发出轻微的声响。

刚出生时，婴儿在这个睡眠阶段还会咧着嘴笑，这令家长感到格外兴奋，因为在醒着的时候，婴儿可能还从来没有笑过。我和我的同事——伦敦大学金史密斯学院的卡斯帕·阿迪曼博士（Dr Caspar Addyman）探讨过这个问题，他是新生儿笑方面的专家，并著有《大笑的婴儿》(*The Laughing Baby*）一书。他告诉我："如果睡眠可以调节情绪，那当小婴儿在睡眠中体验到了情绪，我们对此也没什么好惊讶的，因为即使是新生儿，他们也能感知情绪。实际上，杜伦大学的研究团队通过高分辨率的超声波已经发现，在子宫里能看到婴儿们发自内心的微笑甚至大笑，而彼时的婴儿们正处于类似早期'活跃睡眠'的阶段。"

婴儿在这个睡眠阶段的身体活动和成年人体验到的静止还有所不同。成年人的脑干（连接大脑与脊髓的部分）在REM期间会阻止神经兴奋被传递至肌肉，从而使身体处于静止的状态，以防我们在睡梦中有所动作。然而这套机制在新生儿体内并不完善，要待其成长至6～12个月时才会发育成熟。有趣的是，这套静止机制的发育和婴儿起身捣乱的能力催生时机不谋而合。当婴儿的行动能力提升，可能会让自己陷入危险时，这套机制便会在他们入睡时，帮助保护安全。

相反，婴儿的NREM阶段被称为"安静睡眠"，在这个阶段婴儿是相对静止的。在小于6个月的婴儿身上，NREM并不像成年时期那样被清晰地分为好几个阶段。比如，睡眠纺锤波（脑电波活动小而短暂，这是N2阶段的特征，在第一章提到过）在婴儿出生数月后，当他们咿呀学语时才会开始发育。而慢波睡眠——N3 阶段的特征，能够提供关于睡眠内稳态的信息，通常在 3 个月左右才会开始形成——这个也是婴儿微笑最多的生命阶段。K 复合波——N2 阶段脑电波的另一个特征，则发育得更晚，在 6 个月左右——婴儿开始学习爬行时才完全发育。

最后，甚至连婴儿和成人体验到的睡眠阶段的顺序也是不一样的。与成年人先进入 NREM 阶段再进入 REM 阶段不同，小于 3 个月的婴儿的睡眠模式恰恰相反，他们会首先进入类似 REM 的活跃睡眠阶段，然后才进入类似 NREM 的安静睡眠阶段。

睡眠模式有差异的部分原因是，不同的睡眠阶段对应不同的功能。新生儿 50% 的睡眠时间花在类 REM 的睡眠阶段，而当他们成长至 2 岁时，花在类 REM 阶段的时间只有 25%，这个现象为我们提供了重要线索，这个类型的睡眠是否可能对大脑发育尤为重要呢？由于在大脑发育最快的生命阶段，类 REM 的阶段所占的时间最长，那么这个说法也看似合理。当大脑最具可塑性——或者说最能接受持续改变时，并以不可思议的速度建立神经连接时，REM 是占时最长的睡眠阶段，也是它的巅峰阶段，而后它的时长比例便开始下降。

REM 或许会对视觉的功能性发育起到促进作用。视觉是非常重要的感官，也调动了大部分的大脑功能来实现。在生命的最早期阶段，婴儿需要将周围世界中的视觉信息合理化，想想这是多么大的一个工程。他们吸收大量的视觉刺激——光子与还不成熟的视网膜轰炸般地碰撞——并从中创造了认知意义。渐渐地，婴儿学会了关注重要的信息及如何协调眼睛，从而能够追踪物体并感知纵深。早期的视觉体验在婴儿清醒时发生，而当大脑神经元之间以及大脑区域之间的连接被强化、弱化乃至消除时，视觉体验对于大脑的影响也会在睡眠的类 REM 阶段中发生。

过去的问题

婴儿的闹夜问题是对家长的一种挑战，除此之外，孩子们每天晚上的睡眠模式各不相同，这一点更是让家长们饱受折磨。每日阴晴不定的天气在睡眠模式的差异面前也黯然失色。当一位家长高兴地宣称他的孩子开始"整夜睡眠"[①]了，我们不得不好奇这个现象是否持久。就像三月里的一抹阳光也并不能预示整个夏天都将晴朗，一整晚无干扰的睡眠也并不意味着饱受困扰的夜晚就此成为过去。

任何会引起疼痛或者不舒服的事物都会干扰婴儿的睡眠。这意味着有以下状况的睡眠都不会安稳：肚子疼、头疼、轻微感冒、耳朵疼、因打针而胳膊疼等症状，戴着不舒适的尿布，穿着使用了（或者未使用）柔顺剂的衣服，以及温度过高或者过低的房间。这么说吧，婴儿如果能好好睡觉，那可真是一个奇迹。就像我们会根据每天的活动而对饮食习惯做出改变一样，

① 不同的家长对"整夜睡眠"有着不同的定义。夜间醒来是非常正常的，但是大部分人会重新睡着，甚至都没有意识到自己曾经醒来过。除此之外，有些家长可能会认为连续睡 5 小时便是整夜睡眠了，而其他家长会认为更长时间的连续睡眠才能算得上是整夜睡眠。——作者注

我们也不必期待孩子的睡眠质量在每天晚上都保持一致。

接着我们说说孩子之间的区别。部分家长无法抑制地宣称他们的孩子从 4 周起就开始“整夜睡眠”了（或许他们该去读一读《人性的弱点》这本书）。当我为人父母后，曾遇到过一位叫萨斯基亚的母亲。我们一起喝咖啡时，她总是发丝整洁，打扮清爽，并且对于她的育儿技巧有着轻快的自信心。她常常愉悦地与我分享自己的成功经历，有一次她宣称她的女儿 4 周大时就能整夜睡眠了。萨斯基亚自称为“天生的家长”。相反，我的另一位朋友露西在参加聚会的时候，身上的衬衫总是带有咖啡渍。露西含泪对我们说，她的生活一团糟，因为一直在和孩子的睡眠做斗争，这简直是对她精神状态的莫大考验。婴儿间的睡眠差异或许反映了家长对此方面的不同诠释，有些人只是热爱吹嘘，但也有部分差异是真实存在的。毕竟，每个人都是独特的。当有些孩子在密谋如何才能晚点睡觉的巧妙计划时，其他孩子可能会被家长发现，只能静悄悄地溜回房间上床睡觉。我至今仍然不知道 20 世纪 90 年代初播出的电视剧《双峰》（*Twin Peaks*）的剧情，就是因为我完全无法晚睡（直至今天也是）。

遗传及环境差异

我理解人与人之间睡眠差异的其中一个方法就是，大量观察双胞胎。即使对双胞胎的研究一无所知，你也会发现他们有时并不完全相同。有的双胞胎看起来无比相似，会导致各种混淆及恶作剧；而有的则一点儿也不像，以至于你根本就不会意识到他们有着血缘关系。《哈利·波特》中的乔治·韦斯莱和弗雷德·韦斯莱就是说明前者的绝佳例证，而阿诺·施瓦辛格和丹尼·德维托在电影《龙兄鼠弟》中饰演的双胞胎则是另一种相似度相去甚远的例子。

针对双胞胎的研究能够告诉我们，基因可以用来主要解释不同人之间的差异。其中的逻辑是这样的：同卵双胞胎就是彼此的基因克隆，他们都来自同一个受精卵。成长过程中周围的环境在很多方面也是相同的：他们有着同样的父母，也住在同一个小区的同一套房子里。当长大后，他们通常会上同一所学校。

而异卵双胞胎的成长环境也因为同样的原因而非常相似（由于他们的基因以及周围环境），唯一的区别在于，他们并不是彼此的基因克隆，而是两个卵子分别与两个精子结合的产物。基因让他们与彼此并不相同（就像其他同胞兄弟姐妹一样，只分享彼此分离基因的 50%，分离基因就是那些体现他们之间不同之处的基因）。

所以，当我们发现同卵双胞胎的睡眠模式较异卵双胞胎更为相似时，便由此得出结论，基因应该在其中起到了关键作用。此类研究的一个例子来自伦敦大学学院的研究团队。他们向 15 个月大的双胞胎的父母询问了孩子的睡眠情况。家长们的回答表明，一个家庭中的双胞胎的就寝时间几乎一致，无论他们是同卵双胞胎还是异卵双胞胎。然而，他们的回答也同时说明，同卵双胞胎在睡眠的方方面面较异卵双胞胎都更为相似，包括起床时间、夜间的睡眠时长、日间的小睡时长以及会干扰他们睡眠的因素。基于以上信息，研究学者得出结论，基因在不同程度上影响着所有与睡眠相关的事情。①

所以，当得知一个婴儿比另一个婴儿睡得更好的部分原因是基因时，新晋爸爸妈妈真的应该松口气了，毕竟他们总是会时常为愧疚感所束缚。他们总是在想："我的孩子睡不好是因为营养过剩还是营养不良？是因为缺少睡眠练习吗？还是因为我作为父母的无能？"我的朋友露西就曾经表露过相同的担忧，并且因为她的孩子不肯睡觉而不停地责怪自己。我们生来就带着的基因对于睡眠会有一定影响，希望对这个信息的了解能够减缓他们的焦虑。如果一个孩子比同龄人更经常地醒来，可能他们天生就是精力充沛。所以当萨斯基亚欢快地说着自己 4 周大的孩子每天都能整晚不起夜时，我们应该知道这并不能反映出父母的能力。露西和萨斯基亚对于各自的孩子或许有着非常不一样的出发点。

但是，基因会影响我们睡眠的这个发现是否意味着睡眠无法被人为手段来改善呢？如果我们的祖父母、父母及孩子的睡眠都不太好，那么一整晚睁着眼无法入睡是否就是我们的宿命了呢？不一定。实际上，行为遗传学专业的第一课就是，尽管基因会影响我们的行为，但是这并不意味着我们对此就束手无策。一个典型的例子是苯丙酮尿症。苯丙酮尿症是遗传了父母

① 在这个研究中，基因并没有解释就寝时间之间的差异，但是对于睡眠的其他方面有所影响（解释了 26%～40% 的差异）。遗传可能性是一种群体统计方法，意味着当我们研究另外的群体时，预设可能会出现偏差。——作者注

体内的某种基因变体所引发的一种病症。天生患有这种疾病的人血液中会积累高于正常水平的苯丙氨酸。奶制品、鱼类及肉类等食物中均含有苯丙氨酸，而患者无法分解这个物质。苯丙氨酸的异常积累会引发永久性的大脑损伤，从而导致学习障碍。这个疾病还有可能造成其他严重病症，包括行为困难及癫痫。幸运的是，目前大部分新生儿均会通过足跟血筛查以判断苯丙酮尿症。对这个疾病的了解能让我们改变饮食，以减少摄入苯丙氨酸含量高的食物，如此便及时规避这个遗传性疾病所带来的病痛影响。苯丙酮尿症虽然由基因引起，但也能通过后天的方法来改善。同样地，幼儿的睡眠问题或许受先天基因所影响，但我们也能通过行为干预来解决。

通过观察双胞胎我们了解到为什么幼儿之间的睡眠模式会有差异。看起来基因在解释以下问题中起到了重要作用：为什么有些人的睡眠时间比其他人更长？为什么有些人似乎天生就能睡一个好觉，而另外一些人的睡眠经常被干扰并因此饱受折磨？但是，关于环境对我们睡眠影响的重要性，双胞胎的研究又告诉了我们什么呢？这些研究特别强调，对于人们睡眠之间的差异，环境可能比基因起着更重要的作用。让我们回到伦敦大学学院的研究，这个研究发现双胞胎之间的睡眠相似性与基因并无关系。换句话说，是双胞胎身处的环境让生活在同一个家庭里的他们有着相似的睡眠模式。

基因和环境

我们已经了解了基因与环境都会影响睡眠，但具体是什么样的基因和哪种环境呢？人们出生时所携带的近 2 万个基因，哪些是有重要作用的呢？这或许看起来是一个简单的问题，然而目前还没有强有力的证据，来证明其中大量基因在解释睡眠质量之间的差异上有着重要作用。对于部分人来说，这听起来非常奇怪，还曾以这个理由怀疑此类遗传学研究。研究进程缓慢的其中一个原因是，很多基因可能都非常重要，而它们每一个却只能解释一小部分正在发生的事情。

曾经有科学家探寻过对于解释睡眠差异有着重要作用的基因，但是使用的工具并不正确——好比用黄油刀切牛排。彼时，科学家一次只关注一小部分的基因。实际上他们应该以更宏观的角度出发，更多地研究人与人之间的遗传差异，以此来了解这些基因是否能够解释为什么人们的睡眠不一样。此前，科学家也低估了进行这些研究所需要的样本数量。现在，我们清楚地了解到，研究需要大量的志愿者，才能够帮助识别出复杂行为中所涉及的基因。

为了理解遗传对睡眠质量的影响，当时科学家从两组数量等同于足球队人数的实验组成员身上获取了 DNA。如果一组成员睡得好，另一组成员睡得不好，科学家就会对其中少部分的基因变体进行研究，看是否能够解释两组之间的睡眠差异。他们会思考这个基因变体（假设是“睡眠时间”）是否在睡眠质量好的成员体内更为常见。这样的研究被称作关联分析。现在我们知道，许多类似研究的范围都太小，无法提供足够的数据以探测关联性。比如，这些研究无法告诉我们太多关于睡眠质量基因的信息。除此之外，在这些研究中，科学家也难以决定将研究重点集中在哪一些基因变体上。所以，我们需要收集大量的 DNA（可能是体育馆中成千上万粉丝的这个数量），才能有足够多的数据供以研究。我们还需要研究这些人体内全基因组的基因差异，而不仅仅聚焦在“睡眠时间”这一个基因变体上。

这些观察成千上万基因变体的更新型的研究被称作全基因组关联分析（genome-wide association studies，后文简称为 GWAS），这个分析为睡眠的不同方面提供了信息。一项针对 2～14 岁儿童的睡眠时长进行的 GWAS 的 Meta 分析发现，23 对染色体中的 11 号染色体的基因变体与睡眠时长有着较为重要的关联。然而，这个关联却不能在两个独立的样本中被复制，这就意味着这个基因对睡眠可能没有任何真正的影响，或者是影响太小了，以至于我们尝试向更小的样本进行复制时无法被探测到。

其他 GWAS 研究关注着不同年龄群体中其他方面的睡眠问题。荷兰阿姆斯特丹的一个研究团队检验了 10 万多个成人的 DNA（部分人有着失眠的问题，而剩下的人则没有），以尝试找出与失眠相关的基因。他们识别出了 7 个这样的基因，其中 5 个在观察了更多的 DNA 后得以验证。

既然已经知道基因存在复杂性，那么除了扩大研究的规模之外，我们还需花更多的时间考虑这无尽的，甚至令人气馁的复杂性。携带某种基因或许不会带来睡眠问题，除非我们还同时携带了其他某种基因，当它们在一起时就会引发睡眠困扰。就像当和某些朋友在一起时，我们更有可能会进行恶作剧。

明确特定基因对于了解睡眠问题非常重要，除此之外，一个人身处的环境也同样重要。举例来说，一个始终如一的睡前日常习惯或许对改善睡眠有所帮助，这一点在一项针对一万多名 0～5 岁幼儿的母亲的研究中得以验证。来自不同国家的母亲接受调研时被询问，在熄灯之前她们的孩子会进行哪些活动，同时研究人员还询问了孩子的睡眠模式及质量。结果表明，有着始终如一的睡前日常习惯的孩子就寝时间更早，入睡更快，夜间醒来次数也更少，总体来说睡眠时间更长。他们的夜间睡眠以及日间行为的问题似乎更少。令人惊讶的是，这其中存在着“量效反应”的关系，意味着一个孩子越经常遵循睡前的日常行为活动，他（她）的睡眠质量就越好。虽然相关性并不意味着因果关系，一个可能的解读是，一周遵循 1～2 次的睡前规律性行为可能会比从不遵循要更好，那么如果每天晚上都遵循睡前日常行为，或许会让孩子睡得更香甜、安稳。

父母的养育方式并不会直观影响到孩子的睡眠，也不存在通用的解决方案。比如，一对父母让他们的两个孩子（假设名为埃米和贝亚）晚上 7 点上床睡觉。埃米是个天生的云雀（早起）型人，一般睡眠时间较长，她晚上会开心地入睡，早上神清气爽地起床。这样的就寝安排会对埃米的睡眠质量有正面影响。那我们再想想另外一个孩子贝亚，她是一个天生的猫头鹰

（晚睡）型人，睡眠时间短。贝亚会在上床之前与父母进行争辩，在床上焦躁不安，直至委屈地睡去。同样的就寝安排和养育方式对于贝亚的睡眠质量来说就会产生负面的影响。由此看来，同样的养育方式会产生不一样的影响，希望那些尝试对婴儿进行睡眠训练的父母能够知道，就寝安排是需要根据个体特性来量身定做的。

除了我们平时经常讨论的建立良好的睡前日常习惯，以及营造一个隐秘、黑暗、平静、温和的睡眠环境，睡眠环境的重要特征还包含很多方面。甚至连早在子宫中的经历都非常重要。说到产前经历，我在 2005 年开始与其他人合作参与过一项研究，它是关于胎儿在子宫中的经历如何与睡眠问题相关联的。美国纽约州罗切斯特大学医学中心的汤姆·奥康纳（Tom O’Conner）教授是这项研究的主导人。该研究是基于动物模型得出的信息：通过怀孕期间的压力可预知后代的睡眠模式。为了了解相同的规律是否适用于人类，我们询问了多位母亲，她们是否在怀孕期间曾有过焦虑或者抑郁的状况。接着，我们又调研这是否与父母口中的孩子睡眠情况相关。与在动物身上的发现相似，我们了解到，在怀孕期间曾感到焦虑或者抑郁的母亲，她们的孩子在夜间醒来的次数更多。询问对象的孩子年龄都在 1 岁半或者 2 岁半。有趣的是，孕期经历的焦虑和抑郁似乎与婴儿在 6 个月大时的睡眠没有关系。可能是因为这个年龄段的婴儿大多都睡不安稳，在所有的状况中无法确定最具代表性的问题。另一个有趣的发现是，产前焦虑和抑郁与一般的睡眠问题（包括入睡困难、起夜、清晨过早醒来以及噩梦）有关，但是与幼儿的睡眠时长无关。研究团队为这个发现想了几个解释，我们曾观察是否是因为婴儿出生后母亲才感到焦虑，或者是因为其他可能引发问题的因素，比如酗酒或者生活空间拥挤。但答案都是否定的。孕期女性体内因焦虑和抑郁而产生的“压力荷尔蒙”皮质醇可能会对发育中的胎儿造成影响，从而导致其不安稳的睡眠。这样的发现强调，母亲在孕期感到焦虑或者抑郁时，应该寻求专业帮助。

先天和后天

在睡眠研究中尝试理解遗传及环境的影响时，目前已经完全遗弃了一个概念：被过于简单化的先天与后天之间的全面战争。取而代之的是，科学家构建了更微妙的欣赏态度，认为先天与后天都很重要，而且二者之间还有着互联关系，也就是说，基因与环境不是分裂的。人们生来携带的基因会让其更有可能遇到某种环境（比如父母大声吼叫让孩子上床睡觉），以及产生对这种外部因素的敏感度（是否在意他们的吼叫）。问题、方法和对此方面的了解一直都在发展。可能到我退休的时候，这个领域将不再是我今天所涉足的领域了，那个时候它会发展得与今日完全不同。

什么是真正的问题

我们已经知道，婴儿之间的睡眠模式不尽相同，这会让父母们或无比满足，或沮丧低落。但是什么样的婴儿睡眠问题才是真正需要被解决的问题呢？实际上，大部分的家长都认为他们的孩子有睡眠问题，而他们的回答也证实了这一点。当被问到孩子是否有睡眠问题时，大部分父母都给出了肯定的答案——泰国父母中，有11%的人给出了肯定的回答，而中国父母中，这个比例更是惊人地高达76%。然而，定义婴幼儿的睡眠问题并不简单。想象一下，一个婴儿如果不在大人的怀里就拒绝入睡，或者在夜间醒来只是想要大人的一个拥抱，这是一个问题吗？答案取决于父母是否愿意参与进来。部分父母或许接受甚至喜欢用这个方法来哄婴儿睡觉。如果你问他们这个行为是不是一个问题，你会得到一声响亮的“当然不是”。而另外一些父母希望将孩子放在婴儿床上后就可以离开，直到早上都不用再见到他们。这样的父母则会觉得，孩子不愿独自入睡是令人沮丧的，他们会觉得这样的经历令人疲惫，并且向朋友或者儿科医生表示这是个严重的问题。然而这两个场景中的婴儿，他们的睡前喜好却是一模一样的。对于婴儿睡眠的不同回应正对应着不同的养育方式，从更普遍意义上来说，甚至与生活习性也是相关的。就此方面的探讨引发了激烈的辩论。一些家长听信直觉，而另一些则想以经过验证的方法来支撑自己的观点。或许双方阵营都在做着自认为对于家庭最有利的决定。

文化在其中也起到了重要的作用，与孩子在同一张床上睡觉（或将婴儿床摆放在父母床边，或摆放在同一间房子里）在部分国家中更为常见。举例来说，在一项针对 3 岁以下儿童的研究中发现，只有不到 1/10 的新西兰父母会与孩子一起睡觉，而超过 4/5 的越南父母都选择了与孩子一同睡觉。就寝时间上也存在文化的差异，新西兰儿童就寝时间平均在 19 点 30 分左右，而香港儿童的就寝时间则在 22 点 15 分左右。《大西洋月刊》（*The Atlantic*）中的一篇报道指出，甚至连打鼾时发出的噪音在不同的文化中也有不同的描述：日语中为 guru，波兰语中为 chrrr，而韩语中则是 de reu rung。

年龄也是影响睡眠的重要因素。有一个能够整夜睡眠的婴儿或许是为人父母的梦想，然而如果他是个新生儿，父母可能就要担心了。新生儿在睡眠中必然是需要不断醒来的，因为他们的腹部极小，如果不醒来喝奶，就会变得虚弱并脱水。甚至连年龄稍大的婴儿或幼儿也不需要极长时间的睡眠，如果他们睡得很久，有时可能表明出现了问题。针对不同年龄段的睡眠时长指南已经指出，孩子们对于睡眠的需求是有差异的。

我们不应再将婴儿睡眠的某些方面看作极好的或极坏的。有时候当婴儿被放进婴儿床后，只剩下孤单一人，其拒绝入睡的举动也是可以理解的——部分解释的关注点在于入睡时对于安全感的需求，这些理论普遍认为，当威胁不再存在时，我们才能够“再次入睡”。否则在觉得有危险时入睡，这显然是不合理的。睡眠使我们脆弱——此时警惕性降低，无法察觉到向我们爬来的狮子、坍塌的天花板，或者更有可能的是，受到心怀不满的兄弟姐妹的攻击。虽然婴儿还无法认知到环境中威胁的复杂性，但是拒绝单独入睡在这种情况下也能变得可以理解。同样地，一个毅然决然拒绝遵循睡眠训练安排的幼儿，所展示出的坚毅与决心，或许和其日后赢得奥运会金牌所需的特质是一样的。让我们回到遗传研究上，与某种问题相关联的基因同时也能带来特定的益处。有关焦虑的高遗传负荷也意味着这类人更有可能狂热地复习考试，从进化角度看或许是有益的，这类人会尤其关注并意识到环境中的威胁。

所以婴儿的起夜可能并不是一件坏事。或许他们到了某个阶段就不会在夜间吵醒父母了。而父母也应该相信，如果你的孩子比其他孩子更晚学会走路或者翻身，那么他们在某一个阶段总会习得这些技能的——在 3 个月大或者 5 个月大学会又有什么关系呢？

睡眠也应该被置于家庭环境中考虑。一个儿童的睡眠模式及失眠问题不仅仅会影响自身，还会影响父母、兄弟姐妹，甚至邻居。父母的健康也非常重要，如果我们自己的身体都不健康，又怎么能帮助孩子呢？当我与 38 岁的西娅聊天时，我清楚地意识到了这一点。西娅曾是伦敦顶尖公司的一名会计，后来她为了当全职妈妈决定放弃自己的工作，搬至法国南部居住。她对生活非常有热情，她的家像漂亮杂志中的一个场景，而且曾经真的登上过杂志。她有三个儿子，在每一个儿子出生后，她都会一边哄着孩子入睡，一边给他喂食，并与他一同入睡直至天明。然而在小儿子乔治出生几个月后，西娅就病倒了。她患上了溃疡性结肠炎，必须离家接受紧急手术。她想到要离开乔治就觉得非常崩溃，如果不能抱着乔治，给他喂食，哄他睡觉直至睡着，这会让他失望的。然而，当西娅出院后发现，她的丈夫成功地让乔治完成了西娅眼中的“完美日常”。虽然这个例子有些极端，但是它告诉我们，在某些时候需要做出平衡，在考虑婴儿睡眠的同时，也要考虑到其他家庭成员的需求及压力。

不同的睡眠方法都可以带来正面的结果，甚至在一个家庭里，父母有时候还会针对不同的孩子使用不同的方法。不少家长都选择每天晚上充满爱意地怀抱婴儿，给其喂食直至睡着。另一些家长则认为让孩子自己哭喊一段时间，这可以让其意识到自己也能独自入睡。所以，如果根据家庭情况使用相应的方法效果是最理想的，那么为了鼓励婴儿整夜独自睡眠，什么方法是最好的呢？

安全的睡眠

在考虑那些能够改善儿童睡眠的方法之前，安全必须是首要关注点。英国电视主持人安妮·戴蒙德（Anne Diamond）4个月大的儿子塞巴斯蒂安在婴儿床中死去，所有与我同年代的英国人都对此记忆犹新且留有阴影。电视主持人的身份让人们觉得他们就像是自己家庭里的一分子，早晨起来的第一件事情就是打开电视，享用早餐的同时，这些主持人的声音便随即出现在了客厅和卧室里。公众的悲痛情绪非常浓厚。BBC 报道称，这次悲剧激发了一位悲伤母亲的能量，她开始宣传婴儿睡眠的安全方法。这场宣传活动被称为“仰卧睡眠”（Back to Sleep），它强调了让婴儿以平躺姿势入睡的重要性。这个宣传活动可以说预防了无数婴儿的死亡，数据如下：1989 年，也就是塞巴斯蒂安事件发生的 2 年前，在英国发生了 1500 起婴儿猝死综合征（sudden infant death syndrome，后文简称为 SIDS）；而到了 2015 年，这个数字下降至 214 起。

预防 SIDS 指南依据最佳证例不断进行评估，所以一直都在修改和调整。最新指南中的建议包括：每一次睡眠时，都应确保婴儿处于仰卧状态，同时只让婴儿睡在牢固的表面上，比如经过安全监测的软硬合适的床垫。指南同时建议，婴儿应该有他们自己的睡眠空间（比如婴儿床），但需要与监护者在同一间房里。需要强调的一点是，婴儿不应在睡眠中感到过热。而柔软的物体，诸如玩具、宽松的寝具、枕头以及防撞护垫都应该在夜间被收起，令其远离婴儿。①

为了尝试保护婴儿的安全，现在世界某些地区的医护人员会在新晋父母离开医院时，让他们带着一个纸箱子回家。这个做法起源于 20 世纪 30 年代的芬兰，当时的芬兰政府会为新手父母提供一个纸箱，里面装满了新生儿需要用到的零零碎碎的东西。这个箱子还有一个额外的用处，就是给婴儿提供一个睡

---

① 商家在广告中营销婴儿床时应该注意宣扬安全的重要性，并停止描绘不安全的睡眠环境，比如防撞护垫及宽松的寝具。虽然婴儿在玩具的海洋中做着美梦看起来非常可爱，但这不是一个值得提倡的睡眠场景，有可能会发生窒息的事故，根本不值得家长冒这个风险。——作者注

觉的地方。在纸箱里睡觉，或许会令人们想起从前把婴儿放在抽屉中睡觉的这种不被建议的做法。尽管与芬兰类似的做法也被苏格兰、阿根廷及新泽西州采纳了，但并不是所有人都对此感到满意。怀疑论者指出，这种做法带来的任何明显的好处都是巧合，或者只是赶上了医疗保健的进步罢了。慈善团体也对这种做法的安全性提出了疑问，同时认为睡篮与婴儿床才是最适合婴儿睡觉的地方。

在哄婴儿睡觉时有哪些选择

当考虑完安全性后，我们又有哪些选择来哄孩子入睡呢？我曾经参加的一个项目会在 www.babysleep.com 这个免费的网站上为大家提供信息，这个项目由儿科睡眠委员会（Paediatric Sleep Council）主席——朱迪·明德尔博士（Dr Jodi Mindell）主导。网站里的建议均由世界顶尖儿科睡眠专家审校。如果你对婴儿睡眠感兴趣，可以上这个网站浏览看看。医生、心理学家、研究学者通过视频或文字对关于睡眠的上百条问题进行了回答。你能找到关于睡前日常习惯、灯光、温度，过渡性物品、夜间断奶、小睡、尿布、书籍、奶嘴、父母陪同入睡、睡前听音乐，以及其他更多方面的小贴士。广泛了解上述内容能够为给宝宝营造一个健康的睡眠规律这一点提供有效参考，而仅睡眠规律这个信息就足够令家长应付孩子的睡眠了。

但如果家长想要进一步的建议呢？的确还有其他获取信息的渠道，比如书店里堆叠成山的书里就有关于孩子古怪而奇妙的睡眠模式及问题的建议。但是哪些建议是最可靠的呢？如果建议之间有所矛盾，我们应该如何取舍呢？要回答这些问题，有时就要寻求科学的帮助。有人认为，所有争论都能找到研究论文来佐证，在某种程度上来说这是正确的。高脂肪饮食在20世纪90年代被认为会让我们变胖，而在2000年初它又被证明会令我们变瘦。因此，科学家花费数月时间，认真研读、消化关于一个课题所有能获取的资料，并分享他们的发现，这总是一件正确的事情。在10多年前，由美国睡眠医学会（American Academy of Sleep Medicine）指派的特别小组就调研了关于婴儿及幼童就寝及起夜问题的行为疗法。其目的在于，更有效地解决这些在诊所中经常被父母问到的问题。他们发现了强有力的证据以证明行为干预的有效性，在调研中，幼儿对就寝的抗拒以及起夜频率降低了94%，行为干预被认为在其中起到了作用。

其中两个方法经过实践证明是最为有效的，虽然其他方法也经过了证明，但是有效程度略低一些。第一个被证明最有效的方法可在婴儿出生前使用，以帮助家庭成员提前考虑婴儿出生后的睡眠问题，它就是**亲职教育**（parental education）。这个方法会让父母对他们孩子的睡眠有更多的了解，并且认识到为让孩子养成良好的习惯可以做出哪些选择，以及当发生问题时应该如何应对。举例来说，如果家长被告知当婴儿困倦但并未入睡时，就不应该再抱他，那么婴儿更有可能从一开始就能学习到，如何在没有父母干涉的情况下渐渐入睡。这不仅仅在婴儿入睡前有用，在夜间也很有用。睡眠周期意味着人们在夜间会有自然的行为波动。如果婴儿能够独自入睡，那么当他们在夜间醒来时，需要在一位监护者的帮助下才能重新入睡的可能性就比较小。了解婴儿困倦时的信号并不会花太长的时间。打哈欠或许是全球通用的疲倦信号，但信号也有独一无二的：我一个儿子的信号是玩弄自己的头发，另一个则是将他的右手放在左锁骨上。

第二个经过实践检验有效的方法是**哭声免疫法**（extinction 或 crying it out），这或许是最具争议性的方法了。这个方法需要在夜间将灯全部熄灭，并且对于孩子卧室传出的任何声音都不做出反应，这些声音可能包括唱歌、傻笑、大笑，然而现实中更多的则是大哭。孩子一开始或许会大吵大闹，但最终他们会学会独自入睡。这种未经改良的哭声免疫法是不被建议的，因为它对亲子双方都会造成压力。当然，如果父母决定使用这个方法或者类似的方法，请不要忘记，在刚出生的前几个月里，婴儿在夜间是需要喂食的，所以这个方法对于新生儿来说并不适用。实际上，虽然临床医生会提供预防新生儿睡眠问题的建议，但他们也并不提倡对非常年幼的婴儿使用各种方法来解决睡眠问题，包括 6 个月以下的婴儿。哭声免疫法（包括改良版本，比如让父母待在婴儿卧室中）对于年龄更大些的婴儿更为奏效，但需要注意的是，并不是所有父母都愿意使用这种方法，部分父母会觉得难以施行。当我与一位家长讨论这个方法时，他告诉我："在已经走投无路的情况下，我就尝试了哭声免疫法，我的女儿在入睡前哭了非常久，早上起来时，我发现她全身都湿透了！”这个例子提示了我们，当使用这个方法时，应该常常关注孩子的需求，查看他们是否生病，是否被卡在婴儿车的栏杆中，或者是否需要更换尿布了。

还有其他经过实践验证的方法，但较上述方法的有效性略低一些。其中一个便是**哭声控制法**（graduated extinction），对部分人来说是一种更为容易接受的方法。它与哭声免疫法类似，但家长能够持续地查看孩子，只是频率与投入程度需逐渐降低。所以，如果孩子开始哭闹，家长在前往查看他们之前需要等待一段时间（比如 5 分钟）。当家长离开后，再回去进行第二次查看之前，则需要等待更长的时间（比如 10 分钟）。而第三次时，等待时间将继续延长（比如 15 分钟）。我的一位同事严格地遵循了这个方法，完全按照时间表进房查看她的孩子。坐在卧室门外时，她会戴上耳塞，以避免听到孩子的哭闹而产生压力。将这种体验中的数据描绘出来后，她发现孩子们每晚入睡需要的时间正小幅度地减少（就像我们教授动物一个新技能所预期的那样）。大约 1 周后，她的孩子们不需要被抱着，也可以安然入睡了。

积极睡前规律及推后睡眠时间（positive routines and bedtime fading）也被认为是有效的方法。积极睡前规律旨在为幼儿创造愉悦的事物，并希望他们将其与睡眠联系起来。通常被推荐的睡前日常活动都是令人放松的，比如泡个澡，或者听一段平静的睡前故事。这非常合理，但是生活总是多种多样的。我记得自己小时候的睡前习惯就不那么令人昏昏欲睡。那时，我和姐姐会在楼梯的最高层急切地等待着，直到看到一个漆黑的影子靠近门口，然后我们就会比赛冲下楼梯，看谁能率先拥抱刚下班回家的爸爸。我的爸爸早些年服过兵役，他会愉快地让我们给他行个军礼。为了奖励我们的乖巧听话，他还会唱一首古老的军歌，同时将我们俩或其中一个费劲地扛在肩上，带我们上楼睡觉。

先抛开家庭偏好不谈，特定行为在睡前时间似乎非常受欢迎。某些故事常常是睡前仪式的重要组成部分，孩子们通常会要求家长反复讲同一个故事。父母可能会非常无聊，但是对孩子来说是有好处的。2014 年的一项研究发现，重复讲一个故事并让孩子在听完后马上睡觉，这对他们学习单词非常有帮助。

每个家庭安排的睡前日常活动取决于许多因素，并会随着时间而改变。晚上 8 点，穿上熨烫好的花纹睡衣，这对一个学龄男孩来说应该是一个完美的夜间收尾了，而对于一个想要谈恋爱的大学男生来说可就不那么理想了。

虽然家庭之间会存在差异，但是积极睡前日常部分所表达的意思大体如上所述。那么推后睡眠时间又是什么呢？这个方法将在床上尝试入睡的时间看作挣扎时间，认为只有当孩子疲倦时才应该让他们上床睡觉。除此之外，不应该因为孩子晚上睡得晚，就让他们早上睡懒觉，这样到了第二天晚上，他们就会在更早的时间感到疲倦，并早点上床，以此类推。统一起床时间是关键，最终，孩子就会在家长可接受的时间范围内入睡。

还有一个方法是**预定时间唤醒**（scheduled awakenings）。对整晚都在尝试让孩子入睡的家长来说，这个方法可能听起来有些可笑。这个方法需要在觉得孩子会自己醒来的时间之前，将他们唤醒。比如说，如果孩子在晚上 7 点入睡，但是可能会在晚上 11 点醒来，那么我们就要在 11 点前将其叫醒，然后让他们再次入睡，也就是要先发制人！这个方法的逻辑在于，与其让他们自己醒来闹脾气，不如让家长来替他们做这些事情。这样就能安抚他们再次入睡，不会再出现任何吵闹。

最近，研究学者使用了一种叫作 Meta 分析的数据手段，从多个研究获取的数据中得出了结论。来自国立犹太健康中心（National Jewish Health）的儿科心理学家莉萨・梅尔策博士（Dr Lisa Meltzer）是这次分析的主导人。她的团队进行了针对 0～5 岁幼儿失眠问题的研究。该调研清晰地表明，行为干预能够帮助幼儿更快入睡，让他们夜间醒来的次数更少，以及醒来之后能够更快地再次入睡。或许孩子已经意识到，在夜间醒来后，他们不需要父母的陪伴也能再次入睡。不幸的是，研究人员可获得的研究数量太少，还不能够说明哪一种行为手段是最有效的。同时，某种手段是否对特定年龄段的孩子尤为有效，这一点也尚未明确。然而，适用于新生儿的方法，很有可能并不适用于学前儿童。睡眠训练除了对幼儿有影响外，是否也会影响监护者呢？一项使用实验对照组的研究发现，当婴儿 7 个月大时，为了改善睡眠而对其进行短暂的行为干预，这使得在他们的母亲在其 2 岁时更少出现抑郁沮丧的情况。然而，我们还需要更多的研究，才能充分理解对幼儿睡眠方法的不同选择而带来的长期家庭影响。

至于为什么行为手段是有效的，因为它们都是基于一种学习原则——关注刺激与反应之间的联系。其中的原理在于调节，被强调的行为会得到巩固，而被忽视的行为则会消失。如果我们拥抱正在吵闹的孩子，他们就会知道，大哭时就会得到拥抱。而如果我们忽略他们的哭闹，他们就能学习到哭闹是无法获得回应的，并最终停止这个行为。不是每个人都能接受这个想法，比如说，有人会认为我们应该对婴儿的哭喊做出反应，这样婴儿才知道我们在倾听他们，而不是阻止他们以这种方式进行交流。当我与澳大利亚中央昆士兰大学的儿科睡眠研究所所长——莎拉·布伦登（Sarah Blunden）教授探讨这个问题时，她说："睡眠训练的有趣之处在于，我们会期望一个孩子——尤其是年幼的孩子，能够清楚分辨他们在夜间得到的回应（可能是被忽略）以及在日间得到的回应（因为其他原因希望得到慰藉，比如疼痛或恐惧）。"有人认为，家长应该理解婴儿有时候会需要全天候的照顾，而不是忽略他们的需求。家长应该接受这个事实，而不是尝试改变孩子的睡眠习惯，以适应家长自身的需求。然而也有人认为，在面对产假短、缺少社会福利支持以及忙碌的全职工作等问题时，这些是难以办到的。

在选择睡眠训练方法时，家长有时会担心这些方法带来的负面后果。婴儿们能够承受这样的压力吗？父母又能承受这样的压力吗？父母引以为傲的与孩子之间的依恋感是否会因此消退呢？了解到这些问题对于父母的重要意义，弗林德斯大学儿童及青少年睡眠诊所主任兼临床心理医生的迈克尔·格拉德萨（Michael Gradisar）教授决定一探究竟。他曾告诉我："虽然有人声称睡眠训练会引发亲子间依恋感的问题，但并没有直接证据来证明这个观点。这个观点是基于从小生活在穷苦与暴力环境中的孩童身上，甚至是从动物研究（如老鼠）中得出的间接证据。我们想要知道，在充满鼓励的家庭中进行睡眠训练会发生什么事情，这会对他们的睡眠有好处吗？还是会损害亲子关系呢？"在一个小范围的研究中，格拉德萨和他的团队让一组父母使用哭声控制法和推迟睡眠时间来使婴儿入睡。另一组父母虽然会学习睡眠相关的知识，但是可以用他们偏好的方式让婴儿入睡。一年后，研究人员重新联系了这些家庭。使用了睡眠训练方法的家庭似乎状态更好：使用了哭声控制法和推迟睡眠时间的孩子能够比之前更快地入睡（另一组并没有发生同样的情况）。令人安心的是，当研究人员测量压力荷尔蒙皮质醇时，在使用了睡眠训练方法的幼儿体内，皮质醇并没有明显的增加。很多家长尤其担心的是，他们与孩子之间的依恋感是否会被破坏，以及孩子们是否会产生行为及情绪上的问题。但这两个担心看起来都没有发生。当实验中的幼儿成长至 1 岁时，研究人员对他们进行了跟进调研，在安全感、依恋感及幼儿问题上，两组孩子均没有差异表现。在对婴儿睡眠干预（在婴儿 7 个月大时实施）可能带来的长远后果进行更深入的探究时，来自澳大利亚的研究人员对实验家庭进行了数次评估，直到孩子成长至 6 岁。结果再一次发现，对睡眠的行为干预没有在孩子或父母身上表现出任何负面后果的迹象（值得注意的是，与不进行干预的参照组成员相比，对于睡眠的长远益处也并没有显现）。

当讨论到这些结论时，莎拉・布伦登博士说：“没有证据表明睡眠训练会带来长期的负面效果，因为婴儿和家长在最即时的负面效果——哭闹过去后，都可以逐渐适应，看起来是非常棒的结论，也令人感到安慰。但是当下婴儿的吵闹仍然让人难以忍受，因此，我们仍需要寻找证据来支撑非忽略性方法的有效性，我也正在针对此方面进行一项研究。”

与这些令人安心的发现相反，一项更为深入的研究带来了一些不太理想的结论。这个研究需要母亲与孩子们参加为期 5 天的睡眠训练项目，最后会对他们体内的压力荷尔蒙皮质醇的含量与变化进行检测。一开始，母亲与孩子体内的皮质醇含量是同步的。在一段时间的睡眠训练后，婴儿入睡时不再哭闹，然而，他们的皮质醇含量并没有下降。相反，母亲听不到孩子的吵闹后，她们的皮质醇含量有所减少，与孩子的含量不再同步。

不是所有人都认同这个研究的结论，就像其最初出现一样惹人争议。在回顾这项研究时，研究人员——包括格拉德萨在内——指出了数个问题，比如使用未经改良的哭声免疫法（这种方法并不值得推荐，特别是对 4 个月大的婴儿）。他们还指出，这个研究并无法确认婴儿们的皮质醇含量“过高”，因为在这个课题上并没有规范的数据指标。在这场学术乒乓球赛中，这项调研的部分原始作者发表了回应。他们一致认为，这项调研的结论并不足以对政策或应用实践产生影响，但是他们指出，该研究结果引出了能够进一步探究的重要问题。整体再回顾这份文献，很明显，更深入的高质量研究对于家长的育儿决策来说非常重要。

你敢跟着直觉走吗

虽然我们还需要更深入的研究，但是看起来，睡眠训练能够让婴儿们更顺利地入睡，在夜间也会更少地打扰他们的父母。部分证据表明，睡眠训练与降低母亲的抑郁程度有关联。家长对于使用这些方法的部分担心也并没有发生在实验中。但是听信传统的直觉经验又是否可行呢？我们迄今获取到的信息表明，如果想让宝宝不需要费劲儿去哄就能乖乖入睡，我们就应该放手让他们自己睡。并且这在睡眠训练中意味着，即使他们哭闹，也不能过度理睬他们。然而，大多数的家长都会认为这是不舒服甚至令人苦恼的事情。他们的直觉告诉自己，这是不对的。所以，我们真的应该忽略这个直觉吗？忽略性措施是对大多数育儿经验的挑战。毕竟当你带着年幼的孩子去看医生时，他们总是会告诉你：“你应该听从自己的直觉。”至于直觉是什么，或许是对事实证据的反应，它也成了一种能够帮助我们生存的东西。在某些情况下，直觉显然是有用的。

当然，直觉有时候也会犯错。一位母亲回想起，有一次她听取了医生的明智建议，并“遵循了自己的直觉”。结果，她的儿子第一次喝一瓶奶时，就被剧烈地呛到了，她不得不打电话叫来了急救车，说到这儿，她的脸尴尬地红了起来。孩子最后当然没事了。如果我们跟着直觉走，有多少人会选择待在家里而不是出去面试，以致错失工作的机会呢？所以，“直觉”有时可能只是面对事实证据的一种情绪化的回应，而不是深思熟虑后的解决机制，不应该盲目地跟从直觉。我们应该在用大脑思考的同时，根据直觉做出相应的反应，这样才能更好地度过初期的育儿时光。

轻松的睡眠

婴儿的睡眠并不容易应付。使用了改良的哭声免疫法的家长或许会担心，一个假期或者一点小病痛可能就会将他们的作息表打乱。此外，如果在夜里忽视孩子的吵闹，会让孩子觉得他们的需求得不到满足，并对他们日后的生活造成负面影响。那么不同的家庭是否有不同的处理方法呢？某些家庭可能会以周全的计划来解决孩子的睡眠问题，而另一些家庭则不会这么做。我一个儿子在小的时候，夜里有时会突发疾病（随着时间推移已经治愈），这让我对他的睡眠有种病态的神经质。没有人会以安全为代价，提倡让需要大人陪伴的孩子独自入睡。然而，如果孩子们身体健康且没有风险时，我们建议正在遵循睡眠训练作息表的家长可以让孩子自己吵闹一会，让他们学习如何在没有陪伴的情况下入睡。当然，这并不是一件轻松的事情。

尽管有很多人在尝试对孩子进行睡眠训练，但是那些完全不想训练孩子的家长是怎么想的呢？他们或许并不在意，甚至会享受抱着孩子入睡——正如那个以前做会计的母亲西娅一样。如果没有鼓励孩子们独自入睡，是否该担心这会给孩子日后的生活带来不利影响？这会让这些孩子从此过上一个失眠的人生吗？我们的行为及睡眠模式是否真的在年幼时就已发育完成，从而“三岁看老”呢？其实不是的，睡眠习惯会随着时间的推移而改变，家长听到这里应该会感到安心了。当孩子太年幼、生病，或者放假的时候，家长可能会想在他们入睡时帮上一把，但是这并不意味着不能在孩子后续的成长过程中更换方法。科学研究只是系统性地回答最基础的问题，帮助家长做出选择，还未被解答的问题与已有答案的问题其实一样多。

回想起我很久以前和超声波检测医师的会诊，当时她意指的睡眠现在对我来说有了更多的含义。在那次检查之前，我对睡眠的关注大多是在科研文献上，但如何应对一个现实中无法入睡的婴儿，我其实是毫无头绪的。其他家长的生活也被这个问题所消耗着，并哀叹他们自己也无法入睡。其实，婴儿在夜间醒来有很多重要的原因，其中不少原因具有独一无二的价值意义。不同孩子之间的睡眠存在差异，这也受制于很多因素，这些差异并不是因监护者做“错”了什么而引起的。当然，婴儿的睡眠模式也不会一成不变，在考虑好安全因素后，适合一个家庭的方法可能与适合另外一个家庭的方法并不相同。这种独一无二自然是值得庆贺的。

第三章

学前与学龄儿童：睡眠问题的初探

学前儿童（3～5岁）的每日建议睡眠时间为10～13个小时。

学龄儿童（6～12岁）的每日建议睡眠时间为9～12个小时。

学前儿童和学龄儿童是如何睡觉的

“爸爸，你可以躺在我的身边吗？”

“我做了个噩梦，我怕黑。”

“快入睡的时候，我脑子里好像发生了大爆炸。”

“我看到鬼了，我不想自己一个人睡觉。”

婴儿起夜带来的挑战，最终会被其他大量睡眠问题所替代。由婴儿成长为青少年的这段时期，孩子们的睡眠发生了巨大变化，也可能会出现更多问题——从不宁腿综合征到爆炸头综合征等。所以，我们对这个生命阶段的睡眠状态掌握了哪些已知信息呢？看到鬼是否真的可以被科学所解释？

随着幼儿成长，他们的睡眠时间会逐渐减少。为 1～2 岁幼儿建议的每日睡眠时间为 11～14 小时，而对于 3～5 岁的儿童来说，每日建议睡眠时间则减少至 10～13 小时。由此，父母能够享用晚餐的时间变多，或有时间清理下厨房墙壁上孩子弄上的污渍。孩子们不再小睡，1 岁的幼儿通常会分别在上午和下午各有 1 次小睡，而孩子成长至“可怕的 2 岁”时，他们的小睡次数往往会减少到 1 次。当孩子成长至 3～6 岁时，小睡习惯就消失了。随着婴儿慢慢长大，他们不再睡婴儿床，而是自由自在地躺在了大床上——这个过程往往在 3～4 岁时发生。

在孩子们去上学的第一天，父母似乎看到了盼头。孩子们白天都会待在学校，这为监护者们提供了以往没有的休息时间，可以好好收拾家里并重新回到艰难的事业中去。如果家长的运气稍微好一点，一个学龄儿童已经可以开始不受干扰地整夜睡眠。能够达成这一意义重大的睡眠里程碑往往是家长育儿经历中的高光时刻。

当然，睡眠模式的发育可能部分取决于我们生长的地理环境。比如说，长时间的日间小睡或许适合生活在西班牙的人。白天小睡在世界各地都很常见，它也有许多益处，从帮助改善情绪到增进警觉性及身体表现。然而，西班牙人民的午睡也导致了他们夜间入睡时间晚，这可能会吓坏部分生活在英国的家长。这里没有谁对或谁错。或许这些长时间建立起来的习惯已经难以撼动，又或许这样的睡眠模式可能在某些情况下会更为适用。我最近和埃米利奥进行了交流，他生活在西班牙，是两个孩子的父亲，每年假期都会到英国待上一个月的时间。他认为，午睡在西班牙是一件非常合理的事情，在英国却不然。他告诉我："西班牙的中午十分炎热。谁想要在 40 摄氏度的天气里待在室外呢？还是睡觉更合适，"他继续说，"但是同理，在英国，谁想要孩子们在晚上 9 点钟还不上床睡觉呢？毕竟外面到处都关门了，他们没有任何事情可以做。所以我们选择让他们在白天尽情玩耍，直至筋疲力尽。"

在童年的早期阶段，睡眠在我们看不到的方面也发生着改变，REM 所需时间在持续减少。完成一个"睡眠周期"（包括了 REM 阶段及 NREM 阶段）的时间逐渐变长。婴儿在足球赛进行到一半时，就能完成一个睡眠周期（大约需要 45 分钟），而青少年则要等到比赛末尾的哨声响起，才能完成他们的睡眠周期（大约需要 90 分钟）。余下的生命阶段中，这个时长将不再变化。这意味着，讨论睡眠时，我们要记住，婴儿和儿童不仅仅是迷你版本的成人。

儿童可能会经历哪些睡眠问题

不可否认的是，睡眠过程中有很多环节都会出现差错。所有专攻睡眠障碍的临床医师应该都很熟悉《睡眠障碍国际分类》（*The International Classification of Sleep Disorders*），这本书目前已经出版至第三个版本。书里涵盖的睡眠障碍种类比多数人已知存在的要多得多。这些睡眠障碍被大体分为了以下几类：

失眠、与睡眠相关的呼吸障碍、中枢性嗜睡症（包括日间困倦）、昼夜节律性睡眠障碍、异态睡眠（在睡眠中、睡眠前或睡眠后出现异常生理状况）、与睡眠相关的行动障碍及其他睡眠障碍。从大多数人都听过，甚至可能经历过的睡眠障碍——比如失眠，到多数人可能从来没有听过的睡眠障碍，都在本书中有所列明（我们之后会针对“爆炸头综合征”进行更多的探讨）。虽然不同年龄段的人身上会出现不同种类的睡眠障碍，但是因为其中部分问题会首次出现在生命的早期阶段，所以我选择在本章对睡眠障碍进行讨论。

睡不着，不想睡：抗拒睡眠与失眠

说起失眠，我们脑海中可能会浮现这样一幅画面：一位成年人因长期压力在床上辗转难眠。失眠让人们难以入睡，无法保持睡眠状态，总是过早地苏醒。然而，孩子所经历的失眠却和一般认知的大有不同。让我们看看用于定义幼儿失眠的分类体系，其中包括幼儿在合适的时间拒绝睡觉，或者拒绝独自睡觉的描述。这些都是常见的问题，由此也解释了为什么爆笑的儿童书《快点儿滚去睡》（*Go the F*** to Sleep*）会受到家长的狂热欢迎。

那么，如果孩子不愿意在晚上 7 点上床睡觉，或者央求家长陪伴入睡，这就表明他们患有失眠吗？这些偶发的情况当然不会构成失眠。如果这样就代表着失眠，那么全球每一位家长可能都要开始寻求帮助，以治疗他们孩子的睡眠问题了。实际上，时间长度才是诊断的标准，比如说，上述症状必须每周出现至少 3 次，并且持续 3 个月。研究人员并未能就各自研究中的失眠或睡眠障碍的定义达成一致，所以当我们观察儿童的失眠患病率时，数据之间会有很大的差异性。和其他睡眠障碍一样，问题出现的频率和严重程度都需要被纳入考虑。当睡眠障碍开始对家庭生活产生负面影响时——比如孩子表现得非常顽皮——医生便会关注这个问题了。有些奇怪的是，至少对成年人来说，当我们累了的时候，通常会瘫倒在电视前面。而缺乏睡眠的儿童则精力旺盛，看起来非常兴奋。这可能会导致人们得出一个结论：孩子们一点儿也不疲倦，或许应该让他们再晚一点儿上床睡觉。

睡眠问题不仅仅与其他大量问题相关（在后续章节会进行讨论），部分类型的失眠表现还包括：孩子在大家都还睡着时醒来，这或许会让家长心烦意乱。结果通常是，孩子在父母中间愉快地重新睡去，而被吵醒的家长却失去了他们应有的睡眠质量（并且开始抱怨当初为什么没有买更大尺寸的床）。但是，如果一个孩子醒来后采取了另外一种行动模式，比如说，在没有家长监督的情况下自己玩耍，这样起夜的后果可能会更令人担心。

所以，为什么部分孩子比其他人更难以入睡（并保持睡眠状态）呢？正如我们先前所讨论的，基因和环境影响或许在解释孩子之间的睡眠差异上有些参考价值。我们思考过哪些环境因素会影响幼儿的睡眠，但关注点可能只局限于发生在家庭中的事情。随着孩子渐渐长大，他们会花更多的时间待在家以外的地方，而在外面的经历也会开始影响他们的睡眠。这样的经历会让兄弟姐妹们在睡眠模式上显现出越来越多的差异。研究表明，受过同龄人欺负的孩子，其睡眠质量会更差一些。其中有很多原因，但曾经受过欺凌的孩子在床上会表现出更多的担心和愁绪。躺在床上重新回忆起害怕、沮丧以及愤怒的瞬间，这让他们永远无法拥有一个安宁的睡眠。

压力，比如源自被欺凌，并不是导致睡眠质量低下的唯一原因，运动时间太少或缺少日晒也会导致睡不好觉。当然了，更为严重的事件也会导致睡眠不良。一篇有助于缓解压抑的文献指出，受过创伤的幼儿，不论是经历了战争、自然灾害还是遭受过虐待，他们在短期内——甚至余生中，都无法拥有良好的睡眠。

基因与环境对睡眠差异起到的影响，经过一系列解释我们已经很清楚了，但这是为什么呢？环境是如何使我们烦躁并导致了睡眠问题呢？首先，环境能够影响我们的思考方式，从而影响我们的睡眠方式。这在成年人身上非常常见。有时候，我们会夸大无法入睡的问题，这对入睡并没有太大的帮助。小题大作包含了“如果……该怎么办？”的思考过程。失眠的人躺在床上，担心着如果睡不着，明天该怎么办。万一因为感到疲惫而在工作上表现失常，从而被解雇，再导致财政危机、失去了房产、得不到孩子的监护权等，最终压力或疾病等问题都会一涌而来。当无法入睡时，人们会想，自己应该躺在床上，更努力地尝试入睡。但这其实是功能失调的表现，好的睡眠是自然而然的，而不是通过努力就能达成。睡眠良好的人并不需要努力尝试就能拥有安宁的睡眠，他们就是能安稳入睡。

然而，幼儿的失眠问题更像是一个老鼠走迷宫的实验。不久前我突然发现，失眠的儿童一直被当成迷宫中的老鼠：父母做了这件事就会导致 A 后果（睡眠糟糕的孩子），父母做了那件事就会导致 B 后果（睡眠良好的孩子）。然而，并没有人考虑到孩子自己对睡眠的想法。我在伦敦大学金史密斯学院的最初几个研究项目之一，便是尝试理解孩子们是怎么看待睡眠的。我与几位年轻学生及研究学者一起，到访了伦敦市内的几个学校，向孩子们询问了许多关于他们睡眠的问题，包括他们在床上时都想些什么，以及对睡眠的看法。该项目的研究对象集中为 8 岁的学龄儿童，因为年龄更小的儿童或许无法理解我们的问题。我们欣喜地发现，饱受失眠困扰的成年人的想法和孩子们的想法有着相通之处。睡眠较差的孩子就像成年人一样，也对睡眠有着功能失调的想法。我们还发现了许多有趣的相同点，比如睡眠较差的孩子也倾向于将睡眠问题夸张化，这似乎与他们焦虑和沮丧的感觉相关。越深入了解孩子们的想法，我们越感到十分有意思。一个小女孩将她无法入睡时完整的心路历程与我们做了分享。她认为，失眠会让她感到头疼，第二天就没有办法好好上课。她也担心这会让父母来找自己的麻烦，比如不给她买好吃的。一个小男孩给出了更有趣的回答，他担心失眠会让他变成摔跤选手食虫人①！睡眠质量较差的孩子告诉我们，他

① 原名马蒂·赖特（Marty Wright），美国职业摔跤比赛选手，面相可怖，喜欢食虫。——译者注

们躺在床上时，脑海中总是蹦出各种各样的想法——就像成年人一样。

所以，得知了这种情况后，我们应该怎么做呢？让孩子在睡前放松下来，似乎是一个好的开始。睡前故事通常都十分生动迷人，它们会让孩子们更加兴奋，并生出许多的念头，就像成年人在睡前收到了一封有意思的邮件一样。飞出太空，遇见怪兽，与动物交谈，在游乐场玩一天，这些故事真的能令孩子放松吗？听完故事后，孩子们并没有接着睡着，家长们有时会对此感到惊讶或者烦恼。实际上，睡眠并不是像他们想象中那样运作的。孩子——和成年人一样，在入睡前需要一点时间进行放松。瑞典作家卡尔-约翰·佛森·厄林（Carl-Johan Forssén Ehrlin）就曾提出过这个观点，他著有畅销书《小兔子睡不着》（*The Rabbit Who Wants to Fall Asleep*），专门帮助孩子放松并入睡。书中的角色包括“呵欠叔叔”和“眼皮耷拉的猫头鹰”，并且鼓励家长以缓慢的语速、平稳的语调朗读故事，还要时不时打上几个呵欠。我曾与他人合作撰写了一本睡前故事选集，名为《瞌睡的鹅卵石及其他故事》（*The Sleepy Pebble and Other Stories*，暂译名），书里面使用了帮助幼儿睡前放松的小技巧。在写书的过程中，针对书中的想法及故事，我与儿科睡眠专家、心理学家、父母以及孩子们进行过讨论。之后，因为希望知道家长及孩子们对这本书的评价，以及他们觉得这本书是否有用，我们邀请了 100 位家长，让他们连续 3 个晚上为孩子（3 岁～11 岁）朗读其中的一则故事。在结束后，我们让家长填写了一份问卷，包括故事的长度是否合适，故事是否需要配图等一系列问题。参与调研的 70% 的家长填写了问卷。其中一个关键问题是："总体来说，你觉得这个故事对于孩子的睡眠有什么影响？"家长们的回复表示，这些故事对于 104 位孩子中的 80 位（77%）有着"非常正面"或者"少许正面"的影响。①

当我在研究孩子的想法与其睡眠质量的关系时，伦敦一个独立科研团队也在研究着类似的问题。心理学家康迪斯·阿尔法诺（Dr Candice Alfano）是这个团队的主导者，彼时我还不认识她。阿尔法诺是休斯敦的一位心理学教授，她以容易焦虑的孩子为样本，对睡眠与睡前觉醒（或者说在睡前感到兴奋）之间的关系进行了研究。她发现，睡前精神状态越兴奋，睡眠质量越低下——特别是对性格焦虑的儿童来说。我们对其他人群的独立研究也得出了类似的结论。我们的初步研究揭示，幼儿的思考方式对他们的睡眠有着重要影响。虽然我还是坚持先前的观点，幼儿不应该被看作迷你版本的成人，但或许孩子与成人之间的行为相似性比我们所知的更多：孩子的想法也很重要。

当谈论到孩子们不愿意上床睡觉时，家长常常会不屑一顾。他们觉得这是种普遍现象：难道不是大多数的孩子都不喜

① 通过家长的回复，我们得出，书中的故事对于 104 位孩子中的 21 位（20%）并没有什么影响，对于 3 位孩子（3%）似乎有着少许负面的影响 / 有着极其负面的影响 / 无法评论。这样的结果令人振奋，但是这只是为了改进书中内容而设计的初步报告，其中存在着不少局限性（没有使用对照组，使用了主观的回顾性报告，实验对象是通过社交媒体招募的，这意味着部分参与者是知道作者本人的）。——作者注

欢睡觉吗？客观地说，或许孩子们认为睡觉是在浪费时间，无法让他们去做生命中更重要的事情，其实部分成年人也是这么认为的。在孩子们的眼中，睡觉当然无法与追逐蜗牛、扮演超级英雄或从土坡上滚下来的乐趣相比拟。为了了解更多孩子对待睡眠的潜在态度，我与斯旺西大学的讲师梅根·克劳福德博士（Dr Megan Crawford）进行了合作。她使用内隐联想测验（implicit-association test）达成了一次巧妙的实验。内隐联想测验会记录人们对不同刺激物进行分类的时长，这可以用来发现人们的真实想法。这个测验通常用于探究人们不愿意承认的真实态度，比如持有种族或性别偏见的观点。本质上来说，人们对违背自己真心相信的观点进行分类时会花上更长的时间。所以，如果我们真心地认为睡眠等于无意义的事情，那么将睡衣的图案与一个正面的词语——比如说“好的”或者“有趣的”——联系在一起就会花上更长的时间，而将睡衣图案和一个负面的词语，比如说“恶心的”或者“不好的”，联系在一起的时间则会短一些。克劳福德使用这个方法时发现，孩子们能更快地将睡眠相关的图案（如枕头）与负面词语配对在一起。①

所以看起来，孩子们不仅仅是在倾诉他们不喜欢睡觉，他们可能真心这么认为。这或许难以理解，因为一些成年人最喜欢的放松行为大概就是在一天的工作后蜷缩进清新的被子里。

① 这个研究项目并没有公开发表。研究的发现是否能够复现还有待观察。使用内隐联想测验尤其引来了普遍的批评，比如说测验的分数反映的更多的是社会观点，而不是个人观点。——作者注

然而，其他人的偏好可能会令你感到吃惊。为了避免强调睡眠（或者仅仅是卧室）是不好的这个想法，我们应该竭尽所能弱化两者之间的联系。比如，我们永远都不应该对孩子说，如果他们表现不乖，他们就必须“回到卧室”“回到婴儿床上”或“睡觉前不允许吃晚饭”。毕竟，睡眠是一种绝佳的享受，不是吗？可能对某些人来说是这样的。然而，我并不认为在可预见的时日里，早睡可以作为对表现良好的孩子的一种奖励。

父母对于孩子上床睡觉的渴望与孩子自己对睡眠的厌恶，两者的结合将会让睡前时间变得令人烦躁。我们在前面讨论的部分行为手段，比如推迟睡眠时间，在面对拒绝上床睡觉或者拒绝独自睡觉的孩子时，或许会有所帮助。当孩子更大一些时，严重的失眠问题就需要用到认知行为疗法——一种强调想法与行为的谈话治疗。这种疗法需要父母和孩子都参与进来，并且还囊括了数个组成部分，包括关于睡眠卫生方面的信息，或者能够改善睡眠的实践方法，比如在日间更多地暴露在日光下，而在夜间则避免光照；该疗法也能教授孩子一些放松的方法，比如呼吸练习；此外，还有对睡眠的限制手段，当孩子们不愿意按现行作息睡觉时，我们可以推迟他们的上床时间，这或许会有用；而刺激控制疗法旨在让孩子们明确将卧室用于睡眠，这样他们就不会将卧室与其他令人兴奋的事物联系起来；最后一种是认知疗法，它能够帮助家长实行对于孩子睡眠预期的管理。这类方法已被证明能够有效改善 5～10 岁孩子的短期与长期睡眠。

言行始终如一且严格，同时竭尽所能地创造一个有助于安稳睡眠的环境，对于提升睡眠质量是非常有效的。家长们或许可以尝试在卧室中不摆放电视。研究表明，卧室中摆放了电视的学前儿童的睡眠质量相比卧室中没有电视的学前儿童要更差。同时，为孩子创造一个感到安全的睡眠环境也很重要，因为如果我们感到了危险，却反而降低警惕性进入睡眠状态，这就显得不符合常理了。《神偷奶爸》（*Despicable Me*）中的格鲁是个讨喜的角色，但是他让孩子们睡在挖空的炸弹中，这样的育儿方式肯定是不能推荐的。

一个能让孩子们在睡前就感到困倦的小技巧是调暗灯光。这个方法背后的科学依据在于，光线会抑制褪黑素的产生，所以调暗灯光能加速褪黑素的释放，并且让身体知道是时候睡觉了。

商人们早已利用灯光及褪黑素之间的联系来赚钱了，我们很容易就能发现许多这样的产品。比如夜光贴纸，营销人员声称，夜光贴纸对褪黑素的抑制程度较小夜灯更好一些；又比如能够照亮马桶的移动感应灯，它可以被设置为散发出柔和的红色光线；还有许许多多其他产品。虽然调暗家里的灯光对睡眠有所帮助，但是有时候也会带来风险，比如说不小心把足癣膏当成了牙膏，又或在灯光太暗的房间中阅读而导致视力下降。

上述都是我们在家里为了改善幼儿睡眠而能够做的事情，那么社会是否应该承担更多责任呢？在操场上、托儿所和学校里进行宣传，告诉孩子们睡眠的重要性，可能是一个不错的开始。家长也可以告诉孩子，把睡眠放在第一位能够帮助他们跑得更快、和小伙伴们玩得更开心、学习成绩更好。但是这些方法有用吗？我们还不太清楚。研究表明，在学校对孩子进行关于睡眠的教育，能够增加他们对睡眠的了解，但是并不等同于能够改善孩子的睡眠质量或者减少问题的发生。换句话说，孩子们或许知道他们应该上床睡觉，但是他们还是拒绝这么做。

当我和莎拉·布伦登教授讨论这个问题时，她说："为什么孩子们不愿意改变他们的睡眠行为呢？答案或许是，他们不愿意放弃比睡觉更有意思的事情，比如看电视，或者是与同伴或者家人进行互动。鼓励他们做出改变的关键在于，和他们站在一个阵营里——和孩子一起努力，而不是告诉他们如何去做。家长应该给他们提供选项，帮助他们挑选出更好的睡眠行为。因为孩子就像大人一样，他们不喜欢别人教导应该做什么，即使他们知道这是对自己好。但是孩子们会想要去做对的事情，毕竟他们知道，这么做会得到允许。我一直问实验中的孩子：'你累吗？你喜欢这样做吗？你对你的表现感到满意吗？或者你感觉怎么样？如果你感到不开心，你有权利改变，而且我知道应该怎么帮助你。'这对改变他们的睡眠行为来说会非常有效。"

夜里见鬼：梦与噩梦

人们热衷于谈论自己的梦，无论他们的梦境是正在做家务、养了一只熊当宠物、在广阔的水面上飞翔，还是和哈里王子成为好朋友。通常情况下，谈论梦的人们总是能从梦境的内容中总结出一些意义，还会认为其是未来的预兆。据称，美国总统林肯相信梦是一种超凡的事物，但这不得不让人感到遗憾，因为林肯就在他被刺杀的几天前，梦到了同一场景。

另外一些人声称，梦是“超自然的体验”，比如说，有人梦到了一位朋友，然后马上发现这位朋友怀孕了。“你没有办法逃过我的第三只眼，”在一次下午茶的聚会上，朋友米歇尔和我讨论起在孕早期不愿对外透露怀孕消息的人们时，她这么对我说，“我的梦总是能告诉我周围都发生了什么事情。”但也不是每个人都认为梦境有着更深层的含义。科学家受过的教育使他们会质疑此类“证据”，进而考虑有多少人曾经梦到与现实相反的内容。

我在金史密斯学院的一位同事，即心理学教授克里斯·弗伦奇（Chris French），他的研究领域便是理解对于超自然现象的信仰及经历背后的心理状态，他对我阐述了自己在这件事情上的立场。在参考美国数学家约翰·艾伦·保罗斯（John Allen Paulos）分析的基础上，弗伦奇指出，如果一个人做的梦与他醒来后发生的事情恰巧吻合，那么他就会对此留下深刻的印象。而醒来后这件事刚好发生且这个人仍然记得前一天晚上的梦境，两者加在一起的概率大约只有 0.1‰。这听起来非常不可思议，所以当在现实中真实发生时，人们有时就会将其看作超自然现象的证据。然而，让我们来做一下数学题，计算一下这个现象在时间长河中的发生概率，计算结果是，大约 19 年我们就会做一次这样的梦。所以这意味着，如果我们询问人们，他们是否曾经做过这种可以预知未来的梦，大部分人都会给出肯定的答案。这样的梦虽然罕见，但是它们确实存在。大部分人并不会去计算事情发生的概率，因此很多人不加鉴别地就会相信这是一种超自然的现象。

即使是那些并不相信梦境含有更深层意义的人们，也对梦境能反映出的情感及认知上的发育饶有兴趣。来自匈牙利的科学家针对 4～8 岁的孩子研究了梦境与认知技能的联系。这类梦境会随着身体的发育而改变，梦到活跃的自己是认知技能精进的表现。梦境还与精神健康有着有趣的关系，最值得注意的是创伤后应激障碍（PTSD），患者会一次又一次地梦见受创事件。

那噩梦又是什么呢？青少年常常会做噩梦，这也是他们压力的来源之一。孩子沮丧地醒来后想寻找父母的安慰，由此，噩梦扰乱了全家人的睡眠。那么是什么导致了噩梦？基因和环境当然在其中扮演着重要角色，但具体是哪一方面呢？生活中令孩子感到有压力的事件或许都对睡眠有着较深的影响，比如进入新的幼儿园或者学校，或者家庭环境发生了改变等。除此之外，努力回想一下孩子们每天都会经历的事情，尤其是在他们上床之前经历的事情，或许能帮家长理清，究竟是什么导致了噩梦。观看令人紧张的电视节目（包括那位食虫人摔跤手），深夜玩游戏或者阅读恐怖书籍，这些应该都会引发不良的睡眠体验。实际上，任何增加孩子焦虑的事物都可能会引发问题，有报道称，孩子的焦虑与噩梦之间也有着密切联系。但是影响也有可能是双向的，经历了噩梦的孩子会比其他孩子更多地感到焦虑。

谈论睡眠是医疗护理者与家庭成员建立良好关系的方法。大部分人看起来都很乐意谈论这个话题，是谈话在进入更敏感的话题——比如抑郁——之前的良好铺垫。“你睡得怎么样”当然比“你感到悲伤、空虚或绝望吗”更适合作为一场评估性谈话的开头。或许对于家长来说，与孩子谈论梦境和噩梦能够更好地了解是什么让他们的孩子感到沮丧与压力。倾听孩子述说他们反复做过的噩梦——隔壁的大狗、看起来像天使一样的玩伴、永远飞走的利奥叔叔——或许能够引导他们进行一场有着重要意义的谈话。家长们在了解了孩子的内在压力后，或许就能够帮助处理他们无法应对的事情。坦诚相待是十分有益的，因为孩子的部分压力在大人看来或许十分陌生。一个成年男性收到了喜欢的人送的情人节贺卡，他或许会喜极而泣，而一个 7 岁的男孩则可能会流下生气的泪水。

一般来说，噩梦不需要被治疗，只需要给予安慰即可，比如一个熊抱，或者至少一些安慰的话语。然而对于情况严重的患者来说，应积极寻求专业帮助。《儿童睡眠临床指南》（*A Clinical Guide to Pediatric Sleep*，暂译名）被看作处理儿童睡眠问题的专用书籍。书中建议使用放松方法，如渐进式肌肉放松法（progressive muscle relaxation），将紧绷全身的肌肉慢慢松弛下来，体会紧绷与松弛状态下的不同感觉。意象预演（imagery rehearsal）也是一种有效的疗法，让孩子不断地以更正面的态度重演噩梦。比如，当孩子们从噩梦中惊醒，他们可以对噩梦进行重演，并让噩梦的内容变得更积极向上，这样他们就能更好地掌控噩梦并且优化它的内容。这种心理疗法已被证明能够有效地降低噩梦发生的频率。我自己的关于父亲逝去的噩梦，被我重新改写成对童年时期野营旅行的回忆，这样我英俊、年轻、快乐的父亲就能永远地活在这样的美好景象里。

夜间惊吓：夜惊症

梦与噩梦通常出现在 REM 阶段，在这个阶段，我们身体是静止的，从而防止我们因梦的内容而有所动作。夜惊症有时会被误认为噩梦，但其实两者并不一样。在夜惊症中，我们的身体并不是静止的，这也正是夜惊症令人担忧的地方。夜惊症患者在睡梦中会突然跳下床，大声尖叫，形态可怖。他们从 NREM 最深沉的阶段中被唤醒，但其实他们并没有完全清醒。这个睡眠障碍更倾向于在入睡后的短时间内发生。考虑到我们整夜的睡眠周期组成，这个症状的发生时间也是非常合理的。在夜晚刚开始的时候，我们更多的时间是处在 NREM 阶段的深度睡眠中，而当夜晚快要结束时，大部分的时间则是处在 REM 阶段中。

患有此类睡眠障碍的家族中可能还有其他病症（统称为 NREM 异态睡眠），包括觉醒错乱（confusion arousals）。它与夜惊症大体相似，不同之处在于，患者看起来是迷惑且眩晕的，而不是惊恐的。此外，还有梦游症及睡眠相关的饮食障碍。这些睡眠障碍的关键特征还包括难以将患者从情景中唤醒，这些病症的患者做出的行为复杂度较低，更像是自然发生的，而不是经过精心策划。

目睹过夜惊症的人，他们通常非常渴望能够有办法来治愈这个病症。而那些患有夜惊症的人常常在早上愉快地醒来，他们对自己在夜间的闹剧一无所知。目睹夜惊症是件令人苦恼的事情。夜惊症通常由前几个晚上的低质量、被打扰的睡眠或者压力过大引起，了解这一点后，我们或许能通过减少触发因素来预防夜惊症。同时，我们可以监控病发时间，并在这个时间点前打断睡眠，这也是一个有用的办法。无论我们如何应对夜惊症，最好的消息或许是，睡眠模式从出生到死亡是不断变化的，当人们慢慢成长，NREM 时间大幅减少，患上相关睡眠障碍的可能性也随之降低。

夜间行走：梦游症

夜惊症与梦游症宛如孪生兄弟。两者的相似之处在于，患者都会从睡眠中觉醒，并且症状都发生在 NREM 阶段。但梦游症患者会以更悠闲的姿态下床并四处走动。他们的表现或许是焦躁不安、具有攻击性的，有时也会是放松的。他们的动作可能是简单的，也会是复杂的，但通常都非常奇怪，比如在垃圾桶中小便。梦游症患者会经历一段情景，最终回到床上，很快便重新睡着，对发生的一切毫不知情。有时，他们也可能在意想不到的地方醒来。

梦游在生命非常早期的阶段就会出现。一旦学会了走路，人们就有可能梦游。实际上，甚至在还不会走路时，有些婴儿就开始“梦爬”了！

梦游症患者似乎只是部分清醒，他们并没有完全从 NREM 阶段中苏醒过来。梦游过程中关联的特定大脑区域是“清醒”的，而其他区域——比如与记忆相关的大脑区域则仍在睡眠中。与夜惊症一样，梦游也倾向于发生在夜间睡眠的早期阶段，也就是 NREM 占比时长最多的睡眠阶段。梦游是很常见的，6～16 岁儿童中 40% 都至少经历过一次这样的经历。经常性的梦游并不常见（仅约 2%～ 3% 的人会受到这类病症的影响）。然而，对梦游的担心却很普遍。梦游时，人们能够走动，但是无法使用大脑更高级别的功能，以保证梦游者的安全。一位纽约的记者于昂曾对我描述过她女儿琳的梦游症状，似乎只有在琳感到疲惫时，她才会梦游。于昂说，所有的梦游经历中，最令她感到惊恐的一次发生在那不勒斯的旅行中。“那一次挺吓人的，琳在睡梦中起身走向酒店的房门，并且尝试开门。幸运的是，我的丈夫醒过来并成功阻止了她。那是我们在意大利的第一个晚上，她可能因为通宵的飞行而缺少睡眠。经过这件事，我们在第二天晚上将门堵了起来。那一次的事件让我们觉得非常诡异。”患有梦游症的儿童或许会因此少了一些乐趣，比如在别人家留宿过夜。而当我与临床医生谈及这个问题时，我听到了更多关于成年人的故事，曾经有一个销售员在梦游时开车前往自己童年时的家，而他全程都是睡着的状态。医生告诉我，有一位男性在深更半夜被发现身处邻居家中（邻居甚至报了警），还有一位男性在梦游时爬到了房顶上。

虽然父母会请求医生让孩子进入睡眠实验室以做相关病症的评估，但是医生一般都不太愿意。部分原因是，从这些评估中其实得不出什么结论。可能因为感知到了场景的转变，当病人睡在睡眠实验室中并且想梦游时，他（她）一般不会进行梦游，在英国这被称为“索德定律”（Sod’s Law），在美国被称为“墨菲定律”（Murphy’s Law）。在家里安装摄像头并对梦游行为进行记录反而更有意义。

梦游症的原因与夜惊症类似，压力或者睡眠不足都会引起梦游。梦游症也与其他睡眠障碍有着联系，比如说夜间呼吸困难或者身体问题，例如头部受伤。外界的刺激物也会干扰睡眠，从而导致觉醒，比如手机铃声。这就是为什么我们应该向拥有光滑皮肤的明星，比如丹尼尔·克雷格（Daniel Craig）和蕾切尔·薇姿（Rachel Weisz）学习，在卧室中屏蔽一切电子产品。

确保睡眠相关的措施都尽善尽美，或许对梦游症有所帮助。最重要的是保证睡眠环境的安全——闩紧大门，用童锁锁上窗户，或者安装楼梯防护栏。闹铃或许也能派上用场，父母被闹铃叫醒后，他们就能及时安抚孩子，并在不吵醒孩子的情况下让其继续入睡。当情况比较严重时，可以适量用药。如果梦游每天晚上都会发生，我们可以在孩子可能要醒来梦游之前，将他们叫醒。但让人感到安心的是，当孩子进入青春期或者成年后，梦游症及夜惊症将趋于自愈。

打鼾的婴儿！睡眠呼吸障碍

睡眠呼吸障碍也会发生在生命早期阶段。早产婴儿大脑中的呼吸中枢或许还未发育完善，他们常常会在长达好几秒的时间里停止呼吸，令人十分忧心。新生儿可爱的闷哼声或许非常讨喜，然而有时候，闷哼声可能并不仅仅表示婴儿感染了普通感冒。部分婴儿的生理构造让他们在睡眠中更容易发生呼吸困难。幼儿时期，腺样体和扁桃体最有可能发生肿大现象，这也是生命早期的常见问题。引发睡眠呼吸障碍的其他原因还包括鼻塞、过敏或者家中烟雾缭绕。此外，脸部畸形也会引发呼吸问题，比如唐氏综合征；以及肥胖，在近几年中，肥胖婴儿的数量一直在增加，这或许就能解释睡眠呼吸障碍的病例数量一直在增多的原因。

有人担心，睡眠呼吸障碍会导致孩子行为上出现问题。这也不无道理，患有睡眠呼吸障碍的孩子在夜晚会不断地醒来，以致无法得到充足的睡眠，这使得他们在日后的生活中或许会经历一些困难。无法正常换气也会导致睡眠呼吸障碍。睡眠呼吸问题也会关联其他问题，比如神经认知困难及下颌骨发育异常。因此，当遇到睡眠呼吸障碍的患者时，医生应该意识到这些因素并且认真对待。治疗方法取决于病因及病症的严重程度。医生可能会让家长耐心等待，看看孩子的症状会不会自愈。毕竟，当孩子们长为成人时，他们的腺样体便会退化，从而不再造成困扰。在症状较温和的情况下，医生或许会向病人开具孟鲁司特（Montelukast）或是鼻用类固醇（nasal steroids）。而在某些特定情况下，医生会推荐病人进行手术，或者减重，因为肥胖或许就是引发病症的根源。

平静的夜晚

人们通常将夜晚的时间与静止状态联系在一起，然而对部分人来说可能恰恰相反。有些人会在睡梦中蹬腿跑步，就像在参加比赛一样；有些人会磨牙；又或疯狂甩头，就像在演唱会上一样。

不宁腿综合征患者会有种无法抵抗的想要摆动双腿的冲动。该病症患者告诉我，问题常常出现在他们坐下或者躺下时，特别是在夜间。如果摆动双腿的冲动没有得到满足，他们还会产生强烈的不舒适感。虽然病症的名称为不宁腿综合征，但是冲动不仅局限于腿部，部分患者也有摆动胳膊或者躯体的类似冲动。女性较男性更有可能患上这个病症，这在孕妇中极为常见，而在老年人群体中是最为广泛的。不宁腿综合征与帕金森病、类风湿性关节炎及多种硬化症都有关系。当孩子身上出现这种症状时，常常会被误认为“生长痛”或 ADHD。

剧烈地磨牙也是夜间一种常见行为。这会导致牙齿损伤、下巴疼痛或者头痛。磨牙常常是压力所导致的。可以说，有着高度进取心的人也会被这个病症所困扰。患者被推荐使用放松疗法以缓解磨牙症状。然而，支撑此类方法有效性的证据说法不一，还有待进一步研究。

摇头甚至撞头是一种在夜间有节奏的举动。当婴儿尝试入睡时，常常会做出这样的动作。目睹婴儿有过这种行为的人或许会对此感到担忧——婴儿会将他们小小的脑袋撞向枕头、床垫、婴儿床栏杆，甚至墙壁。然而这是很常见的现象，他们只是在尝试让自己平静下来，从而得以入睡。生活环境不太理想的婴幼儿更有可能经历这样的问题，比如与父母之间没有建立起积极关系，以及生活在高度无聊或者高压环境下。

在我刚开始读博士时，我参加过一项名为“英国人与罗马尼亚人领养计划”（English and Romanian Adoptee Project）的研究，研究对象是生活在英国的被领养儿童。当罗马尼亚革命结束后，不少孩子都被送到了福利机构中。他们穷困的生活状况经过电视台的报道，让不少英国家庭纷纷决定领养罗马尼亚儿童。当进行这项研究时，我走访了英国的各大城市，见到了不少鼓舞人心的领养家庭。无一例外地，他们都热情地邀请我进入家中。

研究中的一份早期报告将幼儿行为与他们在慈善机构中被抚养长大的经历进行了关联。调研对象包括 144 名来自罗马尼亚孤儿院的儿童，其中 67 名儿童的家长回忆道，这些儿童初到英国时，具有摇晃身体的行为。这个动作在日间或者夜间（与我们的研究相关）都会发生。其中部分幼儿并没有在慈善机构中待过很长的时间，他们在几周大时就被收养了。另外一些儿童则在慈善机构中生活了较长的时间，他们在 3 岁之后才来到了英国。

据英国的养父母反应，孩子生活在穷困环境中的时间越长，他们摇晃身体的概率越高。当研究人员查看两个对照组的情况时，他们却发现了不一样的现象。一组是来自罗马尼亚的被收养儿童，他们没有在慈善机构的生活经历，这一组的21个孩子中，只有2个会摇晃身体；对照组的孩子则都是在英国被收养的，他们没有在慈善机构中生活过，这一组里没有一个孩子会摇晃身体。这个研究或许能够告诉我们，为什么患者会形成摇晃身体的举动，以及在特定情况下，这个举动所起到的作用。

湿着醒来：尿床

另一个常见的问题是尿床。大部分家长会以清洗尿湿的床单为代价来换取孩子的深度睡眠，并对此有种谜样的荣誉感。尿床是童年中非常正常的事情，通常应该以下列方法进行处理：在孩子上床前，确保他们去过洗手间；如果孩子需要，给他们穿上尿不湿。当尿床变得频繁，或是在不应尿床的年纪尿床，这个时候才应该将其看作一个问题。可以肯定地说，5岁是一个分界点，如果在5岁之后，孩子还是频繁尿床，那么就应该去看看医生了。

持久性的尿床问题常发生在男孩身上，同时还有家庭成员也经历过同样问题的孩子身上。所以如果你的孩子经常尿床，或许你与你的伴侣也曾经有过这样的问题？一个人的成长速度或许可以解释这个问题：就他们的年龄来说，部分孩子的膀胱还相对较小。膀胱也会因为其他原因而受到压缩，比如便秘。尿床的人特别难以唤醒，而这可能是其他问题导致的。举例来说，睡眠呼吸障碍会扰乱孩子的睡眠，从而他们会抓住每一个可以睡觉的机会；又或者，孩子的睡眠不足会导致他们的深度睡眠来得更快一些，并且持续时间更长。那么这些问题就会使得孩子在需要排尿时却无法醒来。大部分孩子长大后便不再出现这样的问题，而少部分则一直持续着这种困扰。最近我和一位插画师尼尔讨论过有关他的儿子卡伊的尿床问题。“我的妻子和我小时候都尿床，直到 10 岁才停止。所以我们对卡伊也尿床这件事并不感到惊讶。但是，他现在已经 13 岁了，最近每天晚上都还在尿床。”

有些孩子的尿床问题在停止了一段时间后又会复发，于是这种情况被冠上了更宏大的名称：继发性遗尿症（secondary enuresis）。这个病症或许是由更令人担忧的疾病引起的，如糖尿病，此时就应该向医生进行咨询。

那么我们应该如何处理尿床呢？关键在于，家长应该抑制住因睡眠不足而想要发脾气的冲动，并且极力避免让孩子陷入尴尬的境地。毕竟对于大部分人来说，在午夜更换床单并不是一件多难的事情。相反，如果孩子感到了难堪，或者因此逃避孩童时期的快乐时光——在同学家留宿或者参加学校的旅行，这会带来更大的问题。卡伊便有着相同的问题，因为尿床，他很少在外过夜。尼尔解释：“如果他的同学邀请他去留宿过夜，我的妻子和我会精心编造一些借口，在午夜的时候接他回家。我们会假装第二天清晨就要出发去别的地方。”

尼尔接着说：“最近，我几乎是在强迫他参加学校的旅行，因为我不想他成为年级中唯一缺席的孩子。我们在他出发之前，制定了一个应对计划。我拜托老师，将他与待人友善的孩子们安排在一个房间。我给他买了 5 条一样的睡裤，这样一来，如果他有需要的话，可以每天晚上扔掉一条。我还给他带了一些有衬垫的布尿裤（虽然部分医生并不推荐这些布尿裤）。本来想着让他穿在睡裤里面，这样其他孩子就不会注意到。可惜的是，他们还是发现了，卡伊感到十分窘迫。”

尼尔是一位善良并懂得给予孩子支持的家长，但并不是所有家长在孩子的尿床问题上都会采取如此体贴的应对措施。部分家长甚至因此惩罚孩子，这会引发更大的麻烦。研究发现，家长因尿床而对孩子进行的惩罚与孩子在童年时期经历的抑郁以及日后生活质量低下都有着密切关联。除此之外，家长因尝试阻止他们不想看到的尿床行为而对孩子进行惩罚，这或许会适得其反，增加孩子尿床的频率。这或许反映出，家长对尿床仍缺乏了解。在针对 216 位家长的调查中，我们发现，26% 的家长认为尿床是因为孩子的懒惰，而 10% 的家长认为这是孩子在找麻烦，或认为这是一种行为问题。这个结果值得关注，因为这些家长所认为的原因均不会导致尿床。

如果尿床情况持续，我们也有更为有效的方法来应对。最近出现了能够记录膀胱情况的手机应用，可以将人们每天喝水及排尿的习惯记录下来；还有一些小贴士，比如确保孩子在日间多喝水，夜间少喝水；或者让孩子们训练自己的膀胱，让他们喝下大量的水，并且忍耐一段时间不上厕所；闹铃也很有用，警铃疗法（the pad and bell system）就是将一块垫子铺放在床的中间，如果垫子湿了，铃声就会响起。闹铃会放在孩子够不着的地方，必须要下床才能将其关闭，这样孩子也就会去洗手间了。这个练习让大脑最终知道，满载的膀胱是起床的信号，当排尿行为开始之前，大脑就会达到警戒状态；奖励图表也能帮助改善尿床的情况，当孩子晚上没有尿床的时候，我们就可以给他一个贴纸，或者其他形式的奖励。这不但鼓励了孩子们减少尿床次数，而且还能帮助记录他们的进步；在特定情况下，医生会开具药物，以减少肾脏产生的尿量。在卡伊的案例中，他的爸爸告诉我："我们已经尝试过所有的办法，也看过了无数次的医生。最近，医生给我们开了一种三环类抗抑郁药，让他每天晚上服用。这个药物能让他晚上不尿床，结果的确不赖，卡伊已经在他表哥家里住了一个星期了。就在一年前，他做梦也想不到他能够不尿床。但是这种药物有副作用，所以我们会密切关注着他的情况。"

嗜睡症

另外一种会给患者带来困扰的睡眠障碍是嗜睡症。这种病症十分罕见，每 10 万人中只有 25～50 个人患有嗜睡症。嗜睡症患者在日间会有种无法抑制的想要睡觉的冲动。这种困意和我们大多数人在午后进行无聊的会议，或者在睡前看影片时体验到的并不一样。嗜睡症患者的极度困意会让他们在起床几个小时后又重新睡着。嗜睡症常伴随猝倒的现象，患者会在几秒至几分钟内突然失去肌张力，通常会在体验到强烈情绪波动时发作，比如愤怒、兴奋或惊讶。他们可能正在和伴侣吵架，可能看着喜剧大笑或者在街上出其不意地遇到了明星，然后突然之间，他们发现自己的肌肉变得羸弱、嘴巴无法合上、头会向前倾倒。有时患者的膝盖变得无力，导致人摔倒在地。在整个病发的过程中，他们的意识十分清醒，清楚地知道发生了什么。

大多数情况下，嗜睡症源于大脑中分泌的食欲肽不足，这种物质能够让我们保持警醒。食欲肽分泌不足很有可能反映了下丘脑中的神经元流失，而正如在第一章中提到的，对于睡眠和觉醒周期非常重要的视交叉上核正是位于下丘脑。至于是什么引发此类睡眠障碍，那似乎是一种自体免疫性疾病，也就是说，免疫系统自己消灭了产生食欲肽的细胞。其中的原因目前还未能确定，但是多种基因及环境因素可能起着重要作用。即使是简单的流感也有可能引发嗜睡症。在 2010 年，芬兰的 54 名儿童被诊断为嗜睡症。虽然听起来患病人数并不多，但是这个数字已经较一年前增长了 17 倍。了解背后的原因后，我们发现，54 名儿童中有 50 名在患上嗜睡症的前 8 个月，都接种了抵抗流感的疫苗（Pandemrix）。流感疫苗加上孩子们基因中的弱点及环境的影响，便导致他们患上了嗜睡症。但是整体来看，对抗病毒感染的疫苗风险是很小的。当我考虑到接受免疫的各种优点，以及不接种疫苗的部分后果——我的姨妈埃塞尔便患有毁灭性的小儿麻痹症，我个人还是会优先选择让自己及孩子们接种疫苗。

对于嗜睡症患者来说，部分药物（包括兴奋剂）以及生活方式的改变也能有所帮助。此外，还可以加入互助小组或浏览相关网站[①]，部分症状其实在非嗜睡症患者身上也会出现，这或许是有用的信息。包括睡眠瘫痪症（又称梦魇、鬼压床）在内，当患者入睡及醒来时，他们在短时间内无法行动或者说话，并伴有幻觉。这些症状在嗜睡患者身上也十分常见，在睡眠中出现的梦一般的幻觉（我们会在下一节进行讨论）、日间困倦及猝倒，它们和失去反应一起组成了嗜睡症“四剑客”。

睡眠瘫痪症——清醒时的噩梦

在英国乡村深处，有一栋300年历史的小屋，70岁的辛克莱夫人独自居住于此。一天早上，辛克莱夫人醒来时发现，她面朝下地趴在自己床上，她能感觉到有一双手正在掐着她的脖子。辛克莱夫人以为身后是一个入室盗贼，她用尽办法翻了个身，结果发现在她面前的却是一个小孩模样的小鬼，正朝着她哈哈大笑。小鬼开始拉扯辛克莱夫人的被单，并将她紧紧裹住。“我们差一点就把你勒死了，现在来给你盖盖被子吧。”他狂妄地刺激着辛克莱夫人，就像60年前人们欺凌儿童那样。辛克莱夫人拼命尝试移动身体，但是她发现自己就像被“粘在了床垫上”，除了眼睛能够转动外，全身都无法动弹。虽然是一个无神论者，但是被吓坏了的辛克莱夫人自此便开始背诵主祷文了。

这个故事听起来就像噩梦一样，但因为我研究过睡眠瘫痪

---

① 可以参考网站 www.narcolepsynetwork.org。——作者注

症，所以辛克莱夫人身上发生的事情并不罕见。无论是在睡眠中或醒来后，睡眠瘫痪症都会让我们动弹不得，而且常常伴有幻觉。很多人都没有听过睡眠瘫痪症，其实它挺有趣的。虽然这个课题的关注点大多数都在成年人身上，但是这个病症在任何年龄段的人群身上都会出现，所以应该将它与本章涵盖的其他睡眠障碍一同考虑。当孩子告诉我们，他们感觉被钉在了床上并且看到了鬼时，我们应该严肃对待。

所以是什么原因导致了辛克莱夫人的恐怖经历呢？这样的经历常常被人们归为灵异事件。经过那次事件后，辛克莱夫人坚信是她的小屋闹鬼了。“我还曾经和鬼怪说：‘如果你在我家住下了，我可是会向你收取租金的。’”同样的事情每过几个月就会发生，但是辛克莱夫人从来没有和任何人提起过，她怕大家以为自己精神失常。睡眠研究与超自然现象的心理学有着相通之处，这让我在一次午餐时间，与上文中提到的金史密斯学院的同事——弗伦奇讨论起了睡眠瘫痪症。弗伦奇经常上电视节目，比如《今日清晨》(*This morning*)，他会用怀疑的眼光来看待观众声称的灵异事件。他还曾是英国独立电视台（ITV）真人电视节目《闹鬼的房子》(*Haunted Homes*，暂译名）中的常驻嘉宾，专门对事件提出质疑性的观点。弗伦奇告诉我，他已经数不清多少次遇到过鬼怪事件，但在他看来，这些事件都像是典型的睡眠瘫痪症。而睡眠瘫痪症却往往是这些声称遇到鬼的人们拒绝接受的一个解释。我对睡眠有着如此大的兴趣，如果我和弗伦奇不联手进行这一方面的研究，或许就错失了一次宝贵的合作机会。[①]

暂且不谈颇为灵异的解释，还有什么原因能解释睡眠瘫痪症？辛克莱夫人在新西兰度假时，也遇到了相似的经历，这让她开始质疑自己对这件事情的解读。“难道小鬼还跟着我到了新西兰吗？”辛克莱夫人认为这不太可能。她上网查询了相关资料，第一次了解到了睡眠瘫痪症。辛克莱夫人带着对这个病症的信息去看了医生，结果医生粗鲁地赶走了她，并声称从来没有听过这个病。

接着，辛克莱夫人联系了我的同事弗伦奇，她在电视上看到过他。弗伦奇解释道，她的症状十分普遍，REM 阶段的其中一个特征便是身体无法动弹，而梦境频繁地出现，辛克莱夫人将这个特征带到了醒来后的世界里。弗伦奇还给她寄去了一些我们一同产出的研究论文。

其中一篇论文的主旨在于，需要明确睡眠瘫痪症可能存在的风险。为了这篇论文，我们向 800 余人（大部分是双胞胎）询问了他们经历睡眠瘫痪症的频率。我们同时还询问了可能与这个症状相关的其他内容，比如焦虑、睡眠质量、咖啡因的摄入量及吸烟习惯。

总体来说，大约 1/3 的人回答说他们体验过至少一次睡眠

---

① 我会把我们的合作称为“命运的邀约”，但是资深怀疑论者弗伦奇肯定不会同意这个叫法。我们在睡眠瘫痪症上还与不少学者有过合作，包括布莱恩·沙普利斯博士（Dr Brain Sharpless）和丹·丹尼斯博士（在第一章中提到过）。——作者注

瘫痪症。这个比例比我们预想中要高一些，但是不同研究中的预估数字均有很大的差异。我们还发现，低下的睡眠质量、焦虑的症状，以及威胁生命的事件都与睡眠瘫痪症有关联。我们的研究并没有表明这些因素会导致睡眠瘫痪症（或者后者导致前者），但这些都值得在未来进行更深入的研究。

接下来，我们对比了研究中的双胞胎们，尝试理解睡眠瘫痪症中存在的基因及环境因素。我们发现，同卵双胞胎在是否经历过睡眠瘫痪症上的统一程度，较异卵双胞胎要高。从这个信息可以推测出，基因对于睡眠瘫痪症有着适当的影响。因而，在解释为什么人们有着不一样的睡眠瘫痪症的体验这个问题上，基因与环境的影响或多或少似乎是同样重要的。

在发现了基因的重要性后，我们检测了和生物钟相关联的睡眠不同方面的特定基因。在 PER2 基因中，我们发现了睡眠瘫痪症与一个基因变体之间的有趣联系。① 这个基因与我们的作息喜好——早起型人或是晚睡型人，以及睡眠质量相关联。我和弗伦奇是最早开始研究这个重要课题的人，对此我们感到非常兴奋。总体来看，压力及其他任何会打扰睡眠周期的事物都会增加睡眠瘫痪症的概率，这一点也再次突出了拥有规律睡眠习惯的重要性。

当我问辛克莱夫人，她是否还相信屋子闹鬼时，她毫不犹

---

① 我们的研究成果只是初步的，因为样本数量特别小。除此之外，我们的分子基因结果也并不具有数据意义，因为我们同时还研究了不少其他的基因变体。这个发现可能只是一个巧合，还需使用更大数量的样本进行复现。——作者注

豫地回答：“当然不是了！我的问题是压力导致的。过去几年中我的生活里发生了很多事情。”辛克莱夫人在和弗伦奇聊天后，便再也没有经历过睡眠瘫痪症了，所以我们也不知道这个新的信息能否在她发作时对她有所帮助。然而，辛克莱夫人仍然松了一口气：“我现在知道了这不会要我的命，和弗伦奇教授聊天真的是一件非常幸运的事情。”

为了更好地帮助与辛克莱夫人有着类似经历的人，我们需要了解那些看起来能够让人放松，并帮助人们拥有良好睡眠的方法——比如正念训练（mindfulness）——能否有效减少睡眠瘫痪症的病发频率。为此，就不仅仅需要知道哪些人更有可能患病，还要了解他们在什么时候会发病。我们希望研究出能够预防此类病症的方法，或者帮助人们来应对它。同时，也希望减少人们的恐惧，虽然有些患者表示他们一点都不害怕。

另一位女士告诉过我，她第一次经历睡眠瘫痪症是在火车上，当时就坐在她妈妈的身边。她不知道发生了什么，但是完全没有感到害怕。因为妈妈在身边，这让她安心了不少。这位女士在日后病发时，她都保持着这种安心的感觉。另外一些人则认为睡眠瘫痪症的经历是幸福的，甚至认为自己拥有了超能力。对于无法动弹这件事，为什么人们有着如此不同的反应，明白这一点能够让我们更好地帮助患者减轻他们的恐惧。

关于这个课题的研究仍处于初期阶段，了解以下信息能让部分患者安心不少：这个症状有着自己的学名，患者们并不是独自在对抗这个病症，而且这个病通常是家族遗传的。[①]当我和弗伦奇教授的研究论文被媒体报道后，我们收到了一封邮件，寄件人在《赫芬顿邮报》(*Huffington Post*)上读到了我们的研究。他的大半辈子都在遭受着睡眠瘫痪症的煎熬，而且他的爸爸和姐姐都有过病发经历。他在邮件结尾写道："或许和你们都没有什么关系，但是这起码是我们第一次知道，自己所经历的事情还有名字和描述，我们都松了一口气……我必须要向你们表达感谢。"

说来有趣，睡眠瘫痪症似乎也会在幼儿身上发生：有些孩子发现自己虽然醒着，但是全身无法动弹。那么针对幼儿的睡眠瘫痪症是否又有相关研究呢？很遗憾，目前并没有人系统地研究过，但是有少数针对青少年的研究。在墨西哥城的高中里，超过 1/4 的被访学生有过睡眠麻痹的经历。在调研中，这个病症被描述为"有一具死尸趴在我的身体上"，同时还伴有身体无法移动、无法说话的情况。这个课题需要针对不同年龄阶段进行系统性的研究，或许这样，那些让成年患者感到安慰的信息也能够让我们的孩子感到安心。

爆炸头综合征

"大部分情况下，它就像是一把'吉他'发出的声音。又好像一把电吉他插了电，然后一个庞然大物砸到琴弦上……"

---

① 针对睡眠瘫痪症，还有一些其他心理学或药理学的治疗方案，但是目前还没有强有力的数据来支撑这些方案。——作者注

“爆炸就像……就像枪声。它有时又像闪电一样，看起来会让人疼痛，其实不会，它只会让我醒来。但是我还是很害怕。我的肾上腺素飙升，心脏仿佛停止了跳动，就像从马背上摔下来一样，非常恐怖……”

这是另一种极少有人知道的睡眠障碍，以上就是该病患者的真实描述。这种病症被称为爆炸头综合征（exploding head syndrome）。是的，你没看错。这个名字看起来就像媒体上耸人听闻的新闻标题，但它是真实存在的睡眠障碍疾病。

虽然我对睡眠课题有着长久的兴趣，但我第一次听到这个病症还是通过同事弗伦奇。他当时给所有同事都发了一封邮件，询问大家是否有兴趣与布莱恩·沙普利斯博士见面。沙普利斯博士是美国北弗吉尼亚州阿尔格西大学专业心理学的副教授，著有《罕见心理障碍》（*Unusual and Rare Psychological Disorders*，暂译名）一书，也是爆炸头综合征方面的世界级专家。我花了几分钟的时间想了想身体的其他部分会不会也有爆炸病症后，还是回复了邮件，欣然接受了这个邀约。

不到一周，我便和沙普利斯教授进行了面对面交谈，听他讲述了关于这个病症的一切，内容十分引人入胜。当他发现我对这个名字有些疑惑后，他告诉我：“爆炸头综合征这个名字在医学界中最为合适，虽然有点误导人，毕竟我们的头并不会真的爆炸，但这个睡眠障碍的情况也十分严重。传播到公众之中，这个名字确实引起了注意。我和彼得·戈德斯比（Peter Goadsby，沙普利斯教授的同事）曾想过要将病症的名字改为

‘偶发性脑颅感官冲击’（episodic cranial sensory shocks），让它显得不那么浮夸，而且能够让人们知道患者在病发时还会经历视觉上的影响（比如看到闪光或者电视雪花）。睡眠障碍和摇滚明星一样，当成熟到一定阶段，就需要换一个名字了。”

沙普利斯继续告诉我，该病患者在入睡及醒来时会听到一声巨响，或者看到闪光，就和听到烟花的声音或者看到闪电的感觉类似，但这里并不存在外界因素——外面没有车子发出回火的声音，也没有架子倒下。它会让患者很快醒来，感到害怕且沮丧。然而，这个病症已经很温和了，因为它不会引起疼痛。但是正如我们前面所说，任何对这个病症有所担心的人，都应该及时就医，检查排除是否患有更严重的病症，如癫痫。

那是什么原因导致了这种奇怪的病症呢？虽然我目前进行的几个研究都是为了回答这个问题，但是还没有得出定论。目前较为领先的理论认为，病症的出现是因为往常的入睡程序被打乱了。通常来说，当我们要入睡时，脑干中的网状结构就会抑制我们的行动能力、视觉及听觉。而在爆炸头综合征中，患者的听觉不但未受到抑制，反而在同一时间被完全打开，这就导致患者听到砰砰巨响。这是沙普利斯教授所讲述的理论，但并不是所有人都同意这个解释。他告诉我：“我收到了一些来自患者的邮件。他们觉得这种病症绝非简单的‘医学解释’就能说得通。他们认为是手机、遍布的监控系统，甚至是非法的政府特工向他们的脑中传输了微电波，导致他们听到巨响。他们并不相信这是睡眠过程中的一个小问题。”

大部分有过爆炸头经历的患者并不担心，但是仍有人对此忧心忡忡。沙普利斯解释道："我遇到过一些患者，一个晚上会病发 5~7 次。对于他们来说，这个病症实在是一种负担。幸运的是，在我的研究中，只有 15% 的患者的确被它影响了生活。"但不幸的是，对于这些患者来说，目前并没有太多经过测验的疗法，虽然也有人提出，所有能够减压的方法都能帮助缓解这个病症。

当我向沙普利斯询问儿童是否会患上爆炸头综合征时，结果只是再一次证实，我们对此的了解看起来少之又少。"我们不了解孩子们的睡眠瘫痪症，更不了解他们经历的爆炸头综合征的情况。"沙普利斯说。但是他已经开始着手进行相关研究，并邀请我日后与他一同合作。

帮帮我

显然孩子与成人都会经历各种睡眠问题和睡眠障碍，本书只探讨了其中一小部分。睡眠问题发生的频率之高导致很多人都在寻求帮助。那么人们可以寻求哪些帮助呢？医生应该是首要想到的人，但是很多医生对于睡眠方面的药物并没有足够的了解。那么还有其他解决办法吗？市面上有一些不错的关于幼儿睡眠的书籍，是写给临床医生看的，比如我们在前面章节提到过的《儿科睡眠临床指南：睡眠问题的诊断和管理》（*A Clinical Guide to Pediatric Sleep: Diagnosis and management of sleep problems*，暂译名）以及《儿童睡眠问题：临床医生的行为干预指南》（*Pediatric Sleep Problems: A Clinician's Guide to Behavioral Interventions*，暂译名）。在幼儿睡眠问题中痛苦挣扎的家长监护者或许会对以下的书籍感兴趣：《解决孩子的睡眠问题》（*Solve Your Child's Sleep Problems*，暂译名）以及《解决孩子的睡眠问题：从入门到进阶的家长指南》（*Solving Children's Sleep Problems: A step-by-step guide for parents*，暂译名）。还有些书是专门设计与孩子一起阅读的，比如《当你害怕你的床时，该怎么办》（*What to Do When You Dread Your Bed*，暂译名）。此外，也有专门针对儿童睡眠问题而设计的网站及手机应用，其中一些甚至是由知名睡眠专家开发的。虽然这些手机应用的有效性还有待验证，但是我认为它们有很大的潜力作用。

当然，我们可以向医生提问。为什么我们大部分人在询问一辆二手车的内部零件时会感到更轻松自如，反而在询问自己的身体时却感到不自在呢？有时候，医生只给我们开药，他们不愿意讨论自己的思考过程或者他们所做决定的背后逻辑。那么，会不会像在大多数的睡眠问题中建议的那样，行为疗法更合适呢？[①] 当医生开药时，并没有对患者讲解某些药物的潜在副作用。特别是褪黑素，它是一种人体自然分泌的荷尔蒙，许多专家都认为它对特定情况的孩子非常有益。褪黑素在家长中也很受欢迎，有时候家长们会认为它是“天然的”，而且能够有效减少孩子们的睡眠问题。然而，有人指出，对于给儿童开具

① 这对部分睡眠问题并不适用，比如嗜睡症与睡眠呼吸暂停。——作者注

褪黑素，相关研究并没有长时间跟进来检查药物的安全性，而且褪黑素并未进行医药注册，以允许儿童服用。同时，非处方的褪黑素药片的成分也令人担忧。针对加拿大商场保健品专柜的一项研究发现，药片中褪黑素的浓度范围，从比包装说明的少了 83%，到令人震惊地超出了 478%。同时，在评估的 31 个样本之中，有 8 个样本被发现含有化学血清素，当大剂量服用时是十分危险的。总的来说，我们应该自由地对建议提出质疑，坚持自己认为合适的做法。这对本书的所有贴士都适用。

同时也不要忘记，幼儿时期是短暂的。在今天看来无可忍受的事情，到了明天或许就不再是问题了。虽然失眠问题可能会一直持续，而且会影响全家人（包括长期遭受折磨的邻居们），但是其他睡眠问题会随着时间而自愈。澳大利亚的一个研究数据可以用来佐证这个观点。研究人员向超过 4000 位儿童的家长询问了孩子的睡眠状况，有 13% 的家长表示，在孩子 4～5 岁时会有轻微或严重的睡眠问题。然而仅仅在两年后，其中超过 3/4 的家长就不再认为他们的孩子有任何睡眠问题了。

赶快去睡觉吧

总而言之，生命早期阶段的睡眠挑战会随着孩子的成长而渐渐消失，整夜睡眠状态渐渐成型。但是在成长的过程中，孩子们也很有可能遭遇其他的问题。睡眠结构发生改变，比如 REM 时长的减少会增加特定问题的发生概率。随着孩子对世界理解的加深，并且开始学习各种技能——如阅读，他们也开始走出情绪的茧房，体验到焦虑，这会让他们更加难以入睡。日渐精进的沟通技巧让孩子们能够告诉家长夜里发生的事情，但这些可能常常容易被忽略。所以，或许家长应该更仔细地倾听孩子的声音，如果有需要，还应该告诉他们，看到鬼怪是有着完全合理的解释的，而不仅仅是想着让他们赶快去睡觉。

第四章

懒惰？青少年的睡眠

青少年（13～18岁）的每日建议睡眠时间为8～10个小时。

青少年真的看起来那么懒惰吗

在20世纪90年代初期，14岁的我沉迷于当地的一家电子产品商店售卖的音响，我十分兴奋，大半夜也睡不着——这套音响是索尼出品，带有双卡磁带播放器、CD播放器，顶部还有一个录音播放器。对于青少年的我来说，这个音响代表了仰不可及的科技水平，同时也是炫酷的象征。唯一的问题是，我需要存大量的钱才能负担起这个音响的开支。

那时我的年纪还太小，无法在商店打工。于是我就开始送报纸，拖着一大袋子报纸在我家的小区里配送。西南伦敦圣玛格丽特社区的好心人们在那时还愿意一边吃早餐，一边读报纸，所以我每天早上 6 点前就要起床，开始这份新工作。工作持续了一段时间，而且我是当时少数的女性送报员之一，所以我的两位追求者愿意在送完自己的报纸后，骑着自行车帮助我继续完成送报任务。然而随着时间的推移，青春期的睡眠需求与每周希望存下 16 英镑以购买音响的愿望之间的冲突开始让我难以承受。

最后演变成我躺在床上，乞求我的母亲替我去送。我的母亲是个热心肠，她不想让商铺的店主与报纸读者失望，所以她拖着我那一大袋子报纸，缓慢地进行配送。她现在还记得当我的两个追求者看到她拖着报纸时的惊讶表情，她觉得十分好笑（而且她仍然因为他们从来没有提出过帮忙而感到有些生气）。

大多数人都很熟悉青少年的这种行为，这样的故事会让大家认为青少年大多是懒惰的。然而真相是，这个年龄段的孩子正在勇敢地应对着最难以应付的生理性与社会性转变，他们不过是在挣扎着度过这段艰难的时期罢了。

那么，为什么青少年觉得早起是一件很困难的事情呢？简单来说，这对他们就是一件困难的事情。实际上，是非常困难。如果你让一个青少年在早上 6 点起床，不管是去送报纸，还是去上学，这对他们身体造成的压力，不亚于你让一个儿童或者成人在更早的时间起床，好比说 4 点。青少年的身体是更适合睡眠的。

通过研究人体内褪黑素的含量，可以充分证明这一点。我们在第二章中讨论过褪黑素，它是一种黑暗荷尔蒙，人体的褪黑素分泌量在半夜是最多的。如果对比青少年与其他年龄段人群体内的褪黑素含量，你会发现，青少年体内激素含量到达峰值的时间要较其他年龄段的人更晚一些。这充分表明，青少年的生物钟会比其他年龄段人群的生物钟延迟一些，这也能够解释为什么他们入睡时间更晚，而且早上更难起来。

而导致青少年晚睡晚起的褪黑素变化又是怎么发生的呢？这个延迟早已有了解释，主要是因为青少年有太多需要处理的事情。他们需要完成作业、打工、参加派对等活动，现在还要盯着各种社交媒体平台，以防漏掉任何社交新闻，这让他们无法早早地入睡。他们努力学习，同时也在努力玩耍。除此之外，父母们也给了他们更多的自主权，可以让他们自己决定什么时候上床睡觉。所以，上述所有因素就让上床时间变得越来越晚，渐渐地，他们的生物钟和褪黑素含量最终与表面行为选择变得一致。

但是，经过更深入的观察后，我们发现情况似乎要更复杂。突然发生的生理变化，相比单纯的年龄变化，看起来要对青少年有更重要的影响。比如说，身体发育更成熟的青少年上床睡觉时间更晚。研究表明，睡眠模式的变化只是青春期时荷尔蒙发生巨大改变带来的又一个结果。

太亮了

科学家绞尽脑汁想要弄清楚，是什么导致青少年生物钟的延迟，是什么让大部分的青少年在与常人相违的时间睡觉？不论他们在哪里居住，他们的爱好是什么。无论住在新西兰、日本、芬兰或者其他哪些国家，也无论是发达国家还是发展中国家，青少年的上床时间都会变得更晚。这样的变化甚至在其他哺乳动物身上也会出现。

对这种延迟的一个著名的解释就是将其归结于光照的作用。因为光照是让人体内部生物钟与外部世界同步的最重要因素，所以该理论认为，不同生命阶段对光照的敏感程度的变化或许起到了重要作用。当青少年的年龄逐渐增长，他们或许会对夜晚的光线更加敏感。当他们认为夜晚变得明亮时，就会变得更清醒，这导致他们无法早睡。在一个简单的实验中，美国的科学家让处于青春期不同年龄段的青少年接受光照，以验证这个假说。科学家观察了他们的身体在褪黑素分泌后是如何反应的，根据预期，发育越成熟的青少年对夜晚的光线会越敏感，从而他们褪黑素的分泌就会被抑制。他们的大脑会需要更长的时间来接收身体需要睡觉的信息，这就使得上床时间往后延迟了。有趣的是，实验的结果却和预期恰恰相反。发育较不成熟的青少年反而对夜晚的光线更为敏感，这让研究人员们开始重新修正之前的假说。他们重新提出，年龄更大的青少年本身对光线并不是更敏感，而只是因为会接收到更多的光照，才导致了上床时间的推迟。年龄大些的青少年有着更多的自由时间，晚上可以看电视、上网，或者躺在光线充足的房间里。以上说明了行为选择及基础生理的变化都对生物钟有着重要的影响。总体来说，或许当孩子进入青春期时，他们对光照的敏感程度提升，启动了延迟生物钟的生理程序，导致了他们上床时间更晚，反过来行为上的变化也让他们在夜晚有更多接受光照的机会。

真是漫长的一天

关于上床时间推迟的另外一个假设提出，人体的生物钟节奏在不同的生命阶段是不一样的。自然情况下，生物钟以大约24小时为周期运转。而有的人的生物钟节奏和其他人的不一样，由此，每个人体内对“一天”的定义也是不一样的。关于青少年独特的睡眠模式，有人提出，随着青少年年龄增长，他们体内的一天会逐渐变长。这样的变化从直觉上来说十分吸引人，这也清楚地解释了青少年对晚睡的渴望，但是在获取实验性证据来支持这个假设时却遇到了挑战。

有些人可能会好奇，我们要如何评估体内生物钟的节奏呢？毕竟生物钟持续被授时因子——光线等环境因素所影响着，后者帮助生物钟与外部世界同步。这个问题确实有些棘手。如果我们能将一群青少年关在漆黑一片的山洞中，让他们无法接触任何会影响生物钟的人与事，那么应该就能得出非常有价值的结果了。但是这种实验行为不太友好，而且科学道德委员会也不会允许我们这么做。研究人员创造出了其他代替方法，稍稍调整了现实世界中的体验，以帮助找到体内生物钟的自然节奏。其中一个方法被称为“强制不同步”（forced desynchrony），研究人员会邀请一些人到实验室中，并且让他们体验与自身习惯不同的光照及黑暗模式。重点在于，“人工的一天”需要比预期再长很多或者短很多（几个小时），否则人体就会适应新的光照节奏，科学家也无法检测出人体内真实发生的事情了。所以，参加实验者或许会被设定为 20 小时或者 28 小时的生物钟周期，其中 1/3 的时间是有光照的，剩下的时间则是没有光照的。

这样的实验需要在没有窗户的实验室中进行，如此一来参与者就无法得知外面世界的真实时间。当我在宾夕法尼亚州的一个睡眠实验室工作时，有幸接触过参加了类似实验的一个人。我不能向他透露真实的时间，在答应了这样的条件后，我被允许进入他的世界看一眼。在进入他要生活一周的小卧室时，我看到了一把吉他、一叠书以及一台跑步机，这些都是让他用来打发时间的物品。我是在一天漫长的工作后来到这里的，当时已经非常疲惫，准备进入夜晚放松模式，身体也慢慢地滑向了睡眠状态，然而他却认为当时的时间是清晨。

我觉得自己随时都要打哈欠，或者会忍不住告诉他我要回家睡觉了，所以我和他的对话十分僵硬。他一开始对陪伴的明确的渴望也迅速转变成百无聊赖。在和我这位来访者聊天以及回到受管制的实验生活之间，他更想选择后者。看着他寻找借口以结束谈话让我有些不自在，他没有地方可以去，也没有人可以见。这种情况下，他甚至都想不出来任何借口。

强制不同步的实验让研究人员们能够预估人们体内固有一天的长度，比方说，实验中设置为 28 小时的一天就太长了，无法让实验对象的生物钟来规律运行。研究人员测量了数种生理指标，以推断实验对象的身体对时间的感知。他们可能会关注两个受体内生物钟控制的指标（通常被称为生物钟输出）：褪黑素与核心体温。

科学家关注褪黑素应该无可厚非，毕竟没有什么能比褪黑素的分泌量更清楚地指示体内生物钟的运作节奏了。因为褪黑素通常在夜间分泌（在夜深时分泌量达到峰值），研究人员便可通过在昏暗的环境下对褪黑素的分泌量进行评估，以排除光照干扰的可能性。

另一个科学家关注的生物钟输出是核心体温，就像褪黑素的分泌量是可预测的一样，体内的生物钟也是以固定的规律掌控着人体的体温调节。虽然体温的变化比较小，不会与平均温度 37 摄氏度有很大的偏差，但是我们的体温一般在夜间是最高的；而在早晨或平时起床时间的前几个小时，体温是最低的。

在一项 1999 年的研究中，美国的研究人员邀请了平均年龄在 13 岁半的 10 位青少年，让他们在实验室中住了两个星期，以评估他们体内原有的生物钟节奏。参与者日间会按照作息表活动，比如下午参加有趣的手工活动，晚上看电影。实验室内一天的周期被延长至 28 小时，科学家会在不同的时刻监控他们唾液中分泌的褪黑素以及体温。

研究人员发现，参与实验的每位青少年一天生物钟都长于 24 小时，平均为 24.3 小时。虽然听起来差别不是很大，但是研究人员认为，这比普通成年人生物钟时长还要稍长一些。[①] 他们以此为论据，来支撑青少年生物钟要长于其他年龄段人群这

① 当使用类似的方法进行评估时，普通成年人体内生物钟更接近于 24.1 小时。——作者注

一最初的假设。一项针对公鼠的研究也得出了相同的结论，昼夜节律的发展变化有着相近的规律，虽然有人认为后者的研究结论可能和青春期并无关系。总体来说，目前尚不清楚青春期的生物钟周期长度对睡觉时间的推迟是否有所影响。

感觉不到困意

最后一个关于青少年睡眠时间变化的理论聚焦于“睡眠内稳态”。大家或许还记得在第一章中提到的，睡眠内稳态的概念来源于一项研究，该研究表明，动物清醒的时间越长，它们越会感到困乏。当人成长至青少年阶段时，他们需要更长的清醒时间才能感受到睡意。所以，如果小孩子们在晚上 11 点上床睡觉，他们会感到疲惫并且很快入睡。但是换成青少年就不那么好办了，因为他们清醒的时间还不够长，不足以让他们感到困意。所以，随着青少年的年龄增长，他们上床睡觉的时间也越来越晚，这个现象似乎也就说得通了。

美国的科学家实施过一项研究，得出了能够支撑上述理论的论据。他们邀请了一组儿童及青少年来到实验室中。其中一半的实验参与者还没有进入青春期，他们的年龄大约在 11 岁，处于马上要脱离童年，而即将成为青少年的中间阶段；另一半孩子的发育更为成熟些，他们的年龄大约是 13 岁，身体已经发育，开始接近成年人的体征。研究人员让参与者们 36 个小时不睡觉，并让他们时刻连接着睡眠多导图——一个能够测量脑电波及其他生理变化的系统，它能够精准地探测出人们是否睡着。

每隔两个小时，研究人员就会让孩子们安静地坐在床上，闭上眼睛，并尝试入睡。他们每个人都会有 20 分钟来准备上述动作。你可能会觉得这听起来也没什么。但是，如果孩子们真的睡着了，研究人员就会将他们叫醒。实验者的体验或许与以下场景类似：当你坐在飞机上想要小睡一会儿时，身旁却坐着一位对飞机酒吧格外感兴趣的人。

研究人员想知道的是，孩子们是否能够睡着，如果可以，他们需要花多长时间才能入睡。能够越快入睡（当然了，他们首先得能睡着），也就意味着睡眠内稳态机制在驱动参与者入睡上的作用越大。

在晚上 8 点半左右，儿童组与青少年组之间并无差别。然而，当夜深时，在 10 点半（距离孩子们上次睡觉已经过去 14.5 个小时）至凌晨 2 点半之间，研究人员发现，儿童组能够入睡的人数更多，并且比青少年花的时间更短。所以正如预期的那样，青少年似乎比幼儿需要更长的清醒时间，才会感到困倦并入睡。还有其他研究也支撑着这个理论观点。

从数年来的大量研究中可以看出，不同原因交织在一起，导致了这场“完美的风暴”。青少年在该上床的时间却感受不到困意，所以他们上床睡觉的时间越来越晚；而光照似乎也没有充分起到作用，以帮助青少年适应社会中约定俗成的睡觉时间。以上所有因素进而导致青少年在早上起床十分困难。

进化需要青少年像猫头鹰一样

根据前文，我们已经明确导致青少年像猫头鹰一样日夜颠倒的作息的原因，但仍然好奇，青少年与社会作息时间不同步，这会给他们带来什么进化方面的影响呢？从直觉来说，这会让他们无法融入群体，并有可能导致冲突及伤害。研究人员有时候会用进化来解释为什么青少年远离家人，而与同龄人结成同盟。难道当青少年与同龄人的睡眠时间相同，且与其他年龄段的人睡眠时间不同时，进化进程会更加顺利吗？青少年在夜间不睡觉，这让他们得以保护人类群体，这一点在过去的研究中是得出的非常有价值的结论。如果不同年龄段的人类可以在不同时间段睡觉，那么就可以轮流守卫人类群体的安全。睡眠让我们变得脆弱，而任何时候都有醒着的人就可以提升我们的生存概率，从进化角度来说，这是非常有益的。青少年年轻力壮，所以进化选择让他们值守夜间这段最有可能发生危险的时间。

青少年特殊的睡觉时间可能是进化机制让他们在夜间保持清醒的结果。同时，夜间可谓是浪漫奇缘最常发生的时段了，来自年长同性的竞争也会更少，所以这个时间更容易找到伴侣。这样的睡眠模式或许也让青少年在这个人类发育的关键阶段，培养了更多的自主权和独立性。

并不是所有的青少年都喜欢睡懒觉

参加赛艇俱乐部的青少年每天早上 5 点都能毫不费力地从床上跳起，那么针对这部分人又怎么解释呢？他们的存在是不是就反驳了青少年睡眠时间变化的假说？完全不是的。当我们向非科学工作者展示一个科学性的论据时，他们往往会举出一个特例，以此来“反驳”观点。当说到“吸烟会导致癌症”，有人会以“我的奶奶 80 年来每天都抽 40 根烟，她活到了 100 岁”来反驳。然而这位反驳者却忽略了讨论中的重点，没有人说每个抽烟的人都会生病，科学阐述的只是一个相关关系。所以，我们不是在说所有抽烟的奶奶都会患上癌症，这和科学家实际上想表达的也根本不是一回事。如果现在有两组奶奶，一组吸烟，另一组不吸烟，那么 12% 的吸烟者可能会患上肺癌，而在另一组中，这个比例只有 1%。

基因差异

就像不是所有吸烟的奶奶都会患上癌症一样，也不是所有的青少年都会在晚上熬夜，早上起不来。我们可以举出无数个不按常理出牌、一熬夜就浑身难受的青少年的例子。青少年之间的行为差异十分之大，通常来说，晚睡型人的青少年较其他同龄人会经历更多的困难。比如说，针对超过 2000 位年龄在 12～18 岁的青少年做过一项研究，科学家们发现，晚睡型人青少年通常有着自制力差、容易忘记指令、情绪冲动等特征。其他的研究也同样表明，喜欢晚睡会与以下的特质挂钩，包括寻求刺激、酗酒、滥用药物、气盛好斗等。

而在解释人与人之间睡眠时间偏好的差异上，基因与环境的影响是同等重要的。已经有不少基因被发现在其中起到了作用，包括“生物钟基因”（clock genes）或者“节律基因”（circadian genes），比如CLOCK基因、PER1基因、PER2基因及PER3基因。不同人体内含有上述基因的不同变体，含有特定类型基因的人，其身体机能在早上最具活力。但科学家并不能通过观察一个人的DNA，就能肯定地知道这个人是习惯早起还是晚睡。专业技能过硬的科学家在抽取1万个早起型人的DNA以及1万个晚睡型人的DNA后，他（她）能够辨别哪些DNA样本是来自早起型人，哪些是来自晚睡型人。因为科学家会预估基因的某些特定变体在其中一个组出现的频率会比另一个组更高一些。

引起科学家们极大兴趣的一类生物钟基因是PER3基因的基因变体。人类的基因其实是大同小异的，我们的基因片段有所重复是很正常的，而每个人之间的差异变化是来自每段基因的重复次数的不同。在PER3基因中，一个DNA片段一般会重复4次或者5次，这与我们偏好的活动时间相关。其中DNA重复了5次的人比4次的人更有可能是早起型人。[①] 我们还不太清楚其中的原因。然而，这个基因差别很有可能影响了由PER3基因制造出的蛋白质的数量和类型，反过来也会影响我们体内的生物钟。当我和萨里大学分子生物学教授西蒙·阿切尔（Simon Archer）探讨这个问题时，他告诉我：“PER3基因中重复的序列变体似乎是灵长类动物独有的，并进化成了能够帮

---

① 该项目由牛津大学的尼古拉·巴克莱（Nicola Barclay）主导，我们并未能在小范围的研究中成功复现这一关联。——作者注

助人类更好地适应日间生活的基因。它还与人类不同的日间偏好、晨间偏好以及晚间偏好有关，这使得早期的社会个体能够在一天的不同时间保持活跃与警觉，并提升了人类群体的生存概率。”所以，就像青少年与其他年龄段的人在睡眠时间上有着些许差异一样，PER3 基因重复了 4 次的人或许也会与重复了 5 次的人在时间安排上有所不同。

人们之间的许多古怪差异，比如喜欢在什么时候起床，什么时候工作效率最高、体育表现最好，以及偏好在什么时候上床睡觉，很明显，这些差异都受到了数种基因的影响。每一个基因都在解释上述差异中起到了一小部分的作用。就像在前面提过的（见第二章），这一信息让研究学者们扩大了目前的科研范围，并且开始关注人与人之间更大量级的基因差异（进行全基因组关联分析）。

看电视就没有时间睡觉了

了解完遗传基因，再来看看环境中哪些方面对人们睡眠时间的差异起到作用。部分影响因素已经被广泛探讨过，比如摄入了过量的咖啡因。要知道，咖啡因并不仅仅存在于咖啡中，不少产品里都含有咖啡因，包括能量饮料等。研究发现，在下午或者晚间摄入咖啡因会导致生物钟延迟，酒精也有着类似的作用。而最近，电子产品对青少年的影响也受到了较大关注，其中有两个原因。第一个原因是，现在电子产品十分普遍，不用科学家提也会受到大众的关注，因为大家日常都在使用它们。

就算是不愿意使用的人也无法完全避免，使用电子产品的人数高得吓人。美国全国睡眠基金会（National Sleep Foundation）在2006年进行了一项研究，在某种程度上是为了教导民众睡眠对健康及安全的重要性。研究人员联系了1600多位家长及青少年的监护者，向他们询问孩子的卧室中都有哪些电子产品。令人惊讶的是，几乎所有孩子（97%）的卧室中都至少放有一件电子产品，大多数是音乐播放器，超过50%的孩子在卧室里摆放了电视，而近一半的孩子都在卧室里放有手机。[①] 周围摆放着这些电子产品，意味着孩子们根本没有时间睡觉。就算他们有时间，也会因为使用电子产品太过令人兴奋而不想睡。为了更好地理解科技进步是怎么影响睡眠的，全国睡眠基金会在2011年进行了一项更深入的调研，关注在13～64岁的人群中，电子产品的使用情况及睡眠情况。研究人员发现，小于30岁的人群中有96%的人会在睡前使用电子产品（在这个时间段中青少年使用手机的比例为72%）。

科学家关注电子产品的第二个原因是，部分产品发射出的光线。电子媒介涵盖了一系列的产品，包括音乐播放设备、游戏机及电脑。而其中的某些产品，比如手机和平板电脑，它们发射出的光线种类使得影响最为严重。光线根据波长会显现出不同的颜色，人类眼睛可见光的范围，是从波长最短的紫光到

① 美国全国睡眠基金会在2014年进行的一项调研发现，75%的儿童卧室中至少摆放了一件电子产品。入睡后，仍处于运行状态的电子产品与低下的睡眠质量存在关联。——作者注

波长最长的红光。在可见光谱中，波长较短的一侧还有蓝光，这就是我们在美丽夏日的室外会见到的蓝色天空，也是手机与平板发射出的光线。而问题恰就出在这里——蓝光是最有可能破坏我们睡眠质量的光线。前文提过，光照对于我们体内生物钟与外部世界同步有着非常重要的作用，并且决定了人体什么时候分泌褪黑素。所以，下次当我们在睡前玩手机或者平板时，应该记住，这种行为所带来的光线正在告诉身体，现在的时间是白天。蓝光让身体暂缓分泌褪黑素，因而导致人们不会觉得困倦。除此之外，研究表明，光线会发出强烈的警报信号，对我们的大脑产生直接的影响，甚至会独立于昼夜节律系统之外。使用电子产品不但会推迟上床睡觉时间，也会影响我们睡眠的其他方面，比如睡眠时间缩短。电子产品不只影响青少年，根据研究，每日使用触屏产品的婴幼儿较其他婴幼儿睡得更少——使用平板电脑的婴幼儿每小时的睡眠时间会减少 15.6 分钟。

那么应该如何应对这个问题呢？答案很明显，我们应该在睡前避免使用电子产品。美国全国睡眠基金会推荐，至少在睡前一小时内关闭所有电子设备。而哈佛医学院则建议在睡前的 2～3 小时内避免暴露在电子产品的蓝光下。另外一个建议是，在计划入睡前应限制暴露在蓝光下的时间。部分研究发现，使用一个小时的电子产品并不会对我们的褪黑素或者睡眠产生临床意义上的重大影响。然而总体来说，我们暴露在明亮光线下的时间越长，体内的褪黑素就越会被抑制，那么睡眠时间也就会发生更大的改变。[1] 多长的时间才算长呢？科学家们对此并未达成一致的意见。但是一个信息是明确的：如果睡前坚持想要使用电子设备的话，最好还是限制一下时间。

那些在睡前忍不住想发一条搞笑、抖机灵的动态，或者想和朋友在通信软件上聊八卦的人，佩戴橙色着色的防蓝光眼镜或许能够帮助其保护双眼，以避免受蓝光影响。除了眼镜，研究人员对各大电子设备公司的公开质问，让他们终于在解决产品问题方面开展行动。科技巨头公司，如苹果或亚马逊终于有所觉悟，并对他们的部分产品在夜间放射的光线做出了调整。现在很多手机都能设置为夜间模式，从而发射出较少干扰、看上去更为迷人的红橙光。限制电子产品的使用应该能够有效地改善睡眠，比如采取“工作以外的时间不回邮件”的策略。或者购买一个带锁的家庭充电箱，每个家庭成员在睡前可以将手机放在箱子里面充电。

不去看手机或者改变它发射的光线可能还不足以改善睡眠质量，最好的办法是干脆不要将电子产品带入卧室。在一项分析手机或平板与睡眠之间关系的调查中，研究人员针对 125 000 位 6～19 岁的青少年儿童做了调研，结果显示，卧室中的电子设备——不管是否使用，都会干扰睡眠。毕竟，我们不希望在床上还想着，睡着的时候是否会收到重要邮件的回复，或者抑制不住在夜间醒来查看消息的诱惑。就像我们犹豫不决是否要

---

① 有趣的是，科学家发现较短时间的光线暴露反而会对昼夜节律及褪黑素分泌带来较好的影响，此时，光线影响时长是以分钟计算的。——作者注

将那个三层奶油巧克力蛋糕放进购物篮子里一样，最好的方法就是避免一切诱惑。有些青少年可以轻松地关闭手机及其他电子设备，而有些人则难以与他们的电子产品分离，这在接下来的一节中会继续探讨其中的原理。

表观遗传学：在基因组之外

理解过基因与环境对睡眠时间偏好的复杂影响后，这里再引入另一个概念：表观遗传学（也就是“在遗传学之外”的意思），这一概念理解起来也相对复杂。你可能听大众媒体介绍过表观遗传学。概括地讲就是，我们在生物课上都学过，生来所携带的 DNA 序列在人的一生中是不会改变的，它们也是人之所以是独立个体的重要原因。这个 DNA 序列在体内的每一个细胞中基本是一样的。一项关注表观遗传学的新近研究正在探讨，我们如何能够打开及关闭基因，或者就好比一个变光开关，当我们不需要基因做什么事情的时候，就将它们调低一些。表观遗传学的影响是动态的，这意味着它们会被环境所影响，比如人们是否抽烟。它们在生命的不同阶段也会有所变化，而鉴于我们了解到的青春期发生的各种生理变化，这个时期对于表观遗传学的变化来说，是观察起来尤其有趣的时期。表观遗传学其中一个现象被称为“DNA 甲基化”（DNA methylation）。“甲基”（methyl groups，碳氢化合物）能够与我们的 DNA 绑定，致使 DNA 无法再传达它携带的信息，或者说可能使基因沉默化，进而使其失去功能。可以将 DNA 想象成一张嘴，而甲基是一只袜子。如果将袜子塞进了一个人的嘴里，他（她）就无法做出任何表达。当然，这个比喻将真实情况极大简化了，在分子层面发生了什么还是一个谜。所以，每个人都可能拥有让其在夜间表现得更好或者更差的基因，然而这些基因被打开或关闭的程度或许也起到了同等重要的作用。

为了更深入地理解表观遗传学如何对日间偏好起到重要作用，我参加了一个研究项目，与表观遗传学研究学者克洛伊·翁（Dr Chloe Wong）及埃玛·登普斯特（Dr Emma Dempster）一同工作。我们的研究关注了同卵双胞胎的小量样本，他们日间活动的偏好及睡觉时间都有着明显差异。之所以使用同卵双胞胎作为样本，是因为已经排除了他们之间的差异是由基因造成的（同卵双胞胎是基因克隆体）这一点。由此，表观遗传学上的差异有可能解释他们对睡眠时间偏好的差异。换句话说，双胞胎生活环境中的部分差异可能影响了他们 DNA 的表达方式。我们的实验聚焦在全基因组模式的 DNA 甲基化，也就是说，会观察这些双胞胎所有 DNA 中的 DNA 甲基化的差异。结果，我们观测到了有着不同时间偏好的人之间的甲基化差异，这让我们感到很兴奋。看起来表观遗传学可以解释同卵双胞胎间的差异：为什么一个喜欢早睡早起，而另一个却不然。[①] 接下来一节将会阐明哪些环境差异会影响基因表达及睡眠。

---

① 值得注意的是，这样的现象也有其他可能的解释。总体来说，能够参与这次的项目我感到很开心，并且从出色的表观遗传学专家身上学习到了不少东西。我们或许帮助推动了这个领域的研究，但是更大范围的、更优秀的研究仍有待进行。——作者注

社会时差

继续回到青少年时期睡眠时间的普遍变化这一点，此时可将社会时差纳入考虑。社会时差听起来像是青少年出于社交礼仪需求的消遣活动，但其实并不是。当我们的社会生活与生理需求有所差异的时候，社会时差就出现了。比如说，青少年的身体可能需要他们半夜零点去睡觉，并且让他们在上午 9 点后才起床。而现实中，学校的上课时间要求青少年更早地上床睡觉，而这之前要完成的还有作业、运动及其他学校活动，第二天早上可能需要在早上 6 点起床。社交压力和想要弥补上课日缺失的睡眠，这两个因素意味着青少年会在周末熬夜，然后睡到第二天中午才起来，周末的晚睡晚起延迟了生物钟。这样的睡眠时间波动打乱了内部生物钟与外部世界的同步性，有可能会造成时差感持续累积。当周日晚上姗姗而来时，青少年需要往回调整好几个时区（早点睡觉），才能应对周一早上的起床时间。这种模式问题非常大，因为调整时差需要时间，当青少年们开始适应早起的时间后，周末又来了，睡眠时间再一次发生了改变。

除此之外，有人认为，社会时差还可能与许多不良习惯和病症联系在一起，比如抽烟、喝酒、罹患抑郁症等。其实，最近一项针对美国高中生的研究发现，社会时差预示了随之而来的酗酒问题。社会时差还与大脑对奖赏反应的迟钝有所联系。这或许意味着，当青少年经历社会时差时，他们需要更多的愉悦感，才能获得等量的刺激。这种睡眠干扰也可能是睡眠障碍的前奏，比如夜惊症、梦游症及睡眠瘫痪症。

在不久之前，我有幸参加了一项有关这个课题的研究。项目由我的博士同学迈克·帕森斯（Dr Mike Parsons）主导，他现在在一家制药公司担任科研人员。我们与另外几位成员使用了从新西兰“达尼丁多学科健康与发展研究”（第五章将会探讨）参与者身上收集的数据。希望借此可以更深入地了解社会时差与体重、新陈代谢功能紊乱之间的关系。过重但健康与过重但显现出新陈代谢功能紊乱信号（比如宽大的腰围、高血压以及缺少“有益胆固醇”），这两者之间是有区别的。

帕森斯选择这个研究课题的原因是，根据已知研究，任何干扰昼夜节律的事物都有可能干扰体内的能量平衡。早前的研究已经表明，通过改变黑暗 / 光照的周期来干扰老鼠的昼夜节律，这会导致其体重上升，同时与饥饿和新陈代谢相关的荷尔蒙分泌增多，即瘦素（leptin）和胰岛素（insulin）。这项动物研究发表于享有盛名的《美国国家科学院院刊》（*Proceedings of the National Academy of Sciences*），特为专业学者作权威参考。

在上述研究中，我们在超过 800 个人身上观察了社会时差的现象。虽然此次研究关注的是成年人（38 岁），但是社会时差的现象通常也会出现在青少年身上，这也是为什么我们在这一章节中进行讨论。为保证实验具有普遍意义，我们确保了实验对象并不是轮班工作者。

一个人在可以自由安排时间的日子里的睡眠中点（mid-point of sleep）以及在需要上班或上学的日子里的睡眠中点，两者之间的差异便是社会时差的定义。比如说，如果一个人在周末时，他（她）的睡眠时间为午夜 0 点至第二天中午 12 点（睡眠中点是清晨 6 点），在工作日时睡眠时间为晚上 9 点至早上 5 点（睡眠中点为凌晨 1 点），那么这个人的社会时差便是 5 个小时（凌晨 1 点至清晨 6 点之间的时间差）。

正如所预想的，我们发现在过去一个月所评估的案例中，越长的社会时差与肥胖和新陈代谢功能紊乱都存在关联。总而言之，当我们将肥胖但新陈代谢机能健康的参与者与肥胖且新陈代谢机能紊乱的参与者做对比时，后者的社会时差更为显著。媒体转述了我们的这个实验，并且宣称周末睡懒觉对健康有害。那么，这是否意味着青少年应该每天保持睡眠时间一致，即使他们缺少睡眠且因此感到沮丧？我不这么认为。正是工作日的时间安排引发了所有的问题，或许正是因为周末的懒觉，我们的身体才得以恢复健康。[①] 鉴于我们目前所了解到的知识，认真思考如何减少社会时差（包括学校推后青少年的上课时间，企业采用弹性上班时间，或者推行夏令时）或许会为公共健康带来巨大影响。

所以要怎么做呢

睡懒觉到中午才起来、通宵开派对……这些对青少年不友好的偏见在某种程度上是存在生理原因的。我们都体验过在没

---

① 部分专家推荐，在周末时，我们应该允许自己比工作日最多晚起 2 个小时。这能够帮助我们的身体从睡眠不足中恢复，同时也能够限制社会时差扩大。——作者注

有准备好就被吵醒时那种眩晕的感觉——我们的身体还没有准备好在外部世界中进行运作。这不足为奇，因为人体就是经过精细调控的仪器，在睡眠中和清醒下的生理状态非常不一样。当我们在早晨醒来时，体温回升，压力荷尔蒙和皮质醇分泌增多，这些都在昼夜节律的掌控之下。类似这样的机制帮助我们的身体应对即将开始的一天。当过早醒来时，身体会向我们发牢骚，它会告诉我们这个时间应该是睡觉时间。那么，强迫青少年们起床，赶公交去参加考试的时间，真的是最佳时间吗？

长时间的研究使科学家们了解到，青少年的生理需求和社会节奏之间的不协调，数年间有不少人呼吁学区和管理部门推迟上课时间。这样上课时间和正常生理时间就可以同步了。毕竟，睡眠对于学习、记忆、情绪调控以及许多其他生理机制都是非常重要的。更现实一点，睡眠可以帮助青少年在学校表现得更好，取得优异的学习成果。

1999 年，在向美国国会呈递的一份报告中提到了一个名为"从睡眠到优异成绩行动"（Z's to A's Act）的早期草案，希望授予开课时间早于早上 9 点的学校最高 2.5 万美元的补助金，帮助学校将开课时间更改至 9 点以后。这个项目旨在鼓励学校延迟上课时间，让青少年有更多的睡眠时间，从而能够取得更优异的成绩。可惜的是，这项草案并未通过，好在其他有着类似目的的方案已经取得了更大的进展。

实际上，在这项方案被呈于国会之前，还发生了许多动态。1997 年，明尼阿波利斯公立学区发表声明，孩子们的上课时间不应再为7点15分，并将高中的上课时间推迟至8点40分。这个变化影响了学区中的数千名学生。可以说，这个举动聪明而勇敢。但同时也要考虑到变更上课时间可能会带来的不良后果。有人表明，将学生的上课时间延迟85分钟，极可能影响父母及监护者自身的工作时间，他们开始工作的时间也变得更晚了，或者他们必须安排额外的时间来看护孩子。要不然，父母们只能冒风险自己出门工作，让孩子们继续睡觉，并相信他们自己能够按时起床。而到了晚上，社团俱乐部的时间需要重新安排，晚饭的时间也要变更。除了家庭方面的混乱外，其他方面也会受到影响，老师们需要考虑如何照看自己的孩子，交通指挥员要在黑暗的晚间将车流停下，确保放学时孩子们的安全，公共交通系统的作用也会发生变化。这个决定引起的争论是显而易见的。一位了解这个勇敢的决定所带来的后果的研究人员指出，自最初的研究开始，赞成采取类似政策的学校董事会成员在其他人的反对下已经失去了他们的位置。毕竟，人们不喜欢改变。

从更积极的角度来看，这个转变如预期一般带来了正面的结果。做出改变的4年后，数据分析发现，推迟了上课时间的孩子，与没有延迟上课时间的孩子相比，他们更喜欢上学，不再过多感到沮丧，并且在课堂上更少打瞌睡。人们一直担心，推迟上课时间会让孩子们睡觉时间更晚，并且引发相关的问题。然而这种情况并没有发生，这些孩子反而有了更多的睡眠时间。实际上，他们比其他学校的孩子每周整整多了5个小时的睡眠。

这场革命中每个人都是胜利者，老师和家长们都反映，孩子们变得更阳光、冷静，也更容易接受教学并与人相处了。

这是一个非常好的消息，但是支撑学校推迟上课时间的最强有力的证据或许来自下面这个研究。研究发现，青少年司机的车祸比例在上课时间延迟后有所下降。学校上课时间的决策实实在在地影响了生与死。最近，一项对所有文献进行系统性回顾的文章总结道，目前已知的证据支持推迟上课时间的政策，这样能让孩子有更好的睡眠，并且指出这个方法或许能够解决青少年时期睡眠缺失的问题。同时，作者提醒，这个重要的课题还需要更严密、深入的研究，还有待更多研讨。

2017 年，兰德公司（RAND）发表的一项报告称，上课时间为早上 8 点半或者更晚（这在英国是非常标准的上课时间，在美国却不是）可能还会带来经济效益。报告中指出，付出的成本在最初会增加，比如需要在运动场地增加夜晚的灯光。然而，在 10 年之后，因额外增加的睡眠而减少的事故，以及学生在学校表现的提升，这些能够为美国带来 830 亿美元之多的经济效益。

上课时间的推迟或许能够帮助青少年在复杂的世界中找到一条正确的道路。如果正在阅读这本书的读者是一名需要在黎明时分就起床上学的青少年，或者是这种青少年的家长，那该怎么办呢？是否有办法来改善这种情况呢？确实有几件事情能够提供帮助。首先，家长应该规定一个上床睡觉的时间。这几年家长似乎已经放弃了这个做法，随着孩子们长大，家长开始尊重他们的个人意愿。但放任自由可能并不是一个好的方法。一个研究发现，上课日规定了上床时间的青少年会更早地上床睡觉，他们睡眠时间更长，白天也更少感到困倦。

其次，或许将上床睡觉时间提前会是一个好主意。一项针对 15 000 多名青少年的研究发现，与被规定晚上 10 点睡觉（或者更早）的青少年相比，被允许午夜之后才睡觉的青少年更有可能经历抑郁症，更可怕的是，他们可能会有自杀的念头。其中一个解释是，上床时间早会减轻抑郁感。当然还有其他的解释，比如，鉴于夜间偏好与抑郁症的联系，患有抑郁症的青少年通常无法早早地上床睡觉，这就让他们的父母更难以实行特定的睡眠安排。

有人或许质疑，提早上床时间难道不是公然挑战青少年时期睡眠时间改变的生理解释吗？家长确实无法让青少年早早上床，然后期待他们能够毫无困难地入睡。然而，逐渐提前上床时间对睡眠质量及相关的人体机能都有好处。总之，提早上床时间不但能确保青少年在夜间的安全，还能让他们获得所需要的睡眠。

还有其他方法，但对于其他年龄阶段的人们来说就很常见了，包括坚持统一的作息时间表，避免摄入咖啡因，以及将电子产品从卧室中移走。在第九章中，我会更详细地讨论这些额外的小贴士。

青少年的睡眠还发生了什么

本章用了大部分篇幅强调青少年时期出现的睡眠时间的改变，但还不止于此。青少年的睡眠中，还有其他事情正在上演。第三章中提到的各种各样的睡眠障碍（还有许多睡眠问题）依然与青少年的睡眠有着联系。

部分睡眠障碍可能与儿童身上表现出来的有些不同。以失眠为例，在幼儿身上，失眠包括拒绝上床睡觉或者拒绝独自睡觉。青少年的失眠则与成年人的失眠更为类似，他们会痛苦地、长时间地躺在床上而无法入睡。实际上，大约有 1/5 的青少年反映，他们在床上要花超过半小时的时间才能成功入睡。当这种情况发生时，与针对成年人的解决方案一样，关注思想与行为的疗法，如认知行为疗法和正念训练或许能够派上用场。

青少年所经历的睡眠类型也会发生改变。让我们回顾一下睡眠不同阶段及大脑活动，部分脑电波会在幼儿的睡眠中更为常见，包括德尔塔脑电波，这是频率最低、振幅最大的脑电波之一，以及塞他脑电波（两者均发生在深度的“慢波睡眠”阶段）。据称，在青少年时期，这些脑电波的出现频率下降超过 50%，人们相信这个变化与大脑的发育有着紧密的联系。相反，青少年的浅度睡眠时间较幼儿来说更长。

友谊对睡眠的影响

截至目前，我们讨论的大部分研究都涉及了生理学变量的测量试验。然而，部分针对青少年的科学研究还会询问实验参与者关于他们生活的不同方面，比如主观性的感知体验。但是这里也有一个问题，希望给看起来很重要的成年人留下良好印象的青少年，他们所提供的合乎情理的答案只开了一扇窗户，科学家无法从中探入了解他们多姿多彩的世界。普通的青少年真的会向具有影响力的科学家透露他们最私密的想法和活动吗？当然，这并不是说青少年（或者其他年龄群组的人）给出的所有答案都是有问题的。然而，当我们观察作为数据来源的答案以及回答者的社会背景时，可以肯定有人是为了合乎社会需求才如此作答的，或者部分参与者试图在给研究人员留下良好印象。

关于这一点，最近的研究迈出了明智的一步，考虑朋友在青少年时期的重要性，并邀请他们一同参与到研究中来。青少年时期，同龄人的重要性是无可否认的，青少年在做出部分最重要的决定时，比如学科的选择，是否在课堂上捣乱或者就行踪向父母撒谎，是否抽烟、喝酒或者吸毒，都有朋友在身边陪伴。除此之外，社交媒体上的视频告诉我们，独处时也许永远不会考虑去做的行为，在朋友的支持下，则会被认为是值得尝试的。人们大部分的青春期是与同龄人一同度过的，有趣的是，似乎青春期的睡眠行为也会在社交圈中进行“传播”——就像恶毒的谣言或令人不愉快的病毒一样。如果我们想要全面了解青少年在缺少睡眠时的睡眠方式及运转机制，同龄人也应当被纳入研究组合的考虑之中。

最近，匹兹堡大学的研究人员主导了一项同类型的研究，该项目由丹娜·麦克梅金博士（Dr Dana McMakin）与彼得·弗兰岑博士（Dr Peter Franzen）及其他学者一同合作进行。在这项研究中，他们希望了解睡眠时长对青少年感知及情绪的影响。研究团队采取了一个与众不同的方法，他们邀请青少年和朋友们来到睡眠实验室住两个晚上，一共逗留两次，间隔时间约一周。其中一次过夜时，他们被限制了睡眠时间，第一晚只被允许睡 6 个小时，而第二晚只有 2 个小时的睡眠时间。另一次过夜时，他们的睡眠时间被延长了（连续两个晚上都可以睡 10 个小时）。在第二天的下午，研究人员分别让每对朋友讨论一件他们之前意见不合的事情。当睡眠时间被限制时，他们在讨论中会展现出更多的负面情绪（比如沮丧、冲突、逃避）。然而有趣的是，在两种睡眠情况下，正面的情绪并没有任何差别。研究团队取得的其他结果也能够支持这个发现，当我和弗兰岑博士讨论这些结果时，他告诉我："在这次研究的两个独立样本中，当被限制了睡眠的青少年与朋友起了冲突的时候，他们对负面声音和负面的情绪动作有着更强烈的生理反应。这些结果也说明充足的睡眠对于情绪调控至关重要。青春期的人情绪本就起伏不定，睡眠不足会让情况变得更糟糕。这或许也能解释，为什么在睡眠与昼夜节律受到干扰时，滥用药物、爱冒风险、抑郁症及自杀倾向等问题的出现概率会增加。"

青春期：一个关键的时刻

毫无疑问，青春期往往是人们一生中情绪的巅峰。当我们年龄增大时，热情和暴怒不再。温和的成年人身上只残存青春期的少许影子。那么青春期发生了什么呢？这个时期里，大脑的发育常常被描述为“法拉利的引擎搭配菲亚特的刹车”。科学家解释，“法拉利的引擎”是指涉及奖赏处理与情绪的大脑系统的发育，这或许会让青少年变得有些狂野。而“菲亚特的刹车”则是指，前额皮质中的认知掌控系统相对发育缓慢，这个系统涉及决策及规划，并让我们保持明智。而在现实中，这是被过分简化了的结论，不是所有青少年的大脑都是如此运作的。但是青春期的确是一个机会和风险并存的时期。青春期的经历可以让生命的轨道从此改变，可能变得更好，也可能变得更坏。

回想起 20 世纪 90 年代初，对于我无法起床并让我的母亲在街上拖着一袋沉重的报纸，我感到不那么愧疚了。其实，这是我的生理状况使然！我当时上床睡觉的时间比较晚，体内一天的生物钟可能前所未有地长。身边的光照可能没有起到预想中帮助我早睡早起的作用。我彼时的社交生活正在如花绽放，同时我也想在考试中取得好成绩。然而，我却要努力地比以前起得更早。这是一项需要父母和孩子合作努力的事情，当然结果也很令人高兴——我们一起挣够了钱，从电子设备商店中将音响系统买回了家。这台音响放在我的卧室里，带给我大量的快乐，虽然我不确定它是否对睡眠有所帮助。

第五章

睡眠与精神障碍：非典型发育与心理健康

学龄儿童（6～12 岁）的每日建议睡眠时间为 9～12 个小时。

青少年（13～18 岁）的每日建议睡眠时间为 8～10 个小时。

2015 年 1 月 17 日晚，我和丈夫正躺在沙发上看着电视剧。我看电视只要超过 5 分钟就会屈服于想要查看邮件的冲动。那天晚上，一封主题为“你的研究！”的邮件吸引了我的注意力。发件人是来自北美的戴比，她看过我将睡眠、行为及情绪问题联系起来的科研论文，希望和我分享她的故事。她年仅 10 岁的儿子本显现了一些令人担忧的行为：他会攻击其他孩子，并且时常有自杀的念头。他在学校的作业做得很糟糕，态度也非常消极。本憎恨所有人、所有事。他的老师再也无法忍受了，学校曾经威胁要开除他。本的家人迫切地想要明白到底发生了什么事情，所以戴比极力促成了几次会诊。本最终被诊断为对立违抗性障碍（oppositional defiant disorder，简称为ODD）。本来故事到此就结束了，然而在睡眠实验室对本进行评估后，他们发现了一件意想不到的事情。当本在睡眠时，他的呼吸会出现奇怪的停顿，导致血氧量下降。因为急度缺氧，他会受惊地醒来。本被发现患有睡眠呼吸障碍（在第三章中提到过），这极大地干扰了他的睡眠。为了让大家想象出这种障碍的干扰能力有多强，专家们做了一个类比：这就像有人在夜里每隔几秒就会戳一下你的手臂。患有这种症状的人无法获得能够让他们表现正常、感到开心、有效率地学习的平静的深度睡眠。在数次减轻本的睡眠呼吸障碍症状的手术后——比如切除了他的腺样体和扁桃体①，本的睡眠有了改善，他的行为及情绪控制问题也有所好转，在学校的表现也有了进步。戴比觉得从某种程度上来说，她是在偶然之间获得了正确的诊断，解决了长时间困扰着本的儿科医生、辅导员、心理医生、家人及学校调停员的问题，所以现在她觉得有义务要传播这个消息。她认为，人们应该对睡眠进行阶段性的常规评估，以确保本曾经经历的这类问题不会再困扰其他儿童，致使其经历行为及学习上的困难。戴比热心地在家长、老师及医疗护理者之间宣传睡眠在童年时期的重要角色，以及出现问题所带来的可怕后果。

毋庸置疑，睡眠在许多方面都是非常重要的。清醒状态下，

① 不是每个打鼾或者有睡眠呼吸暂停症状的孩子都需要做这项手术。这需要医学专家就具体案例做出决定。——作者注

生活的方方面面都在为睡眠所影响，并且在无限循环的状态下，生活的这些方面又会影响我们的睡眠方式。当本的睡眠被残酷地干扰时，难怪他在生活的各方面都艰难地挣扎着。儿童需要良好的睡眠才能正常成长。有时候，低质量的睡眠也可能是精神健康问题及行为障碍所带来的后果。

精神健康问题是极为普遍的，影响着我们中的大部分人。如果向一组青少年询问他们的思考及行为方式，大概有 1/4 的人会透露说他们患有精神障碍，并由此造成了生活中的严重问题，而这些和睡眠都有着密切关系。

少数在生活中躲过了严重心理疾病折磨的人们，他们也会经历一些困难。大部分心理问题是会连续出现的，这意味着我们都至少患过不同心理健康障碍的部分症状。毕竟，谁敢说自己从来没有感到过一丝焦虑或者沮丧呢？这个章节与我们每个人都紧密相关。

患有大脑发育障碍的儿童的睡眠

当说到精神健康障碍时，《精神疾病诊断与统计手册》（*Diagnostic and Statistical Manual of Mental Disorders*）一定是一个绝佳参考，它目前已出版至第 5 版（后文简称为 DSM-5）。这本书将不同精神健康问题进行了分类，有时临床医生也会基于此书诊断疾病。当我们和医生谈到精神健康问题时，他们很可能就在回想这本书中的内容。

DSM-5 中一个分类是神经发育障碍，其中包括了一系列问题，如智力障碍、自闭症谱系障碍（autism spectrum disorder，后文简称为 ASD）、ADHD 及图雷特综合征（Tourette's syndrome）。这些障碍会造成深远的影响，部分疾病也十分常见。假如我们走进一间普通的教室，可能就会有一个或多个儿童患有 ADHD。

抚养患有特定障碍的儿童有时候是具有挑战性的。家长时常会有数不尽的医院预约，在给这样的孩子安排保姆时需要额外考虑很多内容，甚至会让继续工作或者参加社交活动也变得困难起来。患儿的父母会感觉无论白天黑夜都无法休息。在为本书进行调研时，我与米奇进行了交谈，他有一个 6 岁的儿子，名叫查理。查理被诊断为全面性发育迟缓（global developmental delay），并患有听力处理障碍及一些自闭特征。他说查理所需的睡眠时间是少于其他家庭成员的，他睡得更晚，起得更早。米奇还和我详细讨论了查理的起夜情况："查理经常在凌晨 2 点醒来，并且会保持 1～6 个小时的清醒时间。有时我们躺在他身边的时候，他会安静地躺在床上。但有时，他会直接起床，把书架上的书都弄下来，把衣柜里的衣服都拿出来，或者爬到窗台上。这也意味着我们需要监控他，因此我们自己也没办法睡觉了。所以在那些夜里，我们的睡眠被干扰了，甚至是完全缺觉。而在这样的夜晚过后，查理看起来并不需要补觉，那么为了继续监控他，我们也就没有机会补充睡眠。"米奇继续更详细地描述查理的睡眠问题是如何影响其他家庭成员的，他说："我们每天不需要照顾孩子的时间非常短。如果查理晚上 9 点才睡觉，而我们想要晚上 10 点睡觉，那么意味着只有 1 个小时的自由时间。或者为了享受更多的个人时间，我们会晚一些上床睡觉，但这更加让我们感到缺觉且疲惫。两个选择都不怎么样，其他的孩子也被影响了……当其他孩子醒着的时候，查理也一直都是清醒的状态，那么我晚上就没有时间一对一地倾听我大女儿的朗读。”米奇接着聊到了离开查理所带来的挑战，他说：“我们也不能在晚上离开查理，请其他人来照看每晚几个小时都不睡觉的小孩实在过意不去。我们现在还能勉强应付缺觉、夜间睡眠被干扰以及没有自由时间等问题。但是等我们到了 50 岁、60 岁或者 70 岁的时候呢？查理的睡眠障碍是终身的，对我们来说也是一辈子的问题，我们对此也感到十分担忧。”

我和妮莎分享了这个故事，她是神经发育障碍的专家，她的儿子被诊断患有 ADHD，妮莎对这个故事一点也不感到稀奇，并且告诉我，她经常从病人那里听到这样的故事。不少家长在孩子小时候都经历过煎熬的超过 30 分钟的起夜，而上述经历或许能带给他们新的思考角度。这些案例也强调了神经发育障碍患儿的家长们应该得到支持的重要性，以帮助他们在缺少睡眠的夜晚后重新恢复精神。

即使面对这样的情况，米奇依然很乐观，并且指出，虽然“障碍”一词有时意味着缺陷或者劣势。但是我们不应该忘记，除了患儿所经历的困难之外，还有许多其他事物的可能性。“养育患有学习障碍的儿童肯定是异常艰难的，但是查理给我们带来的快乐比挑战要多 100 倍，”他甚至还告诉我查理睡眠问题所带来的好处，“如果在婚礼前或者飞机上，我们需要查理熬夜，那么他肯定能开心且充满能量地做到。在他清醒状态的长时间里，不论是白天还是晚上，他都充满了能量和热情，这是他性格中最重要的一部分，也是我所钦佩和喜爱的。查理热爱生活。”

患有大脑发育障碍的儿童会经历什么样的睡眠问题，很大程度上取决于他们各自不同的障碍病症。以唐氏综合征举例，与这个病症相关联的特定生理特征——如喉肌张力低下，会导致患者夜间呼吸困难。这使得睡眠呼吸障碍经常出现在唐氏综合征患者身上，并且引发睡眠中断的问题。

其他大脑发育障碍也以不同的方式与和睡眠相关联。ASD是一种大脑发育障碍，核心问题包括社交互动、沟通以及重复性动作和兴趣等方面的困难。患有 ASD 的儿童会觉得入睡且保持睡眠状态尤为困难。他们的睡眠时间也会少于他人。其中原因还不完全清楚，然而总的来说，这样的睡眠模式反映了患儿的发育方式异于常人。一个可能性病因是，ASD 患者的褪黑素分泌量异常低，或者褪黑素分泌的昼夜节律是不正常的。这可能意味着患儿缺失了让他们去睡觉的重要生理提示。

通过诊断 ASD 的症状，还有病因方面的其他解释。当然没有两个患儿是完全一样的，但是 ASD 的标志性症状或许会干扰睡眠——患者对特定的刺激物非常敏感，比如噪音。部分 ASD 患儿会牢牢地捂住自己的耳朵，试图屏蔽周围巨大的声音。午夜时分动物的啸叫声或头顶飞机的轰鸣声对于大部分人的睡眠来说并无干扰，然而却会让对声音极其敏感的人无法入睡。在无数个卧室里，时钟的指针悄无声息地走着，但对声音敏感的人来说，指针每走一下发出的声音都会在其大脑中回荡，从而导致无法入睡。睡眠专家通常会建议人们保持安静环境，以拥有良好睡眠。比如，我们应该减少噪音，将卧室调至最舒适的温度。但环境并不总是如我们所愿，比如外面有巨大的噪音，或者某个夜晚特别炎热，这对于那些特别敏感的人来说，会极大程度地干扰其稳定睡眠。

ASD 患者还会坚持让所有事情都保持绝对一致。他们每天可能需要以特定的顺序穿衣，比如总是最先穿袜子。或者每天去上学的路上，都会在同一个地方——第二个红绿灯的路口过马路。患者在睡前希望卧室保持固定的环境——泰迪熊应该以特定的顺序摆放，小的要放在中间，或者以毛发的颜色排序。他们可能还会对百叶窗距离窗台的高度有着特定的偏好，精确到只让 1 厘米的光线进入卧室。患儿父母可能很难重新布置出一模一样的场景，那么随之而来的压力和无法入睡便成了普遍问题。

然而，我们不应该总是假设精神障碍是睡眠问题的根源。大脑发育障碍的患者也会经历其他与这个疾病并不相关的睡眠问题。或许拒绝独自入睡并不是因为患有障碍病症，可能只是没有学习过如何在父母不干涉的情况下入睡，就和许多其他孩子一样。

当焦躁不安的夜晚紧接着焦躁不安的白天

至于为什么大脑发育障碍和睡眠问题经常一起出现，研究 ADHD 可以告诉我们原因。ADHD 是一种典型的幼儿时期的精神障碍，特征为注意力不集中和 / 或过度活跃。虽然每个人的症状不一样，但是 ADHD 患者可能在课堂上无法集中注意力，或者在工作中屡屡出错。即使我们当面对其讲话，他们也可能无法回答，看起来心思在其他地方。让他们安静地坐着更是不可能的事情，ADHD 患儿会在椅子上来回扭动，或者在不合适的时间站起身。他们会无休无止地说话，打断旁人的对话或者不断接话。他们还会经历睡眠问题，在焦躁不安的白天之后，便是焦躁不安的夜晚。

是的，ADHD 患儿可能会失眠，但也可能患有其他睡眠障碍。他们较常人更有可能经历睡眠呼吸暂停。在睡眠中，他们的呼吸会暂停长达数秒。周期性肢体运动障碍（periodic limb movement disorder）也十分常见，患者的肢体会重复性地抖动，比如拇趾的伸展，或许还会伴随肘关节、膝盖、髋关节甚至上肢的弯曲。因为这些动作都在患者睡眠过程中发生，所以会直接影响其睡眠。直觉上来说，ADHD 的症状被预判会导致睡眠质量低下，因为“忙个不停”的感觉是不可能有助于保持安静睡眠的。

然而，针对这一方面还存在着其他解释。缺乏睡眠及感到疲惫可能会让孩子更兴奋、更精神，出现类似于 ADHD 的症状。这样的发现不禁让人产生疑问，在某些案例中，看起来似乎是 ADHD 症状的表现反映了睡眠障碍问题。但是，医生们会经常忽略睡眠问题导致过度活跃的可能性。神经发育障碍专家妮莎告诉我，她的孩子在 5 岁时被诊断为 ADHD，而在此之前，从来没有人关注过他的睡眠。她觉得这是一件非常重要的事情，因为解决孩子的睡眠问题会对他们日常行为及注意力形成极为正面的连锁反应。研究文献也支撑了这个观点，切除扁桃体能让孩子在夜间更好地呼吸，而像制定睡前日常习惯这样简单、不必实施侵入性手术的方法有时候也能派上用场。[①]

ADHD 睡眠之谜还有需要考虑的另一个方面，即用于治疗 ADHD 症状的药物有时候也会扰乱睡眠。有些孩子会服用兴奋类药物以治疗 ADHD，这听起来有些不可思议。因为 ADHD 患者大脑无法分泌足够的神经递质多巴胺[②]，而药物能够将多巴胺的分泌量提升至理想的量级，从而有效刺激大脑中关于注意力及行为控制的区域。但是，这些药物的常见副作用就是会导致睡眠问题。有可能是兴奋药物在体内仍然活跃，阻止患者睡眠；也有可能是当体内药物作用逐渐消退，使得在孩子准备睡觉时，ADHD 症状卷土重来。这完全符合妮莎自己的经历。她告诉我："在我儿子开始服用哌甲酯（methylphenidate）之前，他没有睡眠问题。虽然这个药物在帮助他提升注意力方面非常有效，但是我们都不得不忍受他睡眠不足的副作用。如果幸运

---

① 这里并不是说明所有类似 ADHD 的行为都是由睡眠问题引起的。——作者注

② 多巴胺参与了人体多种生理机制，包括愉悦感和痛感的产生。——作者注

的话，上课日他可以在凌晨 1 点自然入睡。他是一个喜欢睡觉的小孩，一般能睡 10～11 个小时，但现在他得 7 点起床上学，这对他来说非常困难。我们曾经尝试保持良好的睡眠卫生，但是当他服用药物的时候就不管用了。唯一的办法就是让他吃褪黑素，可是我对此非常担忧，因为这种药物还没有在儿童身上做过测试。”

妮莎建议我去和 ADHD 患儿的家长聊聊，她也在和这些家长一同努力解决问题。她帮我联系了几位家长，其中有 3 位回复了。他们的故事和妮莎的并不相同，但是都很相似。3 位家长都描述了这样一种情况——他们的孩子很小就开始严重失眠。其中一位说，一个夜间保姆在他们家工作了一个星期后“承认自己被打败了”。另外一位说，她曾经一个晚上尝试 27 次哄孩子入睡。3 位家长在发现褪黑素后，都松了一口气，他们都认为褪黑素能够有效地解决问题。① 可能因为入睡困难的 ADHD 患儿一般都属于猫头鹰型，他们褪黑素的分泌时间会晚于其他儿童，所以在睡前服用褪黑素可以让他们的身体知道是时候睡觉了。但是故事到此还没有结束，问题依然存在。一位家长提到当褪黑素作用消退后，她的孩子在大半夜醒来了。另外一位家长告诉我，她的孩子开始质疑诊断结果，并且拒绝服用褪黑素，因为他认为自己已经不再是个小孩了。这位家长和我说：“一次

---

① 最近的科学评论指出，我们需要进一步的证据来确认服用褪黑素（及其他药物）以解决 ADHD 患者的睡眠问题的有效性、最佳剂量范围及其他相关问题。——作者注

在凌晨 4 点，我被大门的关门声吵醒了。我的儿子给我留了一张纸条，说他要出去闲逛，幸运的是当我打电话给他时，他就回来了。他现在拒绝上学，部分原因是疲惫，因为他不到凌晨 5 点睡不着觉。如果他的 ADHD 症状中有一件事情是我绝对希望矫正的，那么一定是他的睡眠。”

对于为什么 ADHD 患儿会经历睡眠问题，还有其他的解释。其中一个说法是，部分儿童患有抑郁症，让二者产生了关联。毕竟睡眠与抑郁症是精神病学领域中最紧密的联系之一，被扰乱的睡眠甚至能作为诊断抑郁症的特征。那么，我们对睡眠及抑郁症之间的关系又有哪些了解呢?

感到悲伤，无法入睡

很难想象孩子们会患有抑郁症，因为童年一般会和开心快乐联系在一起，看起来小孩子患上抑郁症的概率应该很低。美好的时光与欢笑中有着对世界无尽的热情与惊奇，但是在学校与朋友起了摩擦，或者在足球练习中射偏了一个点球，孩子世界里的光可能就此黯淡下去。若再遇上生活中最残酷的事情，比如喜欢的人的逝去、父母间乱糟糟的离婚、遭到霸凌或者被孤立排斥，有些孩子罹患抑郁症也就不足为奇。

上述事件并不会让所有孩子都患上抑郁症，有些人会继续坚强地生活，没有受到太多负面影响，而另外一些人则可能难以承受。部分孩子遗传了情绪障碍的基因弱点，当他们面对一些问题时就会爆发。来自亚利桑那大学的家庭研究教授布鲁斯·埃利斯（Bruce Ellis）参考了瑞典谚语，将孩子分成兰花儿童和蒲公英儿童。兰花儿童对于环境极度敏感，无论是有利的还是恶劣的。生活中的压力会让他们生病，但是他们也会对帮助自己的治疗方法做出非常正面的回应。这样说来，养过兰花的人都会有同感。养得好，我们就能欣赏到世界上最美丽的一种植物；而养得不好，兰花就不会开花。蒲公英儿童有着看起来无法穿透的铠甲，他们在任何环境中都能肆意生长。坚强的蒲公英即使在荒废的环境中也会盛开，它们为孩子提供了几个小时的欢乐时光，当然也给园丁带来了十足的沮丧。

伤心和易怒是抑郁症的核心特征。其他症状还包括对外部世界缺乏兴趣，不再享受生活，食欲和体重发生变化，并且感到自身没有价值。除此之外，还有睡眠问题。如果几乎每天都失眠或者嗜睡，那么打个钩，你离确诊不远了。

当我们对患有抑郁症的孩子进行访谈时，大部分人都反映他们有着睡眠问题。他们的睡眠问题各不相同，有些孩子会反映自己睡得太多。我和我的合作伙伴——来自匹兹堡大学的埃丽卡·福布斯（Erika Forbes）教授讨论了这个问题，她和我一样，对儿童睡眠与情绪问题之间的联系非常感兴趣。她告诉我："我曾经听过患有嗜睡症的人说，睡眠非常有益，清醒的生活太艰难了，他们只有在睡觉时才觉得舒服。"然而，过多的睡眠也是不正常的。另一个问题则是时常被人提到的失眠问题。患有抑郁症的儿童在夜间也难以入睡。到目前为止，这一点看起来非常容易理解，但是深挖下去，事情就变得让人困惑了。抑郁症患儿反映自己无法入睡，但是当我们在实验室中给这些孩子接上仪器，观察他们的睡眠时，这些睡眠问题有时并不是很明显。换句话说，抑郁症患儿表示他们的睡眠质量低下，但是睡眠多导图（第一章中提过的用于监控睡眠的方法）中显示的生理证据并不总是支持他们的说法。

这一点尤为有趣，因为当我们观察患有抑郁症的成年人时，一般不会出现这样的分歧。而成年人说他们睡不好觉，这在睡眠实验室中是可以被印证的。实际上，实验室中发现的部分异常睡眠模式在抑郁症成年患者身上非常常见，以至于它们已被看作判断一个人是否真的患有抑郁症的生理证据。其中包括一个倾向于在 REM 阶段发生的显著趋势。当抑郁症患者入睡后，REM 睡眠来得异常的快。抑郁症患者的大部分睡眠时间都处于 REM 阶段，这个阶段中，快速眼动的频率也会增加，这意味着深度睡眠退居二线了。

所以，那些说自己睡不好觉，但是在实验室中检测的睡眠又完全正常的孩子们是怎么回事呢？或许他们根本没有任何睡眠问题？会不会是抑郁症患儿极度需要睡眠，所以他们的身体机制设法将睡眠偷走了？相反，抑郁症患儿口中所描述的和实际上显示出来的差异，可能是由于抑郁症让孩子们感到一切都很糟糕（包括他们的睡眠）。另一个可能的解释是，我们用来测量睡眠的方法对于正在发生的问题还不够敏感，无法将它们准确记录下来。

抑郁症会导致睡眠问题，反过来，睡眠问题也会引发抑郁症。相关专家认为这是极有可能发生的。想想一夜都没有睡好之后的感觉，人们可能会感到疲惫，不想外出玩耍或享受生活。一夜无眠后，人们或许会取消一节私教课或者和朋友的约会。这也意味着失眠者正在远离积极的生活事件，而正是这些事件帮助我们将抑郁症封锁起来。

为什么失眠和抑郁症总是成对出现？其他解释还包括，因为它们是同一基因簇上的一部分，所以这两种障碍病症可能是一同被遗传下来的。我们生来就有抑郁症和睡眠障碍这两种弱点，我自己的研究和其他人的研究都得出了这样的结论。

另一类解释的关注点在于：缺乏睡眠的大脑会出现异常的行为，增加了罹患抑郁症的可能性。大脑中有一个区域会被一整晚质量低下的睡眠所影响，它就是杏仁体（amygdala）。这是一个杏仁形状的结构，位于大脑深处。杏仁体在情绪及所体验到的焦虑的程度中扮演着关键作用。一个研究发现，当实验参与者大约持续 35 小时都没有睡觉时，他们的杏仁体就会对带有负面情绪的图片做出比睡眠正常的人更大的反应。这说明睡眠不足导致了大脑更剧烈的情绪反应。除此之外，参与者的情绪管控能力变得更弱，杏仁体和大脑中管理它的区域之间的关联出现了弱化。

另一个解释睡眠与抑郁症之间的关联的理论聚焦于免疫系统。研究发现，当睡眠被干扰时，我们的身体会发炎，就像正在对抗一个传染病，或是伤口正在恢复一样。从睡眠不足的人身上抽取血液，或许会发现高含量的炎症标记物，比如对抵抗传染病非常有用的C反应蛋白。这也帮助解释，为什么那些有抑郁症患病风险的人或者抑郁症患者，他们都显现出高度的炎症症状。这不仅仅能够解释睡眠与抑郁症之间的关联，也说明了炎症与一系列精神机能障碍都有关联这一事实。

睡眠与自杀

自杀是与抑郁症相关的一个令人深切担忧的问题，它和睡眠也存在关联。如果我们观察一组患有抑郁症的青少年，其中反映出众多睡眠问题的青少年，比起没有睡眠问题或者有少许问题的青少年，更有可能想到死亡以及自杀。为了解开睡眠与自杀之间的锁链，来自曼彻斯特大学与牛津大学的一组研究人员采访了18位患有重度抑郁障碍的成年人，他们都有过自杀的念头或者行为。研究人员希望更多地了解，睡眠是如何与结束生命的念头联系在一起的。该研究得出了一些结论。如果在深夜发生危险，这个时候朋友和家人都无法干预，而且还普遍缺乏其他的支持，这使得自杀行为有所增加。睡眠不足会让人感到糟糕透顶，这让每天的生活都更加困难。此外，睡眠可以为人们提供一个短暂的放松时间，而睡眠不足会让一切现实压力变得难以承受。可以说，在生活中最艰难的时刻，睡眠为我们提供了一处避难所。“我不禁想知道昼夜节律是否也与此有关，”当我们讨论这篇论文时，埃丽卡·福布斯教授说，“我们知道疼痛强度、冲动程度以及滥用药物与其他事物一样，在日夜之间会有所波动。这或许也解释了睡眠与自杀的相关性。”

噩梦是睡眠与自杀相关的另一个因素。这些可怕的梦境在有过自杀念头的年轻人身上更为常见。其中一个解释是，日间经历的痛苦会在夜间溢出，就像那些遭受着 PTSD 的人们一样，他们会反复做着关于创伤事件或者与事件相关的情绪的噩梦。或许大家并不知道应该如何处理这个问题。人们每天都在遭受着噩梦或被干扰的睡眠，但是很少会有人想到自杀。因此，没有人会认为，因为青少年有着睡眠问题，他们也就自动跟自杀挂了钩。然而，关于睡眠的价值信息，以及对青少年生活中所发生的事情的认真思考，或许能让医生及其他人处于更有利的位置，从而可以快速行动，并且决定一个人是否极度需要帮助。有自杀倾向的人在夜间会尤其需要帮助，这样他们才能安全地度过最黑暗的时刻。

过于害怕以致无法入睡

抑郁症的另一个常见问题便是焦虑。我们都体验过，感到紧张、焦虑对于睡眠是没有任何好处的。人们有时候会说，当伴侣不在身边时，他们就睡不好。即使他们口中的伴侣可能更像荷马・辛普森（Homer Simpson），而不是杜夫・龙格尔（Dolph Lundgren）[①]。当发生了可怕的事情时，我们也不知道这些懒洋洋的伴侣们能做些什么。但是有时候，有一个人躺在我们

① 荷马・辛普森是美国动画片《辛普森一家》中的人物，一个深爱家庭的丈夫。杜夫・龙格尔是著名的动作演员，擅长空手道。——译者注

身边打鼾或许就能帮助分担一些焦虑，让我们处于安逸的状态，睡得更香。

这对于儿童来说也是一样的。感到焦虑时，他们也会睡不好觉。成长至 6 岁左右，当孩子们的思维过程开始进行抽象化处理，并学会认知生活中的现实真相时，噩梦便常常发生，孩子们在这个阶段可能最不愿意单独睡觉，不幸的家庭成员可能还会受到夜半被敲门的干扰。

西娅，即第二章中提到的前会计员，她现在的身体状况有所改善，她的儿子们也正在成长为健全快乐的孩子。但就像大部分孩子一样，他们也会时常遇到问题。西娅告诉我，她 6 岁的大儿子威廉曾经历过焦虑，从而引发了睡眠问题。有一次，威廉在收音机上听到《查理周刊》袭击事件的新闻，12 人死亡，11 人受伤。西娅说："他几个星期都没办法正常睡觉，在上床之前他总是忧虑重重。他还会问很多关于枪支和巴黎的问题，以及各种为什么。"

当深入研究科研文献时，儿童焦虑和睡眠问题之间的关联在最初看起来非常明确。这个领域其中一位关键的研究人员是第三章提过的康迪斯 · 阿尔法诺教授。阿尔法诺的大半职业生涯都在研究饱受焦虑折磨的儿童。她主要关注从临床角度上具有重大意义的案例，因为许多孩子在进入一所新的学校或者参加一个表演活动时所体会到的忧虑感，与一个孩子无法不带着巨大的痛苦就能出门的忧虑感，这两者之间是有差别的。在一个报告中，她惊讶地发现，研究里 10 个焦虑的儿童中，有 9 个孩子的父母或者临床医生都曾经反映过孩子有着某种睡眠问题，例如起床困难、噩梦、睡得过多或过少。

我的研究也曾关注过儿童焦虑与睡眠之间的联系。我参与的其中一个项目是由埃丽卡·福布斯教授主导的。根据已有研究，认为自己感到焦虑的儿童也会表示自己睡不好觉。然而，福布斯想要更深入地了解其中的关联，她观察了孩子们在实验室中的睡眠方式，并对比了三组幼儿及青少年：患有焦虑症的、患有重度抑郁症的以及没有任何精神障碍病史的。当我们查看睡眠实验室得出的信息时，结果不尽如预想中的那样。与以前的研究一致，抑郁的青少年组和心理健康的对照组之间并没有出现太多“目标中”的睡眠差异（或者说使用睡眠多导图测出来的差异）。然而，焦虑组中却显现出了一些区别。比如说，她发现患有焦虑症的儿童的慢波睡眠（深度睡眠）是少于另外两组的。焦虑组在夜间醒来的次数要多于抑郁组，焦虑的儿童似乎一直处于应激状态。这表示焦虑的儿童不仅仅从自身的特征表现差异，我们也可以从他们的睡眠模式中看到差异。

然而，研究人员认为情况可能更复杂。阿尔法诺的团队在2016年发表了一篇论文，他们观察了焦虑儿童的噩梦情况。研究团队指出，以前大多数对于焦虑与噩梦的研究都只关注父母的说辞，阿尔法诺想知道孩子们是不是也会反映他们做了噩梦。所以研究团队在询问了家长他们的孩子是否会做噩梦后，也询问了孩子们。他们发现，相比没有焦虑困扰的孩子，家长与患有焦虑的孩子都更倾向于反映经历过噩梦。目前来说，情况已经比较明了：焦虑的孩子会比不焦虑的孩子更经常做噩梦。然而接下来的事情又让情况变得模糊。研究团队为了尝试获取实时数据，他们并没有让家长和孩子描述很久以前发生的事情，而是一周内每天都会采访孩子，询问他们前一天晚上的睡眠状况，尤其是噩梦情况。研究人员惊讶地发现，焦虑的孩子和不焦虑的孩子之间完全没有差异。当我上一次和阿尔法诺交谈时——在她开始研究这个课题的十余年后——她看起来十分确信，至少一些睡眠与焦虑之间强有力的关联是受到了焦虑儿童描述的方法的影响的。“我们一次又一次地遇到这种数据不一致的情况，所以我们相信，焦虑的孩子只是‘自我睡眠效率’低下，这意味着他们就是不相信自己可以好好睡觉。”阿尔法诺总结道。

所以，对于睡不好觉的焦虑儿童，或者认为自己无法好好睡觉的他们，我们应该怎么办呢？与直觉相反的是，家长们支持或者安慰孩子们的行为反而会导致睡眠质量低下，并加强焦虑感。躺在孩子身边陪伴他们入睡的行为出发点对于孩子来说可能是一种安慰，但是成年人动来动去的宽大身躯以及发出的声响都有可能降低孩子的睡眠质量。陪伴孩子睡觉从某种程度上来说恰恰证实了孩子们的想法：黑暗是可怕的，他们需要保镖来帮助自己安全地度过夜晚。更好的技巧应该是为焦虑儿童量身定制的方法。比如为他们提供“睡眠通行证”，在熄灯后，孩子最多可以下床一次。即使没有用掉这个通行证，这也能让他们感到安心。

而在西娅的儿子威廉的案例中，他感到焦虑时便会拖延上床睡觉的时间。西娅告诉我，她总是觉得自己没有使用正确的方法解决这种状况。她说：“有一天晚上他无法入睡，我犯了一个现在想想都十分愚蠢的错误，我禁止他第二天去做他想做的事情。当时说完我非常快地意识到，这只会让他更焦虑，也使情况变得更糟糕。当我调整了回答，变得放松而且心平气和时，他的情况也有了改善。”

缺少睡眠，感觉像疯了一样

在精神病学领域，被干扰的睡眠与焦虑及抑郁症之间的关联观察是最完善的。然而，糟糕的睡眠与最严重的精神疾病之一——精神分裂症之间的关联却很少有人关注。这个精神问题时常被人误解，并且似乎与“双重人格”行为混淆了，但其实它们并不一样。精神分裂症是一种精神病障碍，而不是分裂的人格，主要特征是难以解读现实。患者无法分清一件事情是源于自己的内在思考还是外部世界，或者不知道其他事情在哪里结束或开始。患者还会出现幻觉，固执地坚持自己的观点，无视完全相反的现实证据。精神分裂症患者的幻觉是各种各样的，他们可能会认为在油炸食品店中咳嗽的小孩正在给他们传递隐藏的信息，告诉他们外星人马上就要入侵了，或者等候他们找票的公交车司机其实是爱上了他们等。与经历过这样的精神场景的人交谈，就会知道这样的经历有多么的可怕。有些人可能会非常害怕，他们很容易就相信自己的生活处于危险之中。幻觉十分常见，他们会感知到根本不存在的事物。精神分裂症患者会被一个声音命令着去做某件事。这些事物根本不存在，但是对于患者来说是如此的真实，他们很难相信这是假的。这样的精神障碍会令患者极度苦恼，致其衰弱。

针对这个领域的许多研究都只关注成年人，因为精神错乱更可能发生在成年阶段。相对于没有患病的人，精神分裂症的成年患者似乎睡眠时间较少，需要更长的时间才能入睡，以及更有可能在夜间醒过来。那么青少年身上也会有这样的相关特征吗？没有人对青少年做过类似程度的研究，但是以前的经验表明，反映过睡眠问题并且时常感到困倦的青少年，他们也更经常反映自己有着精神问题。

其他发生在夜间的问题也有可能与精神疾病相关。噩梦是一个不得不关注的课题，因为本质上幻觉有时候被认为与梦境类似。一项针对噩梦的研究访问了年龄 2 岁半～9 岁的孩子的母亲，询问她们关于孩子做噩梦的情况。当孩子成长至 12 岁时，反映孩子经常做噩梦的母亲，也会更多地反映自己的孩子有过类似精神问题的经历，比如出现幻觉或者错觉。

那么，我们的睡眠看起来与精神疾病也是存在联系的，但这是为什么呢？几年前，我和来自伦敦大学伯贝克学院以及牛津大学的研究人员合作，针对 16 岁双胞胎的大量样本，对睡眠质量与精神疾病的情况进行了调查。结果表明，这些问题之所以一同出现，是因为它们是一起被遗传的，当然，也会受到环境的影响。解开谜题的下一步是，明白基因和环境是如何影响睡眠质量与类似精神疾病的经历的。比如说，基因和生活经历是怎么影响发育中的大脑的？它们又是如何影响双侧丘脑（大脑中一个与睡眠相关的区域，患上精神疾病风险更高的青少年，他们大脑中的双侧丘脑的体积似乎更小）的发育呢？

躲避休息的结果：缺少睡眠，表现恶劣

睡眠质量糟糕的人发现自己难以管控情绪。这一点主要是用来解释为什么被干扰的睡眠经常与焦虑和抑郁同时发生，没有好好睡觉的孩子会大喊、尖叫或者动手去打惹恼了他们的孩子，这种行为顶多是管教松散的结果。但研究发现，睡眠不足和糟糕的表现之间确实有着关联。

孩子身上会出现不好的行为和恶劣的行为，心理学家已经花了数年时间使用不同的方法区分它们。一个最有说服力的理论是，部分表现出了破坏性行为的人，比如侵害他人或者破坏规则，就有可能是“精神病患者”。虽然成年人会被诊断出患有精神病，但是这个标签不应该被用在孩子身上。然而，如果部分孩子的确拥有成年精神病患者的性格特征，那么他们就会有患上精神病的风险。他们的行为——较正常人来说，是更为冷酷无情、麻木不仁的，只关心自己的利益，对他人的痛苦视而不见，也很少会感到内疚。有些人表现恶劣但是会对此感到过意不去，而有些人表现恶劣却完全没有悔意，这两种人之间是有区别的。

我个人对睡眠及精神疾病特征的兴趣开始于在伦敦国王学院攻读博士学位期间，有一段日子我和另一位学生埃西·维丁

（Essi Viding）共用一间办公室，她现在是伦敦大学学院的一名教授。维丁的研究关注于儿童身上麻木不仁、无动于衷等性格特点的发育形成。虽然她并没有对个体案例做出评价，但是她这样描述了研究中部分孩子的性格特点：当事情如他们所希望的那样发展时，他们是可爱而迷人的；而如果有人阻碍了他们，他们可以变得极其凶残。维丁对此感到恐惧，这些孩子似乎对被他们伤害的人不会表现出任何同情心，他们对所有事情的评价标准只在于是否对自己有利。

人们对患有重度精神病特征的患者已经有了不少了解，这些儿童身上的一个惊人特质就是，他们通常不会感到焦虑。如果你能够窥探他们的大脑，或许能看到，当他们遇到让大部分人有剧烈情感反应的事件时（比如看到一个痛苦的人的照片），他们的大脑不会做出和大多数人一样的反应。杏仁体是大脑涉及情感反应的一个部分。当其他人的杏仁体在超光速工作时，精神病患者的杏仁体却相当镇定。那么他们的睡眠情况又怎么样呢？我和维丁就此讨论过很多次，但还是所知甚少，她一直坚持一个结论，那些她专门招募的实验参与者在晚上是不会失眠的。这是一个有趣的假设，因为精神病理学领域中基本所有的病症，不管是 ASD、焦虑症还是精神分裂症，都与糟糕的睡眠情况相关联。

在我和维丁交流的这些年里，我们还投入了大量精力一起来验证上述假设。这个项目也是在一群特别棒的学生的主导下才有了进展。我们尤其希望更深入地探寻睡眠与反社会行为之间已知的联系，并且弄清楚这些冷酷无情特质究竟是怎么回事。

为了达成这个目的，我们查看了1500位青少年的睡眠质量、破坏性行为以及冷酷无情特质的数据。我们没有关注那些非常严重的症状，而是观察了英国的一个典型样本。我们也并没有预期实验参与者的冷酷无情特质特别突出，好比我们都处于焦虑谱系上，有些人只体验到少量的焦虑感，而有些人则会经历非常多的症状，冷酷无情特质也是如此。想想身边的朋友和同事，就能明白这个道理。部分人明显会比其他人展现出更多的同理心，也会更经常地感到内疚。

在研究中，我们发现糟糕的睡眠与显现行为问题之间的关联。这个联系在早前就已经被发现了，但是能够复现出这个结果还是令人感到欣慰，这表示我们的样本与其他人所使用的样本是相似的。然而，在睡眠与冷酷无情特质之间并没有发现明显关联。人们反映自己缺乏情感，有些麻木，但这并不代表他们睡不好觉。这与我们最初的设想是一致的。

在发表这篇论文之前，我们希望看看这个发现只是一次性的，还是能够被复制的。所以学生们便收集了额外的数据，我们毫不谦虚地称之为“终极睡眠研究”。研究团队采访了338位成年人，询问了关于其生活各个方面的问题。和之前的研究一样，声称自己有着更多破坏性行为的人，也会更多地反映自己的睡眠质量低下。接着，我们对反映自己有着更多冷酷无情特质的人进行了观察，看看他们的睡眠质量是否会更糟糕。这一次，结果有所不同。这次我们发现，当将其他可能会影响研究结果的因素纳入考虑后——尤其是参与者的年龄与性别，更突出的冷酷无情特质实际上是与更好的睡眠质量联系在一起的！我们让样本中的43位参与者佩戴了一周活动记录仪，它能够记录人体的活动时间，可以以另一种角度呈现参与者的睡眠状况。记录仪的原理是，当人们活跃并到处走动时，大概率是在苏醒的状态；而当人们不活跃且静止时，更有可能是处于睡眠状态。已逝的以色列特拉维夫大学阿维·萨德夫（Avi Sadeh）教授是我的同事，也是活动记录仪科技的发明之父，他是最早提倡活动记录仪的科学家之一，并声称它是一种记录测量睡眠与清醒模式的有效方法。他曾经到访伦敦，热情地向我们介绍如何使用这些手表并解读数据。虽然维丁在很多年前就做出了预测，然而当再一次看到冷酷无情特质更突出的人们有着更优质的睡眠质量时，我们仍然十分震惊。他们在床上的动作更少，有更多的时间是处于酣睡状态。这个发现与精神病理学的其他病症是完全冲突的，这让我们进一步地了解了有着这些特质的人的身上发生了什么。

我第一次在研讨会上展示这项研究的演讲结束后，一位女士悄悄靠近了我，并对我说："你介绍的睡眠和冷酷无情特质的确有事实依据。我的前夫总是睡得和木头一样熟，然而我发现他是一个实打实的精神病。"①

① 虽然我不认识她的丈夫，但是她说得没错。我也很有兴趣看看其他研究团队对此是否进行了更深入的探索，或者通过研究其他年龄段的实验参与者来进一步观察这个问题。——作者注

随着时间的流逝，问题是如何显露的

另一个总能引起我兴趣的问题是，睡眠问题是否会充当其他疾病障碍的危险信号？睡眠问题能否让我们预测，这些患者接下来会在生活的某些方面遭受折磨？这个问题伴随了我的整个职业生涯。为了解决这个问题，我查用了达尼丁多学科健康与发展研究（第四章中提过）中的数据。这项研究始于涤纶长裤和松糕鞋还流行的年代，更确切地说，是 1972 年。研究人员招募了 1037 位出生在新西兰达尼丁的婴儿的父母来参与研究。所有婴儿都是在 1972 年 4 月 1 日至 1973 年 3 月 30 日出生的。那个时候可能没有人知道，这项研究将成为世界上最伟大的流行病学研究之一。从 20 世纪 70 年代父母们被招募开始，这些婴儿（现在都已经是中年人了）被一次又一次地追踪调查。参与者看起来对这项研究都十分投入，在这几十年间很少有人退出。实际上，在最近一次对实验参与者进行评估时，他们都已经 38 岁了，95% 还活着的人都参加了调研。任何曾经了解此类研究的人都会感到震惊。这项研究发表了超过 1000 份科研论文和报告，向世界汇报人体的不同功能随着时间的流逝是如何发育变化的，包括心理、口腔及性行为健康，同时还有大脑和心血管机能。

参与这项研究的科学家们包括阿夫沙洛姆·卡斯皮教授（Avshalom Caspi）、泰米·莫菲特教授（Temi Moffitt）以及里奇·波尔顿教授（Richie Poulton），他们常年在争取赞助，对研究中的每个细节都精益求精。他们允许像我一样的研究人员使用他们的数据，以验证假说。更了不起的是，他们凭此在职业生涯中斩获了无数奖项。

在博士学习期间，我曾有幸与卡斯皮和莫菲特探讨了自己的想法。其中一个我特别想要急切提问的问题就是，睡眠质量糟糕的儿童是否会成长为患有焦虑症和抑郁症的成年人。以前的研究没有对这个问题进行全面验证，但是从科学文献中看，我认为这其中的关联性是成立的。我阅读了父母们在孩子 5 岁、7 岁以及 9 岁时，针对他们睡眠状况的回答。接着，我又查看了当这些孩子们成长为年轻人时，他们对焦虑及抑郁情况的自白，看看二者之间是否有所联系。

在后面的分析中，我将实验参与者儿时的焦虑及抑郁程度纳入了考虑。结果发现，那些家长反映小时候有持续睡眠问题的参与者，对比儿时没有经历过睡眠问题的人来说，长大后更有可能患上焦虑症。我又继续观察，看看在抑郁症方面是否也有同样的关联。然而出乎意料的是，我们发现这一反映并不适用于抑郁症。当我发表了这项研究后，此类研究的数量更多了。然而，在睡眠与焦虑之间发现的在睡眠与抑郁之间没有的特征，并没能被广泛地复现。而且恰恰相反，那些研究认为，睡眠问题似乎预示了焦虑症及抑郁症的到来。总而言之，小时候糟糕的睡眠很有可能是长大后罹患此类病症的危险信号。

从各项研究似乎能看出，有着睡眠问题的儿童较其他人更有可能在日后发展出焦虑症和抑郁症。更深入的联系也日渐显现，睡眠质量糟糕或者睡眠不充足的儿童，也更有可能在日后的生活中发展出精神问题，包括精神病症状、双相谱系障碍（bipolar spectrum disorders）、成瘾行为以及 ADHD。[①]

治疗一个，治疗另一个

数年的研究表明，除了少数情况，睡眠健康和精神健康的关系是十分紧密的。睡眠问题是精神健康问题的信号，睡眠干扰看起来会预测并导致一系列的精神健康问题。精神障碍列表中的问题远远地超过了本章所列出的内容，其中还包括 PTSD 和强迫症。

睡眠问题有时候也会是一个隐形的风险。就像其他事情一样，比如孩子在学校中被欺凌了，家长可能会忽视他们正在经历的危险。很多家长认为这不可能，并回忆起孩子还没睡醒就迷迷糊糊走进自己卧室的情景。但是想想青少年，没有几个青少年会在半夜挤进父母中间睡下，否则不惹人生疑才怪。所以，父母到底对子女的睡眠了解多少呢？

睡眠问题会预测日后的其他问题，知道这个信息后我们应该做些什么呢？下一次当孩子们出现了睡眠问题时，我们应该感到恐慌吗？不，完全没必要。因为很多问题都并存着数种风险因素。就以抑郁症举例来说，没有人会认为所有睡不好觉的人都会患上抑郁症。糟糕的睡眠只是让人更有可能患上抑郁症

---

① 这当然并不意味着所有睡眠困难的儿童都会发展出其他问题。睡眠问题在儿童中是普遍的，在很多情况下与其他问题并没有联系。然而如果你对此感到担心的话，可以咨询医护人员。——作者注

的众多原因之一，其他因素还包括身为女性、年龄增加、经历生活的压力以及感到孤独等。我们不会花时间担心年龄增加的“风险”，因为对此并没有什么能做的。而且，这些“风险”还会带来一些好处。身为一名已近中年的女性，我或许更有可能患上抑郁症，但是我去抢劫路人或者报刊亭的可能性就降低了。

与其担心失眠问题，不如好好利用这个信息来做出改变。与无法去改变的风险因素相反，被干扰的睡眠是一个可以解决的风险因素，就像在本章开头中谈论的本的例子。因为本的睡眠呼吸障碍，他和家人都遭受了巨大的折磨。在这个问题解决之后，他们的生活状况得到了极大的改善。因此，深入开展这方面的研究就显得十分重要。

至于睡眠质量的提升能否改善精神健康问题，牛津大学的丹·弗里曼教授（Dan Freeman）和他的团队夜以继日地推动针对这个课题的相关研究：睡眠问题或许会引发类似精神疾病的症状。他们目前正在研究，提升睡眠质量是否能够改善类似精神疾病的症状。这个研究可能会得出重大结论，所以当我收到弗里曼团队的邮件，询问我是否愿意协助他们开展研究时，我非常开心，并且毫不犹豫地答应了。研究团队招募了 3 755 名有失眠症的学生，他们中的部分人接受了针对失眠的 6 个星期的线上认知行为治疗，而另一部分人则如往常一样继续生活。接受了认知行为治疗的参与者的结果相较于另一部分人来说更为正面。他们的失眠、偏执、幻觉，以及其他问题——比如焦虑及抑郁都有所减轻。这些效果并没有随着时间的推移而消失。

与这项研究完全不同且违反常识的是，一项用于帮助重度抑郁症患者的疗法是剥夺其睡眠时间。让抑郁症患者停止睡眠的话，他们会明显感到更有活力。这个令人吃惊的说法第一次出现在数百年前，出生于1773年的精神病医生约翰·克里斯蒂安·奥古斯特·海因罗特（Johann Christian August Heinroth）最初观测到睡眠与抑郁症的双向联系后，他开始思考剥夺睡眠是否会是针对“忧郁症”的有效疗法，而他在自己的研究中可能并没有尝试过这种方法。虽然出奇地有效，但是这个方法在目前是没有太多价值的，因为一旦病人被允许入睡，他们的抑郁症通常很快就会复发——这也是迟早要发生的事情。然而，这个信息带给我们的兴奋之处在于，科学家可以将其发展为长远减轻抑郁症的疗法。为此，了解这个方法背后的原理也对未来研究进程有所助益。比如说，这个疗法带来的效果可能与重启生物钟有关。深入了解其中涉及的神经递质也能够在日后研究出更好的疗法。

我希望这项重要的研究长久地进行下去，因为这一类研究拥有造福众多患者的巨大潜质。它们让人们有了希望，了解更多的睡眠知识可能会是改善精神健康的一个出口。当然，研究只是一个参考方向，只要你正在尽自己所能地拥抱夜晚，就不应该因为那些科学理论而错失任何的睡眠时间。

第六章

成为成年人：每天睡一觉，工作、休息、玩耍样样好

青年人（18～25岁）的每日建议睡眠时间为7～9个小时。[①]

敏捷的大脑能让我们走得更远。在成年的早期时光，我们的大脑承受了前所未有的负荷。为了成功，我们进入了职场，或者参加各种考试。我们或许还要摸索如何在家庭的安全圈之外照顾自己，如何保持身体的健康并让自己随时表现出最佳状

① 专家组对睡眠时长及其对健康影响的科学文献做出了综合考虑，美国全国睡眠基金会基于此给出了我们需要的睡眠时间的指南。有人指出，在某些情况下，个体的需求可能会与上述推荐时间有所出入（但是和指南的建议时间有很大的区别也是异常现象）。在本书中，我们也给出了婴儿、儿童及青少年的建议睡眠时间，但是儿科睡眠专家通常会更关注帕鲁蒂（Paruthi）及其同事发表的综述（2016），在前面的章节中曾以参考文献的形式出现过。——作者注

态。我们可能在学习开车，或者就复杂的关系进行谈判。要跟上节奏是十分困难的。不幸的是，一个成熟的大脑并没有随着这些成年人的责任一起前行。在青春期的末期，我们的大脑仍在发育之中，还没有完全进入成熟状态。它依旧脆弱，睡眠也依然重要。所以当成年阶段来临时，睡眠发生了怎样的变化呢?

成年人的睡眠

提到睡眠，那不得不再次回顾夜晚中最重要的两个机制：自然而然的机制（睡眠驱动力）以及（身体）生物钟。说到睡眠驱动力，成年人需要花更长的时间才会觉得是时候换上睡衣准备入睡了。经预测，青少年在醒来 12～14 个小时之后，便会感到困倦，而成年人则需要 16 个小时。接着，再来说说生物钟。在前面的章节中，我们花了很大的篇幅来描述青少年生物钟的改变，那么到了成年阶段，生物钟会恢复原样，使我们睡得更早，醒得更早。很遗憾，步入成年，意味着夜晚的派对结束了。在大约 20 岁的时候，睡眠时间点的突然改变是非常常见的，以至于它被看作标志“青春期结束”的生理证据。

随着年龄增长，人体还存在其他的普遍性改变，比如，我们需要的睡眠时间会稍稍减少。由青少年时期 8～10 小时的建议睡眠时间减少为 7～9 小时，这让成年人能够履行这个生命阶段中永无止境的义务。一个完整的睡眠周期从开始到结束通常需要 90 分钟，而这一个半小时到了成年也会发生变化。比如说，浅度睡眠时间稍有增加，而被认为最有价值的睡眠种类——使人精力十分充沛的深度慢波睡眠的时长则有所下降，我们经常做梦的 REM 阶段时长也有所减少。最令人郁闷的是，随着年岁增长，睡眠质量明显下滑：我们需要更长的时间才能入睡，在夜间醒来的次数却增多了。成年人只能默默追忆着那些拥有悠长酣睡的青春时光。

睡眠与大脑机能

睡眠是如何与大脑机能发生联系的呢？让我们回想一下睡眠的一些核心功能，睡眠可以使身体和大脑得以恢复修整，清除大脑中的毒素，从而让人们整装待发，面对新的一天。睡眠也能够促进学习和信息处理的过程，在大脑中建立起新的连接，而舍弃那些不重要的连接。睡眠还能帮助重新校准情绪，让我们能够应对考试和生活带来的压力。那么睡眠可以让我们更聪明吗？

在某种程度上来说，是可以的。睡眠对于学习和大脑良好的运转有着重要作用，数据也能支持这一观点。在一项针对年轻人的研究中发现，睡眠质量低下、睡眠时间不足以及使用药物改善睡眠的人，他们在注意力测试上的表现也不尽人意。这些参与者的执行功能也有着更多的问题。执行功能指的是一系列能让我们大脑良好运行的精神机制，比如说，它们会尽量兼顾需要处理的不同任务。其他研究也认为，不同的睡眠习惯与大脑运行之间是有联系的，睡眠糟糕且睡眠时间较短的 16 岁～19 岁的人们，以及工作日与周末睡眠时间安排差异较大的人们，他们的平均分数也更低一些。

另一方面，睡眠似乎还可以帮助我们“忘却”。在美国进行的一项研究中，实验参与者接受了旨在抛下隐形社会偏见——主要是性别及种族偏见——的训练。以性别偏见为例，人们或许会认为比起科学，女性更擅长艺术。在训练中，当参与者们看到一个女性的照片与艺术相关的词语（比如“剧院”）一起出现时，他们被要求不做回应。相反，当他们看到女性照片与科学相关的词语（比如“数学”）一起出现时，他们被要求按下按钮。如果他们的反应足够快，一个独特的音调就会响起。而在减少种族偏见的实验里会播放另外一个音调。在研究的下一步骤里，参与者们会听着这些音调，对信息做相应的分类。比如说，当他们听到了在反性别偏见训练中播放的音调时，就被要求将一张女性的脸与一个科学相关的词语配对在一起。然后，参与者们进行了 90 分钟的小睡，在他们处于慢波睡眠时，两种音调会重复播放，让他们训练的记忆被重新激活。研究发现，伴随着睡眠中被播放的特定音调，参与者事先存在的明确的社会偏见有所减少。在实验的一周之后这样的效果随着小睡均有显现。看来睡眠能够巩固旨在减少偏见的内隐学习。

睡眠对于学习以及忘却都非常重要，缺少睡眠会损害我们的表现，但是这样的影响有多大呢？有人曾经尝试量化睡眠不足所导致的表现下降的程度。在 20 世纪 90 年代，一项 Meta 分析的实验者总结道，睡眠不足的人的机能表现仅相当于没有被剥夺睡眠的人的 9%。这个数据应该足以引起人们的关注了吧，特别是在这个良好表现能够为日后生活打下基础的生命阶段。

虽然本章主要针对年轻人探讨睡眠与表现的关系，但是也有针对其他生命阶段进行的睡眠与精神表现的关联的研究。比如说，在儿童与青少年身上，睡意、睡眠质量与睡眠长度都与在校表现相关。有趣的是，针对睡眠不同方面的一项 Meta 分析中，睡意显现出与精神状态最强的关联性，而睡眠时长的关联性是最弱的。这可能是因为，人们所需要的能够使其表现良好的睡眠时间是因人而异，但是如果他们没有获得充足的睡眠，就会感到疲惫。报告的作者还展现了其他有趣的结果。比如，在年幼的参与者身上，这种关联性显得尤为强大，可能是因为睡眠在这个生命阶段是极为重要的。相反，年龄大一些的儿童及青少年能够坚持更长的清醒时间。大脑前额皮质（涉及规划及问题解决的过程）在其中也扮演了重要角色，年幼参与者的前额皮质的发育程度可能较不完善，所以睡眠不足对他们造成的影响是最大的。这个关联性在男孩身上比在女孩身上更为突出。这可能是因为男孩的身体发育较女孩更为缓慢，他们青春期的开始时间会更晚。

所以睡眠和精神表现似乎在不同的生命阶段都息息相关。儿时的睡眠问题是否能够预测大脑在日后如何工作呢？我和同事在研究中就曾经尝试回答这个问题。我们使用达尼丁多学科健康与发展研究的数据，检验了睡眠与神经心理运作之间的联系。我们将父母反映的孩子的睡眠问题纳入了考量，并调研这些睡眠问题在孩子们成长为青少年时，是如何与他们的大脑机能相关联的。

我们使用了数种测验以探究大脑不同区域的内部运行方式。大部分区域之间是没有区别的，然而一些发现吸引了我们的注意力。通过分析数据能够得出，睡眠质量低下的人在两个特定测验上的表现明显更差一些。其中一个测验需要画出一幅复杂的图画，我们会对参与者的策略和准确度进行打分，这个测验考验了计划的周密性和对视觉空间的处理。

第二个测验是点对点任务的变体，我们让参与者将连续的数字和字母以 1、A、2、B、3、C 的顺序连起来，而不是像我们在幼儿图书中看到的 1、2、3 的顺序。后一个任务的完成结果吸引了我们更多的注意力，因为它对任务记忆和思维灵活性都有一定的要求。这个任务的表现更有可能反映出大脑前额皮质的机能运行状况，儿时经历过睡眠问题的人并不能很好地完成这个任务。我们觉得这个结果很有趣，因为其他研究也曾标记过，任务记忆是睡眠不足的影响中尤为敏感的一个方面。

虽然幼儿时期的睡眠问题可能会引发青少年的一些精神问题，但是研究过程中我们非常谨慎，不急于得出结论，因为还有可能存在更多解释。比如说，睡眠质量低下的儿童可能本来就有大脑运转方式上的问题，而这些问题随着时间也一直悄无声息地存在，只是我们在当时可能没有评估出来。

总而言之，看起来睡眠、表现与大脑运作确实是有关联的。如此说来，或许我们可以通过睡觉变得更聪明。就算不能通过睡觉变得更聪明，我们也可以通过睡觉让自己看起来更聪明！

一份在 2016 年发表的报告中也提到了这一点，科学家对人们面部进行了评估，尝试探索出哪些特征能让一些人看起来更聪明一些。科学家注意到的一项就是眼皮的打开程度。当人感到疲倦时，眼皮就会开始下垂。当动画人物表现疲惫时，下垂眼皮这个惯有形象是基于现实的。这个状态被认为与一个人的警觉或疲惫程度相关。在一系列的实验之中，报告的作者着重展示了眼皮张得越开，就越会被认为是聪明人这一理论。研究还为实验参与者在睡眠被限制之前和被限制之后分别拍了照片，这使得眼皮的打开程度能够发生自然的变化。正如预期一样，眼皮张得更开的参与者（他们也不缺少睡眠）被其他人认为是更聪明的。所以成为或者看上去像一个智者的第一步就是晚上好好睡觉。按照这个逻辑，充足的睡眠或许能让我们马上变成第二个丽莎·辛普森（Lisa Simpson）！①

美容觉

充分休息的人不仅看上去更聪明，而且看上去更迷人。虽然孩子从小经常被教育外表不重要，但是在青年时期，当浪漫的关系需要被巩固时，迷人的外表就变得尤其重要。不论我们是否在意外表，将身体的迷人程度与睡眠联系起来的研究都十分吸引人。在斯德哥尔摩一个睡眠实验室的研究里，科学家分

① 丽莎·辛普森是动画片《辛普森一家》中的一个角色，非常聪明。——译者注

别给实验参与者们在正常睡眠过后及被限制睡眠后拍了照片。在和网站“性不性感”（Hot or Not）[①] 相似的情境下，另外一组参与者被要求对照片里的人的迷人程度进行打分。有趣的是，被限制睡眠的人被认为吸引力更差（他们也被认为更不健康、看起来较为疲惫）。这或许明确了一件事情：疲惫时，我们的外表并未处于最佳状态。另外一个研究延伸了这个观点，将睡眠良好的人与睡眠糟糕的人的皮肤老化程度做了对比。研究发现，拥有良好睡眠的人的皮肤状况更好，他们的皮肤被认为是更年轻的，而且在接受了紫外线的照射后，皮肤的恢复时间也更快。不仅旁人认为睡眠充足的人更有吸引力，他们对自己的外表也非常满意。在第二项实验中，睡眠良好的人会比睡眠糟糕的人认为自己更有吸引力。

所以，或许当我们策划一个重要日子，想要表现出最佳状态时，应该将“睡眠”添加进自我打理事项的列表中，当然，也要预留出起床的时间。所有自拍爱好者都知道，起床后并不是外表最好看的时间。因为人们在躺着睡觉时，液体会充斥在眼周，导致醒后眼睛看起来非常肿胀。当我们站起来时，液体才会被重力排干。睡觉——起床——等一会儿，再做好拍照的准备吧。

① 一个社交网站，用户可以对其他用户自主上传的照片进行打分。——译者注

减肥觉

我们或许能够通过睡眠来让自己外表变得更好看，但是睡眠与体形又有什么关系呢？最近几年针对睡眠与体重的研究受到了学界与媒体的广泛关注。或许受到关注的一部分原因是，我们可以通过睡眠变得像吉吉·哈迪德（Gigi Hadid）或者泰森·巴鲁（Tyson Ballou）[①] 一样形体诱人。睡眠肯定是一条比低卡路里饮食更吸引人的道路，不是吗？

睡眠的不同特征似乎与体形有着实际联系，从是否打鼾，到睡眠质量、长度及规律性。当然了，较重的躯体会引发部分睡眠问题——过重的体重和肥胖的脖子会加重睡眠呼吸暂停的风险。然而，对于大部分人不那么显而易见的是，二者之间或许还有反向作用，我们的睡眠方式也可以改变我们的体态样貌。举例来说，睡眠时间短的人体重增加的风险更大，不仅仅在成年时期如此，在婴儿、儿童及青少年时期皆是如此。那么对此如何解释呢？研究人员提出了不少假说。

首先，当缺少睡眠时，我们会摄入更多的卡路里。最近一项聚焦在成年人的 Meta 分析支持了这个观点，分析表明，缺少睡眠会导致每人每天额外摄入 385 卡路里的食物与饮料。虽然这个卡路里还不抵一个我最喜欢的双层巧克力棒，但是也非常接近了。在一年之中，这会让你的体重大幅增加，大腿围也会增加几英寸。

---

① 吉吉·哈迪德及泰森·巴鲁均为身材十分健美的模特。——译者注

为什么我们会摄入更多的卡路里呢？这可能是因为，当睡眠时间不足，与饥饿相关的饥饿激素和与饱腹感相关的瘦素的分泌会被扰乱。尤其是饥饿激素的分泌会增加，这让我们感到更加饥饿，而瘦素的分泌则会降低，所以很难产生饱腹感。因为清醒时间增加，我们会摄入更多的卡路里以供消耗。毕竟很少有人会在睡觉的时候吃东西（虽然有些人的确会）。研究还指出，缺少了睡眠的我们对食物会有不一样的偏好，结果就会摄入更多不健康的食物。毕竟，从路边摊买来的油腻零食只会在深夜和极度疲惫的时候看起来格外吸引人。有趣的是，研究大脑中发生的事情能够让我们明白为什么人会对垃圾食品产生欲望。正如之前所讨论的，疲惫的时候，大脑中涉及复杂规划的区域（比如说前额皮质）看起来会有些迟钝。相反，其他涉及积极性和奖赏的区域（比如杏仁体）看起来则是在超速运转中。怪不得油腻快餐带给我们的瞬间愉悦感在夜晚会如此吸引人。

睡眠时间短和体重增加之间还有第二个解释，缺少睡眠后，我们消耗的卡路里减少了。有可能是因为体温调节被扰乱了，或者是因为醒着的时候，我们太过疲惫而无法起身出门。很多人都曾经有过这种感觉：熬过夜后筋疲力尽，什么都不想做，只想躺在电视前面，这几乎不会消耗卡路里。更糟糕的是，这样的静止活动如果还伴随着一大袋的薯片或者饼干，那么它就能很好地将不同的解释结合在了一起，为什么缺少睡眠会让我们体重增加——因为我们在增加卡路里摄入的同时也不再额外消耗了。

睡觉与锻炼

失眠会让我们感到疲倦，起身出门更为艰难。但是对于睡眠和日常活动水平之间的关系——实际上是锻炼日程——我们了解多少呢？

这一小节将介绍睡眠和锻炼之间的关系，因为体育纪录经常是被年轻人打破的。很多精英运动员的运动生涯似乎随着成年阶段的到来而消逝了。在这个生命阶段中，人们的体能处于巅峰，所以锻炼和睡眠是如何结合在一起的呢？看起来这两者在一起非常和谐，即使是一次温和的慢跑、瑜伽，或者在公园中的闲逛似乎也能对我们的睡眠起到神奇的作用。

努力工作，努力休息

很多研究文献和 Meta 分析的资料都支撑着上述说法。在锻炼后，我们能够享受更长时间、更酣畅的睡眠。有规律的锻炼可以影响睡眠结构，让我们享受更多的慢波睡眠，但是这也会减少 REM 时间。锻炼对睡眠的积极影响足以解释，为什么睡眠专家推荐人们在一天之中一定抽出时间进行锻炼。

曾经有人提出了相反观点，认为人们应该在睡前的时间里避免运动，因为这类活动会让我们提高警觉性，并且使体温升高。这种身体现象在某种程度上来说是与睡眠需求相冲突的。然而，最近的睡眠建议指南中并没有提到上述警告，反而提醒大家，夜晚可能是我们在繁忙生活中唯一能够进行锻炼的时间了，并且还指出，数据也并未表明夜间锻炼会引发睡眠问题。

至于为什么规律的锻炼能让我们睡得更好，可能也存在着数种至今还未能完全为人理解的机制。锻炼对我们的昼夜节律、免疫功能及其他神经通路都有着积极的作用，从而带来了良好的睡眠体验。同时，也可能还存在间接的影响，比如说，锻炼能够改善情绪，基于我们对抑郁症及睡眠之间的关联的了解，这是非常有益的一点。锻炼还可以控制体重，能让我们避免患上因过重而导致的疾病，比如睡眠呼吸暂停。

那么极为出色的运动员们，比如莫・法拉（Mo Farah），小威廉姆斯（Serena Williams）以及里奥・梅西（Lionel Messi），他们的睡眠又是怎么样的呢？这些顶级运动员的睡眠肯定完美得离谱？实际上不是的。针对精英运动员的研究揭示，他们的睡眠情况比一般人要更为糟糕。研究认为，过度训练会导致睡眠质量的下降。过度训练和糟糕的睡眠之间的联系已被认证，以至于有时候糟糕的睡眠会被当作一个人过度训练的指标。所以，到底是怎么回事？首先，法拉和他的队友们的训练方法很可能和大部分的人都不一样。从数据来看，一般人每天能有 30 分钟的锻炼时间就已经很优秀了，而法拉在清醒的大部分时间里可能都在拉伸和跑步。与普通人训练的强度也有所不同，首先法拉并不会绕着公园慢跑。大部分人的训练方式会将身体一点点推向产生睡意的愉悦状态，而顶尖运动员的身体则是处于高压之下。他们的免疫系统或许会被削弱，肌肉经常十分疲惫，体内压力荷尔蒙皮质醇的浓度也会升高。除此之外，最近一项在老鼠身上的研究表明，当它们在跑步的时候，大脑部分区域的活动反而会降低，就像是进入了自动驾驶状态。这会不会对运动员也适用呢？即在特定情况下，当到了上床睡觉的时间，他们大脑的部分区域其实是更不活跃的，从而对睡眠的需求也减少了。即使上床睡觉后，在夜间也会常起身排尿，因为他们可能在训练之间和训练之后都摄入了大量的液体以保持身体水分充足。

让我们再来看看顶尖运动员的生活方式。运动员经常会参加国际比赛，而参加国际比赛意味着要长途跨国旅行。大多时候，他们需要跨越时区，这会让他们的身体感到混乱，经常昼夜不分。当身体内部机制和外部世界失去同步时，时差就出现了。运动员的身体还在另一个时区下运转，提示应该睡觉了，而裁判员却大喊着让他们站到起跑线上。此外，运动员身体不同部分的时钟也不再同步。对此有什么办法呢？尽快融入新的时区能够帮助更快地调整。比如说，确保身体能够接收到白天的日光，夜晚时房间保持黑暗。每穿越一个时区，我们的身体需要大约一天的时间来调整。就像让一艘大船调头一样，这是急不得的，因为昼夜节律限制着大脑中主生物钟受光照影响的改变速度。科学家拉塞尔·福斯特（Russell Foster）和利昂·克莱茨曼（Leon Kreitzman）描述，时差引发的体育表现问题不仅仅发生在人类身上，当需要动物参与竞赛，比如赛马，也需要考虑到这个问题。驯马师在出发比赛之前，会调整食物和训练的时间点，以缓解时差问题。这样的方法虽有可能减少时差带来的麻烦，但忽略了马儿们在飞机上腿部空间狭小的问题！

就算没有时差，部分体育赛事的时间安排意味着早早上床睡觉也是不可能的事情。以西班牙足球甲级联赛举例，有时候开球时间是在晚上 10 点钟。虽然这个开球时间看上去有些晚，但是体育比赛被安排在夜间，自有其逻辑。比如，夜晚比赛可以避免日间的炎热天气，此外，受到昼夜节律驱动，我们的体温在一天中不断增加，体能表现在一天之中似乎也是逐渐递增的。体温一般在下午 5 点～7 点达到高峰，这也可以解释，为什么体育记录经常在傍晚被打破。但是适用于张三的并不一定适用于李四，我们每个人的最佳表现时间也部分取决于自己独特的生物钟。由此，早起型人到达体能巅峰的时间点就要早于晚睡型人。

在不熟悉的环境中睡觉会带来另外一些问题，我们都体会过，一般在离开家第一天的时候，一整晚大脑似乎都处于半梦半醒之间。这也是有科学依据的。当我们在一个新的环境中躺下时，一半大脑在某种程度上是保持在警觉状态的。这和海豚的睡眠（在第一章中讨论过）非常类似，只不过它们更高级，每次只有一个脑半球进入睡眠状态。通常人类的两个脑半球都会进入睡眠。一个研究团队进行了一系列的实验，针对 35 名健康的年轻人，对比了他们在睡眠实验室中度过的第一晚和第二晚的睡眠。研究人员发现在第一个晚上发生了一些不寻常的现象，而第二个晚上则没有出现这种现象。大脑左半球的部分区域在睡眠中似乎处于警戒状态（相比右半球，左半球只进入了更轻度的睡眠）。研究团队还发现，左半球对外部环境中的声音更敏感。这表明了当我们身处不熟悉的环境时，或许大脑的这个部分就如同一个守夜人，正在确保我们的安全。这也意味着，就算运动员没有跨越时区，他们在新环境中至少需要一个晚上才能进入良好的睡眠，进而在大型赛事上才会输出最佳表现。

最后，成功总是伴随着压力的。运动员在大型赛事前容易夜不成眠，感到焦虑。赛事结束后的夜晚还要参加记者招待会、庆功会或者复盘错误。他们还需要推销品牌，花时间宣传产品，以换取赞助带来的收入，以及参与足够多的公益活动，让自己能睡得安稳。所有因素加在一起，运动员的睡眠时间不足也是意料之中了。

努力休息，努力工作

这些运动员糟糕的睡眠的确是一个问题。让我们回想一下睡眠的重要性，很明显，睡眠能够为人体提供一个绝佳恢复机会，以表现出最佳状态。与运动尤其相关的一点，可能就是成长荷尔蒙的分泌了，它能够让身体自行恢复，其分泌量在深度睡眠中会达到顶峰。睡眠与很多影响运动表现的其他因素都存在联系，这点也是毋庸置疑的，包括认知能力、疼痛知觉与忍耐力、肌肉恢复能力、免疫功能、葡萄糖代谢、决策力、情绪、康复能力等。我们都看过比赛的实时播放，眼见着射门时足球撞到了球门的横梁上，或者网球差一点就能过网。或许一晚良好的睡眠能够带给运动员一些扭转赛事的机会。

所以，运动员面对睡得不好，但是又迫切需要睡眠的不幸状况，应该怎么办呢？如何能够改善他们的睡眠，以提升他们的表现呢？在日间小睡一会儿或许有效，虽然结果可能好坏参半。简单地告诉运动员优先考虑睡眠，或者延长睡眠时间，这看起来也符合常理。但是，和所有人一样，连躺在床上的清醒时间都不够的时候，我们才应该延长睡眠时间。如果运动员们仅仅是躺在床上，非常清醒地哼着国歌，这可能会让他们对睡眠产生负面联想，结果一点儿帮助也没有。

良好的睡眠卫生也很重要，最好为身高异于常人的球员配备加长的床铺。顶尖运动员摄入的营养元素非常关键，最近人们开始关注能够改善睡眠的食物种类（参见第九章）。虽然这些因素都很重要，但是我们在鼓励良好睡眠的同时，也不应该大题小做。毕竟，没人能够在把睡眠当成例行任务时，还能心态平和地睡过去。就像失眠的人会被告知，即使经历了一晚糟糕的睡眠后，他们也仍然会活着面对新的一天。但大量证据表明，在糟糕透顶的一夜过后，运动员依然能够取得体育上的成功，或许这也能带来一丝宽慰。很多因素都影响着体育运动的成功，部分因素可能只产生很小的影响。虽然睡眠很重要，但是也有运动员在辗转反侧的夜晚后，取得了金牌。

当我带着我的儿子去参加足球比赛时，我发现专业的运动俱乐部已经在挖掘才刚刚学会跑步的幼儿们。在英国，邀请5岁的儿童参与多个足球俱乐部的训练并不罕见。① 这些孩子上

① 对于能够签约职业足球俱乐部的儿童的最小年龄也有相关规定，但是更年幼的儿童会被邀请参与发展项目的训练。——作者注

厕所时可能还需要帮助，或许还不能完全独立使用刀叉，但年幼的他们正接受着专业训练，进行高级别的足球运动。学习足球技能与技巧，和足球传奇巨星一起自拍，这或许是个难以拒绝的机会。然而，夜间训练是否意味着孩子们缺少了他们需要的睡眠呢？我认为是的。国际奥林匹克委员会针对青少年运动员的发育发表了一份共识声明，其中特别指出，训练和比赛会导致睡眠不足。缺少睡眠对身体机能的多个方面都有负面影响，并且增加了受伤的可能性。

布廖尼是一位妈妈，她 7 岁的儿子阿瑟是一名出色的天才足球员，我们聊过当她帮助儿子发展体育运动，同时兼顾他的睡眠需求时所遇到的挑战。阿瑟踢足球时，时常有超级联赛足球队的球探前来观看。如果阿瑟的表现一直如此出众的话，这些球探肯定不希望错过与他签约的机会。不少对阿瑟感兴趣、想要招募他进入球队一同训练的人常常在比赛后联系阿瑟的教练和父母。

布廖尼解释道："我的儿子阿瑟热爱足球，从他 3 岁开始，他就参加了足球训练课程。去年，阿瑟 7 岁了，他受邀加入了三所足球学院，并且为一支正规队伍踢比赛。他每周训练 5 次，训练有时在晚上 7 点才结束。他一般回家后先吃点东西，洗个澡，需要一点时间才能放松下来。我们发现有时候阿瑟在晚上 9 点半之后才上床，但是仍然需要在早上 6 点起来。"布廖尼继续诉说足球训练的两难处境："我们担心阿瑟的睡眠时间不足，但还是决定让他继续训练，因为他十分享受足球运动，而且在学校也有长远的进步。今年阿瑟需要与职业球队签约，这也是决定性的一年。考虑到阿瑟的健康以及各方面幸福感，为了给他提供最好的一切，我们要做出正确的选择，说实话，我真是有很大的压力。”[①]

对于阿瑟来说，事情似乎进展得十分顺利，他拥有这样的家长无疑是很幸运的，他们热心地支持他在学业和爱好中茁壮成长，但也不是所有的孩子都是这么幸运。部分教练和家长并不会停下来考虑孩子的睡眠需要，即便他们应该这么做。改变训练日程或许是一个方法，这样孩子们便有机会获得充足的睡眠。在孩子们应该准备睡觉的时间里安排操练，一定不是训练出世界伟大运动员的绝佳方式。如果英格兰还想重现 1966 年的辉煌[②]，人们或许应该更多地考虑这些年轻明星的睡眠问题。

整夜驾驶：睡眠与车祸

刚步入成年，许多人会选择学习驾驶，乐于开发新的自由。但是这个自由有时候会伴随着令人担心的事故。年轻、没有经验与车祸的风险之间绝对在画着等号，糟糕的睡眠和困倦也是其中关键一环。实际上，有研究表明，年轻在因困倦而导致车祸事故中是一个尤为关键的风险因素。一个解释是，年轻人常会做出

---

① 如果有多个俱乐部争着与阿瑟签约，我请求他选择阿森纳，因为这是我最喜欢的球队。——作者注

② 1966 年，英格兰举办了世界杯足球赛，并且夺得了冠军。我们现在仍然感到自豪！——作者注

冒险的决定，尤其是青少年，以及那些长期缺少睡眠的人。

毫无疑问，疲倦会杀人。行驶在高速公路上，沿路你能看到不少与此相关的警示牌。早晨是最容易发生车祸的时段，因为生物钟在体内尖叫着，让我们去睡觉。科研论文也明确指出，当我们感到困倦时，警惕性会下降，注意力因此难以集中，更重要的是，我们的反应速度变得更慢。疲劳驾驶的伤害是巨大的，甚至有人将其类比为醉驾或者毒驾带来的伤害。最糟糕的是，疲惫的时候，我们更有可能在开车时睡着，这将极大地导致灾难性的后果。

怎么确定是睡眠在公路上导致了如此多的死亡案例呢？首先我们对其他原因进行排除（比如体内有高含量的酒精、超速、能见度低及使用电话等）。在一场事故之后，最有价值的线索来自检验道路上轮胎留下的痕迹。如果没有企图刹车或者急转弯的痕迹，司机在撞击前很有可能是睡着了，或者已经不省人事。“在开车时睡着极有可能导致灾难的发生，”谢菲尔德大学驾驶行为研究员理查德·罗（Richard Rowe）教授说，“即使没有睡着，人们对道路上风险的反应速度也会因困意而降低，因而增加了车祸的危险。尤其是仍处在驾驶生涯的前几年，这十分值得年轻人注意。”

疲劳驾驶造成的问题绝不可小觑，最近一个报告预计，超过 20% 的致命车祸中都有一个昏昏欲睡的司机，仅仅在美国每年就有 6400 起这样的车祸。含有这些重要信息的科研论文常常只有科学家会阅读，而没有在社会中起到它们本该拥有的传播渗透度。有时候反而是生活中的事故更能引起大众的注意。我在 15 岁时和一位朋友一起在电视上看到了一起恐怖的车祸事故。她发现事故中的车辆很像她另一个闺密的车，但这不过是一个不经意的评论，当时我们并没有多想。然而后来发现，新闻里的车确实是她朋友的。在晚上回家的路上，她那从小到大的朋友与一群青少年均死于这场车祸。我不想错过这个机会来提醒大家关于睡眠的力量。尊重它，永远不要疲劳驾驶。

我们有时会低估疲劳驾驶造成的伤害，所以请注意以下这些迹象。有一些是很明显的，当你发现自己打哈欠，无法保持眼睛睁开，或者头一直下垂，请一定不要开车。然而，有些迹象不是那么的明显，比如游离于车道之外，无法保持一致的速度，错过转弯的路口或者路牌，忘记自己刚才已经开出几英里。当这些或者其他困倦的迹象出现时，你就应该停下车并睡一觉，直到不再感到困倦。咖啡因是有效的，但是它不能代替睡眠本身。真诚希望路途中的每个人都可以安全到家。

第七章

快车道上的路障：壮年时期的睡眠问题

成人（26～64岁）的每日建议睡眠时间为7～9个小时。

婴幼儿时期的睡眠长度、睡眠时间及安排，在人近中年时会有很大的改变。很多人会认为，成年之后所有事情都趋于稳定，或许从某种意义上来说是这样的：睡眠阶段已经形成，过去经历的问题也已经不再是问题。比如说，我们不需要再和父母争论什么时候上床睡觉，为什么会尿床或者失眠问题。但是成年后也不是毫无烦恼。这个阶段的生活会带来新的经历和考验，比如失恋、复合、怀孕、成为父母及职位晋升。就像我们的睡眠方式会影响上述的所有事情，反之亦然。睡眠习惯和问题在个体之间也会有很大的差异，人和人的睡眠方式不尽相同。

经过成年的早期阶段后，人们的部分睡眠特性仍然保留了下来。比如说，每晚睡眠时间仍建议为 7～9 小时。当然了，成年人之间也会有差异。米歇尔·奥巴马和巴拉克·奥巴马的睡眠习惯可能就有所不同。相关报告表明，女性较男性的睡眠时间更长。不过，对于奥巴马夫人来说，也并非全是好消息，除了睡眠时间长，女性较男性更有可能患上失眠——这一差异会随着年龄增长而更为显著。①

对于不同国家的人来说，睡眠习惯也不一样，比如我是在床架支撑的床垫上入睡，而日本人则有可能在地板的榻榻米上入睡。还有一些其他差异——部分国家的居民，包括西班牙、意大利、希腊和墨西哥，他们都有午睡的习惯。而生活在英国、法国及美国的人们则没有这种习惯。这一现象会导致工作日程也大有不同。我们在第三章中提过的来自西班牙的父亲埃米利奥，他在工作日是 9 点上班，一直到下午 2 点才回家吃午饭。他告诉我："午饭是一天中的主餐，甚至会影响大家的午睡。中午丰盛的午餐，加上夏天的炎热天气，这会让西班牙人都需要午睡一会儿。"结束午休后，埃米利奥回到工作岗位，从下午 4 点一直工作到 8 点，直到晚上 9 点或 10 点才回家吃晚饭。最后他说："在西班牙，唱歌比赛节目《西班牙好声音》晚上 10 点在电视上播出，要到午夜才结束。"与埃米利奥不同，我自己的工作一般从早上 8 点开始，中间不会停下，桌上会放些零食饮料，

① 除了群组之间的差异，女性之间与男性之间也存在个体差异。——作者注

饿了就吃一点，直到下午 6 点停止工作，回家为我的孩子准备晚餐并让他们准备上床睡觉。如果我想要看《英国好声音》，我就得熬到晚上 10 点上床睡觉。

不同国家地区的人的睡眠时长也会有所不同。一项使用手机软件来收集数据的研究表明，荷兰人的睡眠时间最长，新加坡人的睡眠时间最短，而英国人在中等偏上的水平。但是其他研究得出的结论并不一样。比如说，一个保险公司的深入研究表明，其实英国人最有可能反映自己睡眠不足，37% 的英国人认为他们睡眠不足，而印度人则很少表明自己缺乏睡眠，仅仅 9% 的印度人做出了如上表述。在解读上述结果之前，我们应该注意到，此类研究的参与者不一定能够代表他们所生活的国家。毕竟作为前提来说，睡眠糟糕的人更有可能会下载睡眠应用。如果样本不具有代表性，我们很难知道从此类研究中可以得出什么结论。

那么，虽然不同地区人们睡眠模式之间的差异还不完全明晰，但是如果这些差异确实存在，造成它们的原因会是什么呢？当然不容忽视的必然是文化差异，包括我们预期的工作时长及经历的不同程度的压力。不同国家之间的日照时长和四季变化也可能在其中起到了作用，有人发现日出和日落也会影响起床的时间。这一点是值得注意的，因为生活在不同国家的人们，他们所接收的光照程度之间有着巨大差异，比如那些生活在芬兰拉普兰的人们，他们在冬天时每天只有几个小时的日照时间，但夏天的日照基本是连续不断的。相反，生活在哥伦比亚波哥大的人们，他们一年中能够接收到日照的时间都在 12 个小时左右。

国家内部的社会经济因素也对睡眠有所影响，社会经济发展较为落后的国家（地区）的居民，面对睡眠不足或者睡眠质量低下等问题时，他们显得更为脆弱。为了进一步探究，我与迈克尔·格兰德内尔博士（在第一章中曾经提过）进行了会面。他解释道："睡眠处在一个有趣的连接之中，一边是所有重要的生理机制，其为睡眠所深深影响，比如新陈代谢、免疫功能及情绪调节；另一边是影响我们生活的社会环境和物质因素，像工作、家庭、邻里及亲人。睡眠对于健康不可或缺，但同时又被这些重要因素影响着。如果我们要以严肃的态度将睡眠看作健康的一环，那么就需要帮助人们在繁忙紧张的生活环境下学会掌控自己的睡眠。"

失眠与都市生活

步入成年生活后，我们已经与童年时期的许多睡眠问题挥手告别，但是部分问题仍然存在，其他问题也会在这个阶段首次出现。其中一个潜伏的问题就是失眠，这是一个非常常见但又无比痛苦的病症。可以说，任何关于睡眠的书籍如果没有对这个病症进行讨论，那么都是不合格的。我们可能曾经都有过不眠之夜，不论是在重要事件的前夜感到焦虑，因失败而感到懊悔，或者仅仅是因为繁忙的生活中脑内充斥着各种思绪。但是我们先把偶尔的情况放在一边，当不眠夜成了反复发作的问题，每次发作持续数月，并且开始影响日常的生活，令人无法容忍，那么就意味着失眠从此就扎根在你的生活之中了。

如果与拥有酣畅睡眠的朋友——还可能是医生——分享上述耗费精力的失眠体验，有时候他们是不能理解的。他人的沉默其实也表明了公众对于这个病症缺乏认知，而不是患者反应过度。最近，失眠问题因《欲望都市》（*Sex and the City*）的主演金·凯特罗尔（Kim Cattrall）而受到了大家的关注，她退出了本应在伦敦剧院上演的一出戏剧。媒体表示不解，并猜测她一定是患上了癌症。究竟是怎么回事呢？为什么一个这么勤奋、可靠的演员在开演前如此短的时间内放弃了这个重要的主演角色？实际上，她一直在承受着令人精神虚弱的失眠问题，她将此描述为“胸口上坐着 3 吨重的大猩猩”，而且失眠演变成了她生活中的“一场海啸”。在休息了一段时间让自己身体恢复后，她与大家分享了自己的经历。她勇敢的态度影响了公众，就在她公开讨论自己情况的不久之后，我收到了一封邮件，发件人正经历着与她类似的睡眠问题，并且也在寻求帮助。所以为什么凯特罗尔，以及全世界像她一样的万千公众都在遭受着失眠问题，为什么就不能摆脱这个问题呢？

为什么失眠阴霾在你的生活中萦绕不去

在凯特罗尔的案例中，她的失眠或许是由这场“完美风暴”[①]引起的：因为失去父亲而感到哀痛，因为新的戏剧而感到

① 事件单独发生时不会带来危险，但是一同发生时便会引发灾难性后果。——译者注

焦虑，以及她正经历着生命中荷尔蒙急剧变化的阶段。个体的经历和失眠的理论都支持这个观点：生活中重要且让人感到压力的事件会引发失眠。

失眠问题的模型还含有其他因素。一项领先理论包括失眠的 3P 模型，关注易感、诱发及维持这三个因素。3P 模型由已逝的领域专家、康奈尔大学教授阿特·斯皮尔曼（Art Spielman）在 20 世纪 80 年代提出，其职业生涯的大部分时间在康奈尔大学度过。第一个 P 指的是**易感因素**（predisposing factors）。是什么让我们容易患上失眠障碍？基因的弱点可能在失眠问题的形成中起到了重要的作用。这一点帮助解释了为什么有些人比其他人更容易失眠。

第二个 P 指的是**诱发因素**（precipitating factors），它们会让失眠开始发作。诱发因素包括了生活中的重大事件，比如失业、爱人的逝去、财务压力或者期末考试。带有易感因素的人们在面对诱发因素时会更脆弱，因此更有可能患上失眠。

最后一个 P 指的是**持续因素**（perpetuating factors），它们喂养着失眠，使其一旦进入人们的生活后便一直存在。持续因素包括对睡眠过度的痴迷及担忧，以至于这些情绪开始真正地阻止我们入睡。我们的行为举止也会加重睡眠问题。比如不断地查看时钟，并计算自己已经清醒了多长的时间，这也绝对会破坏良好睡眠体验。带有易感因素的人们在喂养失眠的行为面前更为脆弱，比如对诱发因素思来想去。

千禧年之初，两位受人尊敬的睡眠研究学者——来自加利福尼亚大学伯克利分校的阿莉森·哈维教授（Allison Harvey）与牛津大学的科林·埃斯皮教授（Colin Espie），他们分别产出了新的失眠模型。两个人都肯定了人们的思考方式在睡眠障碍发育成型并持续发生过程中的重要性。这两个失眠认知模型的关注点非常类似，而且发表于同一年（2002 年）。在这里，我将着重说一说哈维的模型。这个模型的部分特性可以说明，思考方式为什么会对失眠的发育成型和持续发生产生重要影响。这个失眠模型以人们在面对一晚上糟糕的睡眠时如何反应为理论前提。我们可能不会将这个夜晚抛诸脑后，反而会开始担忧自己好好睡觉的能力，甚至还会对未来的夜晚产生恐惧心理。这会让我们感到紧张，对睡眠也是没有益处的。第二天晚上我们还是没有好好入睡，取而代之的是躺在床上监控着自己的身体——“我感到疲惫吗”“我的肌肉紧绷吗”。我们或许还会监控着周围一切事物——“我已经清醒地躺着整整一个小时了，之所以知道这一点是因为我一直盯着时钟，看着它的每一下摆动”，这会让问题夸张化，我们会把睡眠想得比实际情况中糟糕许多，或者会认为自己就是无法处理这种情况。

然后我们便会尝试通过改变行为来睡得更好，以解决失眠问题。比如说，我们或许会更努力地控制躺在床上时所思考的事情，拒绝让引发压力的念头进入脑海中。但是这往往适得其反，让注意力反而更加集中在自己极力避免的念头上。作为例证，你可以尝试这样的一个实验。设定一个一分钟的闹钟，除了戴着牛仔帽的大猩猩，你可以思考任何的事情。

这不是那么简单。你还是想了那只大猩猩，对吗？所以尝试屏蔽特定的念头通常不是一个好的失眠对策。

另一个通常会带来反作用的方法是，早早上床，以弥补失去的睡眠。这会让我们在还没有准备好睡觉时便躺在了床上，并且清醒地躺上更长一段时间。这么做带来的结果是，我们的焦虑感会增加，这些行为或许反而使我们踏上了患上真正睡眠问题的道路。

哈维的认知模型中有一个值得注意的特征，即监控睡眠会引发问题或让问题持续发生。这令人疑惑，因为最近个人睡眠监控器受到了大众的广泛欢迎，现在，成千上万的人使用着监测手环，或者用手机应用追踪他们的睡眠情况，这些监测器利用加速器或者声音来输出关于睡眠动作的结论。使用这些设备的人们有时候会急切地上床，期待着关于他们睡眠时间及睡眠质量的信息。然而，也有人提出了质疑，这些商业产品是否能够准确估测人们的睡眠量，或者特定阶段中的睡眠时间。这与我收到的来自产品使用者的部分反馈是一致的，比如一位年轻人声称他的设备显示他基本“从来没有过深度睡眠”，而一位中年女性透露自己的睡眠“像一个 80 岁的老年人”。这些产品的改善正在进行中，它们显然有巨大的潜力，或许在未来能够改革睡眠研究，为专家们提供一个便捷方法，以监测大量使用者的睡眠情况。但是在此之前，我们最好还是不要将产品的监测结果奉为真理。尤其是那些有着睡眠问题的人们，或许应该考虑清楚将这些产品带入生活后可能会产生的后果。

失眠的另一个特性可以用过度觉醒模型来解释，这个模型更加强调生物学因素，同时也承认了心理因素的重要性。弗莱堡大学的迪特尔·里曼教授（Dieter Riemann）利用长篇论文解释了一个现象：很多失眠患者都经历过过度觉醒。换句话说，这些患者在日间与夜间都会展现出紧张不安的情绪。重要的、带来压力的事件对于失眠的发生固然存在影响，而在这些事件过去后，它们仍然让我们感到紧张，正是这样的过度觉醒导致了睡眠问题。我们或许会感到筋疲力尽，也会感到烦躁不安，这种现象对于承受着基因风险的人来说尤为真实。

除此之外，惯性失眠患者不会将卧室看作平静的绿洲——一个能让我们慢慢睡去的完美世界，反而会将卧室（或者睡眠时间）与压力感及警觉感联系在一起。这意味着即便生活中的压力事件过去，过度觉醒以及随之而来的睡眠问题也将会继续存在。我请求里曼教授详细阐述这个模型。"实际上，过度觉醒作为失眠的一个病理生理学相关因素的这个观点，已经有上百年的历史了。1997 年，迈克尔·帕里斯（Michael Perlis）的失眠神经认知模型强调，睡眠脑电图中快速范围频率的增加或许标志着过度觉醒，"里曼继续谈论这个理论是如何发展的，"过去 20 年的研究将过度觉醒的心理学数据与神经生物学的数据结合在了一起。比如说，神经影像的数据表明，过度觉醒不仅是一种无法休息的主观经历，它同时也反映了长期失眠患者的大脑活动在一天 24 小时内都有所增加。"

另一个失眠模型的概念是由芝加哥西北大学费恩伯格医学

院的副教授贾森·翁（Jason Ong）提出的元认知模型。有人将元认知描述为“关于思考的思考”。这个模型主要解释，正是部分关于睡眠的想法才让事情变得更糟糕。尝试不去想那只大猩猩反而会让它过度占据了我们的思绪！这个模型建立于此前的认知模型之上，它强调了人们与关于睡眠的念头的互动方式。这个模型给出的实用建议包括，我们不应该尝试改变思考的方式。相反，改变我们与这些想法的关系或许会有所帮助。因此，需要让人们开始意识到他们关于睡眠的想法，以及这些想法是如何让正在经历的睡眠问题持续存在的。与其尝试屏蔽这些念头，不如静静地观察它们，让它们在我们的脑海中自由出入，就像清风拂过树梢一般，这或许更有效果。避免与我们的想法进行互动，并且许愿它们不要再出现，莫不如只需知道它们的存在，不带评判色彩地让它们进出我们的生活。这样基于正念训练法的干预已经被证明对于身心健康的许多方面都有帮助，当然，也包括睡眠。翁向我解释道：“与其强迫自己睡觉，或者过度沉湎于尝试修复睡眠问题，有些人在释怀并且与发生的一切自然共处后，反而受益良多。这种解决睡眠的方法被称作正念训练，研究表明其对于改善睡眠质量非常有效。”

上述的每一个模型都对关于失眠的整体理解做出了贡献：某些生来携带的基因增加了我们患上失眠的可能性；带来压力的生活事件会触发失眠；过度觉醒与酣畅的睡眠不可兼得；而我们的行为与思考方式（包括元认知）会让问题持续存在。

如何让它消失：这取决于想法和行为

在凯特罗尔的例子中，她的失眠得以解决是因为她接受了失眠认知行为治疗（cognitive behavioural therapy for insomnia，CBT-I）。由美国内科医师协会（American College of Physicians）发表的相关指南表明，CBT-I 疗法是针对长期失眠的成年患者的最佳首选治疗方法。这个结论基于最严格、最公正的实验——随机对照实验——所得出的证据，这份指南可供所有临床医生参考，不论他们在什么地方行医。所以，CBT-I 疗法包括什么呢？

鉴于这种疗法的名字，它会挑战并改正引发睡眠问题或者让睡眠问题一直存在的认知（或者想法）。比如说，失眠患者会接受关于睡眠科学的教育，旨在纠正异常想法。或许一些人会认为，他们通常需要 8 个小时的睡眠，身体机能才能良好运转，实际上 7 个小时可能才是更适合他们的睡眠时长（经历更少干扰的睡眠，身体以最佳状态在白天运转）。将这一点告诉他们，便可以使其避免浪费不必要的时间瞪大眼睛躺在床上。他们还会学习到一些有助于安眠的方法，比如细细品味（savouring），这个过程会让患者们花时间来回忆过去一段特殊记忆，或者畅想未来的一件事。所以，与其躺在床上反复思考糟糕的一天，他们或许可以回味生命中一个特殊的时刻，或者憧憬计划已久的前往巴哈马的旅行。

CBT-I 疗法，正如名字所示，还包括了行为因素。一些放松的小技巧能够帮助病人在睡前松懈下来。改善睡眠卫生也会十分有用，其中包括避免饮用咖啡，或者在某个时间点后避免接触电子产品，以及让睡眠环境尽可能黑暗。引发失眠或者让失眠一直存在的行为能够通过刺激控制疗法（stimulus control therapy）来矫正。接受此种治疗的患者会尝试控制他们与刺激物之间的关联。在失眠的情况中，刺激物可能是“睡眠时间与卧室”，而关联物则是“压力”。刺激控制疗法的目的在于解开上述关联，从而让睡眠时间与卧室同安宁的睡眠之间建立联系。如果患者并不疲惫，他们会被告知不要上床睡觉。如果他们在夜间醒来，无法入睡，那么他们会被告知起身下床，并且进入另外一间房间。患者只有在感到疲惫时才能上床，而且只有在已经准备好入睡时，才能躺在床上。使用了这个方法一段时间后，患者开始将卧室同放松和睡眠关联在一起，而不再与不眠之夜相关联。

CBT-I 疗法中使用的另外一个方法，也经常被认为是对于治疗失眠非常有益的方法，即睡眠限制疗法（sleep restriction therapy）。这个方法限制患者在床上的时间，以避免其徒劳地、清醒地躺在床上。如果患者在床上躺了 8 个小时，而睡眠时间只有 7 个小时，那么他们会被建议将躺在床上的时间减少到 7 个小时。如此一来，失眠患者便能将注意力有效地集中在睡眠上，睡眠效率也得以提升，患者更有可能拥有他们所需要的睡眠类型。这个方法之所以奏效，是因为当睡眠被限制时，睡眠驱动力就会提升。这意味着患者更有可能将有限的床上时间用来睡觉，而不是在床上辗转反侧。这个方法还有一个额外的好处，就是削弱床和觉醒之间的联系，同时加强床和睡眠之间的联系。虽然这个方法并不容易，因为当人们格外疲惫时，限制床上时间就不太容易做到。

以政府工作人员罗杰为例，他是一名长期重度失眠患者。罗杰最近进行了线上的 CBT-I 课程，在经历了一周内每晚只能睡 4 个小时的糟糕睡眠体验后，他开始拥有更长时间的睡眠了。然而课程碰巧到了限制睡眠时间的建议那里，罗杰无法鼓起勇气限制他向往已久的睡眠时间，所以他无视了这个建议并且放弃了课程。几个星期后，罗杰的失眠病症复发，他为自己放弃了治疗睡眠问题的长期建议，而选择了短期的良好睡眠体验感到懊恼。

对于那些认为 CBT-I 疗法看起来比较适合自己的人，下一步便是找到能够提供这种疗法的专家。目前针对这个疗法的专家数量还未达到应有水平，所以这并不是一件容易的事。因此，关于最近出现的线上帮助，比如罗杰尝试的那个课程，大家都感到非常适时。

牛津大学教授埃斯皮——他同时也是数字医疗公司的联合创始人——表示："让人们能够在网上和手机上获得 CBT 疗法，这具有'可拓展性'的优势。也就是说，CBT 疗法能够随时随地帮助人们从中获益。我们的目标是让数字医疗（数字 CBT 疗法，后文简称为 dCBT）变得像药品医疗（安眠药）一样易于获得。"不少人都很看好线上疗法的潜力，甚至有人建议在工作场合提供这些医疗资源，因为考虑到失眠导致的生产力下降，人们认为这非常划算。

但是另一些人则提出了关于摒弃面对面接触的顾虑。还有人指出，这些方法需要被彻底地验证是否有效。埃斯皮赞同第二个观点："dCBT 当然需要经过验证才能被运用……我们也强调了对目前线上项目'Sleepio'进行大量科学试验的重要性。除了我们之外，还有其他人也正投入这项事业中，但是我们坚信，dCBT 的支撑证据是严格的，它在医疗保健的供给方面也具有变革性。"当考虑到更宏观的层面时，埃斯皮补充道："顺便提一句，我也相信数字医疗会适时地成为专业面对面医疗服务的一部分。这表示临床医生可以将时间和资源聚焦在最需要他们关注的情况上，同时，他们能够使用数字工具来辅助工作，使办公更加高效。"

CBT-I 疗法是目前已知的治疗失眠的最佳方法，然而并不适用于所有人。再回到罗杰的案例，在放弃尝试 CBT 的几个月后，他通过"CBD"疗法的自我治疗，终于摆托了失眠困扰。是罗杰将"T"和"D"弄混了吗？显然不是的。CBD（大麻二酚，cannabidiol）是大麻中两个主要活性成分之一（另一个是四氢大麻酚，简称 THC，也就是引发快感的成分）。罗杰从当地的健康食品商店（合法地）购买了 CBD 油，每天晚上睡觉前，他会向腰果牛奶中滴一些 CBD 油。罗杰表示，此后他便能进入深度睡眠，并且在醒来后感到神清气爽。尽管罗杰对 CBD 热情满满，但是自我治疗是有风险的，在此并不推荐。除此之外，并没有太多高质量的研究来验证大麻的效果，而那些从广泛意义上调查了大麻对于睡眠的效果和其中活性成分的研究，最后产出的结果也多参差不齐。对于罗杰来说，CBD 最后还是失效了，医生给他开具了极低剂量的抗抑郁药物，帮助他放松。目前这些药物看起来效果不错。但是为什么医生没有给他开安眠药呢？安眠药有效吗？它们安全吗？

治疗失眠的药物

与 CBT-I 疗法相比，服用安眠药以治疗睡眠的证据支撑是更显不足的。安眠药包括苯二氮卓类（benzodiazepines）与 Z字头成分（Z-drugs），只应该在 CBT-I 治疗方法无法改善病症的情况下，经过深思熟虑后才能开具给患者，而且开药周期也非常短。这些药品具有镇静作用，它们能够提升大脑中抑制性神经递质 GABA（在第一章中提过）的作用。这些药品能够帮助我们进入睡眠，所以对于严重的失眠患者来说，这听起来很具有诱惑性。然而，它们并不是如我们想象中那样引入睡眠体验，它们带来的只是糟糕的代替品。以其中的成分苯二氮卓类为例，它会导致深度睡眠与 REM 睡眠的减少，让我们处于浅睡眠的状态。在服用这些安眠药后，患者起床时会感到头晕恶心。除此之外，这种药物并不能解决失眠的深层次原因，它们就像是黏黏的膏药，让事情在短时间内得到解决。如果服用药物的时间超过几个星期，耐药性便会产生，这意味着我们需要越来越多的药量才能达到同样的效果。较为严重的是，用药还会导致依赖性，当我们最终停止服用时，会产生令人不快的脱瘾症状。

缺乏睡眠的绝望加上部分药品的可获得性有时会导致灾难

性的后果。著名音乐家迈克尔·杰克逊的死亡悲剧可能就是一个典型案例。尸检发现，他体内含有苯二氮卓类的残留及异丙酚（propofol），似乎正是异丙酚让他停止了呼吸。

睡眠研究学者及公众闻讯都十分震惊。尤其是忧心他被给予了异丙酚这种药物，异丙酚不是睡眠辅助药物，而是全身麻醉剂。不知大家是否还记得在第一章提到的，睡眠和麻醉在某种程度上是不一样的。如果我们尝试在睡着的人身上做手术，这些差异很快就会变得非常明显。哈佛医学院的睡眠医学教授查尔斯·齐斯勒（Charles Czeisler）在一次实验中指出，异丙酚会扰乱睡眠周期，无法提供 REM 睡眠，这意味着当一个人服用了这种药物后，他或许在起床时会感到精力充沛，但是他其实更缺乏睡眠。在迈克尔·杰克逊的例子中，这解释了他临去世前的症状，媒体报道的症状包括偏执、体重下降、记不起他那划时代的音乐中的歌词和舞蹈等。如果有人因为他极度渴望睡眠而给了他这些药物，那么这是令人无比悲痛的事情，因为他没能获取正确的帮助。

与他人同眠

在睡眠实验室中的研究，很多可能是被单独评估的。伴侣的夜间行为不会被纳入考量，这其实并不合理，因为有超过半数的成年人是与伴侣同眠的。伴侣或许会比我们晚 1 小时上床睡觉，早 1 小时起床，他们会打鼾，或者像猪一样拱起被子，这些事实都完全被忽略了。然而，可能正是这些事情为我们的睡眠带来了巨大的影响。

或许我们应该将睡眠当作一个公共活动进行考虑。毕竟，有人认为，昼夜节律的其中一个好处就是让我们在日间保持苏醒，在夜间保持沉睡。如此一来，人们在同一时间里做着相同的事情，社群便被催生了。[①] 那么，正如昼夜节律普遍的相似性导致了社会团体的成型，反过来讲，人们睡眠时间的差异（想象让一只猫头鹰与一只云雀一起睡觉）会让人与人之间的关系产生问题。

拉凯什是一位中年上班族，他与我讨论了他和妻子在睡眠方面的一些问题。“这很搞笑，”他告诉我，“我们夫妻二人分开时都没有问题，但是睡在一起时就会产生巨大的问题。”他继续说道，他的妻子比他更早上床，更晚醒来。她天生睡眠时间较长，而拉凯什则不需要那么多时间的睡眠。“问题在于我们不同步的睡眠模式。在她睡着的几个小时后，我悄悄地上床，但总是会吵醒她。之后，她会开始担忧一些乱七八糟的事情，并且在我半梦半醒时询问我的意见。我的回答当然也是乱七八糟的，结果弄得我们两个人都不开心。”

---

① 本书前面也指出，睡眠时间的差异同样能够帮助社群的发展（人们在不同时间醒来以守护族群）。然而，这些差异是相对微妙的，并且仍然普遍处于日间苏醒，夜间睡眠的模式之下。——作者注

伴侣的睡眠是如何让你绝望的

睡眠的其他方面也会导致伴侣之间的问题。打鼾和睡眠呼吸暂停损害的不仅是患者自身的睡眠及生活质量。睡眠研究人员指出，打鼾的声音可以说比钻路机的声音还要大。是的，这是真的！其他睡眠障碍也会引发伴侣关系的问题，躺在一个双腿不停乱动的人身边也会睡不安稳。更极端地说，如果在夜晚被患有 REM 睡眠行为障碍的伴侣打了一拳，那这真的是对另一方容忍度的考验了。即使是伴侣做出的最微小的事情也会打扰我们的睡眠。不论偏好硬床垫或是软床垫，羽绒被或是薄被单，喜欢蜷缩入睡或是摆成大字形，想要与另一半一同入眠，一场谈判是绝对少不了的。

找律师：寻求一场睡眠离婚

所以看起来，睡眠问题会导致伴侣之间的关系问题，但是我们能做些什么呢？这取决于到底发生了什么事情。如果是伴侣之间的睡眠时间点无法兼容，或许云雀们和猫头鹰们可以尝试稍微改变一下睡眠时间，从而能够与伴侣更同步。当睡眠障碍发生时，寻求帮助也会十分有用。比如，阻塞性睡眠呼吸暂停能够通过一种名为持续气道正压通气（continuous positive airway pressure，简称为 CPAP）的方法来改善。这个方法会让患者佩戴通气面罩，通过面罩输送空气，帮助气道保持正常的气压。有些人表示这让他们感觉自己看起来像达斯·维达

（Darth Vader）[1]。对于那些不认为这个治疗方法适合自己的人来说，还有一些不那么完备的疗法。比如，有一些证据表明，日间吹奏迪吉里杜管[2]的训练对轻度睡眠呼吸暂停的患者有些许益处，或许是因为它可以帮助增强上气道的肌肉。但持续气道正压通气仍是治疗方法中的最佳选择，它不仅能够缓解患者的病症问题，也能够改善同床伴侣的睡眠质量。

甚至连教育也可能派上用场。假如伴侣在第二天要早起的情况下还熬夜到凌晨 2 点，我们只需知道这样的行为是有生物学基础的，这样便能避免冲突。最近，我的朋友蒂娜告诉我，她和丈夫因为睡眠时间差异太大，已经吵了一段时间的架了。她一般至少熬夜到凌晨 2 点才会睡觉，而那个时候她的丈夫已经睡着一会儿了，到了早上蒂娜的丈夫会比她早起好几个小时。有一天他们在车上时，偶然间听到了一个关于昼夜节律的电台节目，由杰出的科学家们——拉塞尔·福斯特教授、德博拉·斯基恩教授（Debora Skene）及史蒂文·琼斯教授（Steven Jones）主持。节目正在谈论昼夜节律系统的生物学基础。突然之间，她的丈夫转动着原本沮丧的眼睛，向她投来了同情的目光，这是在他们数十年的关系中，蒂娜的丈夫第一次开始接受她古怪的睡眠模式。

当然了，最极端的解决方法是离婚。但在联系律师之前，

① 达斯·维达是星球大战的重要反派角色，佩戴黑色面具。——译者注

② 迪吉里杜管是澳大利亚土著的传统乐器。——译者注

或许进行一次睡眠离婚是更好的前进方向。越来越多的人选择离开婚姻之床，开始独自睡觉。如果这对双方来说都意味着更好的睡眠，并能改善关系，那么何乐而不为呢？但是，这个方法并不适用于所有人，有些人对于睡眠离婚的建议感到很受伤，就像是让他们真的离婚一样。当我对上文中提到的上班族拉凯什提出分床睡眠的建议时，他微笑着说："我的妻子最后总是会到客房里睡觉。我睡着后，她只能醒着躺在床上，对此她感到厌倦，于是就走到其他地方躺下。话虽如此，我们都不喜欢在夜晚刚开始时就睡在不同的床上。我也不确定这是为什么，就是感觉不对劲儿。"睡眠研究者温迪·特罗克塞尔医生（Wendy Troxel）专门研究伴侣的睡眠问题，当我与她详细讨论这个情况时，她表示："伴侣们应该意识到没有一体适用的睡眠安排。他们应该判断出一个对于这场关系最适用的模式，并且与彼此进行一场理性的谈话。"

认为避免糟糕睡眠的最佳方法是停止睡眠离婚，而实施真正离婚的人，请三思。看起来离过婚的人的睡眠比其他人还要糟糕。因为离婚带来的压力和冲突或许都会影响到之后的睡眠状况。但还有许多其他方面的原因，或许难以捉摸的生活会增加离婚及睡不好觉这两者的概率。最近的数据表明，婚姻治疗会促进睡眠改善，但很不幸，女士们，这个理论只适用于丈夫们。

睡眠与怀孕

许多人在生命的某个时间点会拥有自己的下一代，而这个时间点通常发生在成年时期。甚至在怀孕开始之前，睡眠就在发挥着它的作用，一些研究将睡眠时长和睡眠质量同男性睾丸尺寸、精子数量及质量联系在一起。有人提出，女性的生育能力或许与睡眠相关，失眠会为身体带来压力，而压力会使生殖激素产生改变，最终对生育能力造成了影响。一篇关于这个课题的研究假设，被干扰的睡眠会反映出我们生活中具有威胁性的事物，从而导致生育能力下降，这是进化角度的适应性反应，从而避免将一个婴儿带入危险的环境。我们需要进一步的研究以确认上述关联性并验证假说，如果睡眠质量与生育能力有较大关联的话，则还需验证改善睡眠是否是增强生育能力的一种途径。

看看那些孕妇，我们就能清楚地知道孕期的睡眠有多艰难。如果有人怀疑这一点，或许可以在睡觉的时候，把一个足球粘在睡衣上，看看这会对睡眠带来怎样的影响，再感受一下第二天的疲乏程度。除了肚子里的一大块活物以及随它而来的其他事物所产生的不适感之外，孕期荷尔蒙雌激素和黄体酮，以及怀孕阶段的常见压力都会干扰睡眠。这一切在科学文献中都能得以证实。女性的睡眠质量或许在孕早期的前 3 个月就会开始下降，这个时候她们的睡眠时间也会长于以往。她们难以感到舒适，而且一个晚上会醒来好几次，有时是因为需要排尿。怀孕期间产生的睡眠问题的范围非常广，包括失眠、不宁腿综合征及睡眠呼吸障碍。因此，有人建议可以以日间小睡来补觉。

提升准妈妈们的舒适感是至关重要的。但同样重要的是，孕期糟糕的睡眠似乎与孕后不良后果存在关联，比如诞下早产儿或者患上产后抑郁症。然而，在得出明确结论之前，有必要再做进一步的研究。简单来说，发生这样的情况可能是由于身体的压力反应、免疫反应变化及体内的炎症。总而言之，孕期睡眠质量不佳应该得到医生的密切关注。

睡眠与为人父母

怀孕意味着混乱的睡眠，而孩子降临的喜悦则很快又被每隔三个小时就被吵醒的苦恼冲淡，痛苦并不会就此停止，这时才是睡眠不足真正爆发的时候。没有一个新手爸妈能够真正为接下来将要发生的一切做好充足准备。妈妈们渴望孕期的结束，幻想着自己能够根据身体需求来获得更多的睡眠的日子。实际上，父母通常还没有时间从怀孕及分娩的挑战中恢复，而又开始了一场更受干扰的睡眠马拉松。

研究表明，在新生儿诞生后的几个月里，父母的睡眠十分匮乏，而且常感到筋疲力尽。与没有孩子的夫妻相比，新生儿父母的睡眠将受到更多的干扰，他们会感受到更强烈的困意，并经历更多与困倦相关的难题。一项小规模的研究发现，在孩子刚出生时，父亲的睡眠少于母亲。但是这并不意味着母亲过得很轻松：她们在夜间的睡眠时间更短，所以不得不在白天睡觉以弥补缺失的睡眠。[①] 睡眠不足与受到干扰让父母的新手期成为一个格外脆弱的时期，新手父母或许有遭遇车祸及其他因睡眠不足而引起的问题的风险。

随着年岁的推移，将一个孩子带到这个世界上，这会给女性的睡眠时长带来最大的变化。一项针对超过 5800 位成年人的研究发现，孩子诞生与女性缺少睡眠的现象是相关联的，而在男性中并没有发现类似联系，这项研究曾在波士顿的一次会议上被展示，并受到《芝加哥论坛报》（*Chicago Tribune*）的报道。在假设这个研究反映了懒惰的父亲没有尽职尽责之前，睡眠专家明德尔（第二章中曾提及）认为，我们应该考虑到其他因素。比如说，有可能在生孩子之前，男性的睡眠时间较女性更短，所以孩子诞生并不会导致他们的睡眠时间发生很大的变化。这与从近 18 万位工作者身上得出的数据相符。总体来说，相较女性，男性更多反映他们每晚的睡眠时间少于 7 小时（其中男性比例为 38%，女性比例为 35%）。

上述的普遍趋势并不能代表个体家庭中的情况，当我们观察单亲家庭时（尤其是当单亲监护人为女性时），这些家长尤为容易缺失睡眠。总体来说，似乎无关男女，父母都不太可能在短时间内拥有良好的睡眠。当我们与伴侣就睡眠问题进行争吵时，应该记住，他们可能和我们一样因睡眠问题而挣扎着。然

---

① 另一项研究也发现，在婴儿的早期生命阶段，母亲的睡眠多于父亲。然而同样地，这并不意味着母亲占了什么便宜。研究认为，母亲的睡眠受到了更多的干扰，在夜间醒来的次数也更多。——作者注

而当我们缺乏睡眠，情绪暴躁时，往往说起来比做起来要容易。

新手父母的睡眠问题往往有两个原因。在已经睡眠不足的情况下，就算想要再补一觉时，他们所能拥有的睡眠质量也非常糟糕，因为在夜里会被反复吵醒。已逝的萨德夫教授（在第五章中提过）与他的同事曾经想要调研被干扰的睡眠对于情绪及注意力的影响。实验模仿了父母在夜里被吵醒的情况——他们的睡眠因为其他事情而反复受到干扰，比如给婴儿喂食，或者更换尿布，完成这些事情后才能重新进入睡眠状态。实际上除了婴幼儿父母之外，其他群体夜间数次被叫醒的情况也很常见，比如值班医生或养宠物的主人，他们或许都会在夜间被反复吵醒。这项研究的部分参与者一部分被分配至限制睡眠组，他们在夜间的睡眠时间不能超过 4 个小时；剩下的参与者被分配至夜间唤醒组，他们被允许进行 8 个小时的睡眠，但是每隔 1.5 小时会被干扰一次，共干扰四次。他们被叫醒后，需要完成一项 10 分钟的任务，才能继续入睡。有趣的是，研究学者发现被干扰的睡眠与几乎没有任何睡眠一样，都会带来问题。相较参与者在正常睡眠后进行的评估，睡眠时间短与睡眠被干扰的参与者都表现出更糟糕的注意力，他们更容易抑郁及疲惫。睡眠时间过短的人与睡眠时间虽然足够，但过程中被数次吵醒的人，两者之间的影响并无差异，这解释了为什么新手爸妈即便能够在日间进行补觉，他们依然承受着各种睡眠问题。

父母的睡眠：何时才能重返正常

除了为睡眠不足所烦扰之外，孩子父母也常常会苦恼于睡眠不足的持续时间。怀孕是艰苦的，孩子刚出生的前几个月更是具有挑战性的，而且大部分孩子在 3 岁时仍会在夜间醒来。那么在这之后会发生什么呢？没有太多相关研究对此进行验证，但是现有的研究趋向于突出睡眠相互作用于家庭成员的自然属性：儿童的睡眠模式会影响父母，反之亦然。总体来说，一项研究估计，相比没有孩子的上班族，为人父母的上班族在抚养孩子的 18 年中，缺少的睡眠时间大约能达到 645 小时。如果一个人每天晚上需要 8 小时的睡眠，那么他们相当于失去了整整 80 个晚上的睡眠，而且作为一位家长，我可以告诉大家，个人体验到的睡眠不足比这个数字要多得多。然而好消息是，随着时间的推移，婴儿成长为幼童，再变为儿童、青少年，最终成长为成年人，家长似乎也能稍微多睡一会儿了。孩子已经成年的家长们并没有反映他们的睡眠时间短于没有孩子的人们。

然而据称，家长的睡眠再也不会重回巅峰时期的状态，有孩子的人们发现，总是有状况在阻碍着他们的睡眠：被尿湿的床、生病的孩子、十万火急前往急诊室的旅程、意外发现依偎在你身旁的小小人儿。即使孩子成长至青少年或青年，家长也会反映，他们总是焦虑地躺在床上，等待着心爱的孩子安全回家。或许年迈的父母依然会在夜里担心已经人到中年的孩子？

所以，为什么父母的睡眠较孩子出生前更糟糕了，即使当孩子们长大后依然如此？其中一个可能性是，他们一直处于警戒状态，这或许是问题的关键。唤醒状态或注意力集中的状态与睡眠状态是完全相悖的（我们不能在入睡时仍保持警惕）。然而，身为母亲，我身体里总有一部分是对于孩子的需求保持警觉的。这些日子以来，走廊中传来的咳嗽声足以将我时不时唤醒。我能感觉到自己部分的大脑是醒着的，它正守护着我的宝贝孩子。或许我不应该将问题归咎于我的孩子，因为从某种程度上来说，这也可能是一个与年龄相关的问题。当成年人的年龄渐长，睡眠质量有时确实会变得越来越糟糕。所以，即使没有孩子，或许也会有另外的原因让我们在夜里躺在床上，忧心忡忡而无法入睡。

家长的 SOS——拯救我们的睡眠

睡眠质量不太好的家长，相较于睡眠质量良好的人来说，会更多地反映压力及抑郁的问题，鉴于第五章提过的关于睡眠及精神健康的信息，对于这一点我们应该不会感到惊讶了。想想受到干扰的睡眠或者短时间的睡眠同增重、神经心理的运转及总体健康状况之间的联系，无怪乎为人父母的前几年可能是人们生命中最具有挑战性的阶段之一了。

家长们的睡眠匮乏是与某些健康问题相联系的，所以，他们应毫不犹豫地寻求帮助，这样才会有效解决问题。应该极尽所能地利用所拥有的任何资源，并且考虑所有的选项：来自热心的祖父母的帮助、价格高昂的保姆、拜访医生、停止工作并休假一段时间，这些或许都能够支撑我们度过这段令人筋疲力尽的时期。

睡眠与工作

对于大部分人来说，工作是我们成年生活中的主要部分，通常在生命的这个阶段，职业生涯才正式打响。我们奉献给工作的时间、与工作相关的压力，甚至是工作的时间安排，都会对我们的睡眠造成巨大影响。媒体对此也有相关报道，比如曾经有新闻称："夜间工作'将身体掷于混乱之中'。"而媒体也强调，缺少睡眠对于我们的工作表现并无好处，比如睡眠不足"会引发工作中的口角"，以及"会搞砸生意"。

睡眠与工作不可兼得的例子在我们身边比比皆是。50 多岁的利亚姆是我本地的一个朋友，他邀请我到他家喝杯茶。我们边吃边闲聊着，然后开始了关于工作的对话。我提到我正在写一本书，而利亚姆则讲述了他的睡眠情况。当他小儿子出生时，他遭遇了严重的睡眠不足问题。他经常感到疲惫不堪，以至于去公司上班时，他甚至都不知道自己是怎么到达公司的。他把路上开车的事情忘得一干二净（大家应该记得在整夜驾驶这一节中，这是一个明显的不应该再开车的迹象）。他曾经是一个效率非常高的员工，而现在他每天都拖着沉重的身躯，几乎无法睁开眼睛，就像生活在一团奇怪的迷雾中一样。

某些工作

睡眠有时会为我们的工作和生活制造问题，但是有些工作尤其会为我们的身体健康带来风险。如果与伦敦银行或者金融业典型的都市白领聊一聊，你会发现他们简直是没日没夜地在工作，对此也没必要惊讶。毕竟，“金钱从不睡觉”。这句话与我同拉凯什（在本章的前段，这位生活在城市中的上班族与我探讨了他妻子的睡眠模式）就睡眠的讨论不谋而合。拉凯什每天早晨 6 点之前便会离开家，而在晚上 8 点后才回来。他和我描述了他的上班路程：“为避免吵醒家人，我早上会在黑暗中换衣服，然后搭乘 6 点的火车前往滑铁卢车站。我曾经在火车上才发现裤子和西装外套的颜色并不相称。长久以来，我在上班的路上都非常疲惫，连眼睛也睁不开。火车上的乘客都是这样的，每天总能看见一些人垂头打盹，他们似乎无法保持清醒。有些人已经完全睡死过去，在火车到达滑铁卢后，我常常需要拍拍他们的肩膀，叫醒他们，以防他们睡过站。不过这一切的好处在于，我认为自己也在做一件好事，并以此作为新一天的开头。”

但不仅仅都市上班族有着这样的睡眠问题。美国疾病控制与预防中心（Centers for Disease Control and Prevention）所做的一项调研以职业为划分，对短时间睡眠（每晚睡眠时间少于 7 小时）的概率进行了分析。在接受调研的近 18 万位参与者中，他们的职业被分为了 22 个主要类别。最倾向于反映自己睡眠时间短的人的职业为“生产制造业”（43%）、“医疗保健支持”（40%）、“医护及技术人员”（40%），以及“食品配制和相关服务业”（40%）。而并未反映睡眠时间短的参与者的职业类别为“教育、培训与图书馆”以及“农牧、渔业及林业”，两个职业类别的占比均为 31%。自述的数据带有局限性，比如是否某些职业的参与者不太喜欢透露自己缺少睡眠。然而，上述信息或许能够帮助雇主决定，他们是否需要帮助员工特别重视睡眠。

其他工作或许也会带来失眠的风险，比如军事人员以及退伍老兵。之所以发生在这些人群身上是因为他们都经历过高压事件，也有可能是源自他们早已不规律的睡眠模式，以及派驻结束回家后调整生活习惯的困难。除此之外，睡眠问题还会加剧这类人群身上常见的其他精神问题，比如说 PTSD 及抑郁症。

不要忘了宇航员！宇航员们到底（在离开地面时）是如何睡觉的？宇宙中没有重力，想要舒服地躺下睡觉肯定是有困难的。而且如果他们绕着地球轨道环行，太阳在 24 小时内重复地升起落下，就会使得日照与黑暗变得不规律。太空中的温度及噪声污染也会干扰睡眠。难道这些事情让睡眠变得不可能了吗？显然不是的。宇航员们在睡觉时会钻进睡袋，将自己拴在地面、墙上或者天花板上，这样他们就不会飘来飘去或撞到东西。他们一般会有自己的睡眠站或者睡眠舱，这就相当于他们的卧室。一切听起来就很不舒适，这或许也解释了，为什么在太空中宇航员们总是反映他们的睡眠状况糟糕，不断承受失眠困扰，并且需要服用安眠药。宇航员这份工作带来的兴奋感并不会让他们拥有绝佳的睡眠。在月球漫步后，巴兹·奥尔德林（Buzz Aldrin）显然只睡了几个小时。而尼尔·阿姆斯特朗（Neil Armstrong）则完全没有睡觉。那么太空中的睡眠就完全无可取之处吗？也不是的。太空中没有重力，我们的身体会被自然地支撑起来，所以就不需要努力地寻找完美的床垫与枕头，还要让自己摆出舒适的姿势。或许这样的睡眠环境并不是那么糟糕，甚至还让人们有机会体验到其他睡床环境，包括水床及吊床。

医生与护士是另一组工作要求及睡眠需求无法兼容的职业群体。毫不夸张地说，我们每个人的生命都掌握在他们手中，他们必须快速地在广阔的知识海洋中找到可以采取的措施，小心地做出决定，还要兼顾人情味。然而，他们长时间的工作有时肯定会让这样的要求变得具有挑战性。实际上，一个研究的结果显示，相比摄入醉驾程度的酒量，一夜未睡会对工作表现造成更严重的负面影响。这项研究存在着两个实验场景。其中一个情况是，参与者在 28 小时中不允许入睡。而另一个情况中，参与者被要求不断喝下含有酒精的饮料，直到他们血液中的酒精浓度达到 0.1%。研究人员使用计算机程序，反复对两种情况中参与者的手眼协调性进行了评估。结果发现，在两种情况中，这项任务的完成表现都在逐步下降。当研究者尝试量化这个结果时，他们发现，24 小时没有入睡的参与者的表现下降程度与血液酒精浓度达到 0.1% 的参与者的表现下降程度是一致的，这个发现有着不小的意义，因为目前英国与美国能够合法开车的血液含酒精浓度为 0.08%，是低于实验中的浓度的。那么，让一位喝了一杯红酒的医生来做手术，是否比一位一夜未眠的医生更靠谱呢？即使医护人员获得了充足的睡眠，他们的工作安排也会极大地扰乱睡眠，因为他们有时需要在夜间工作，在日间入睡。

轮班的工作尤其具有挑战性，不仅仅针对医护人员。在普遍情况中，光照与食物精心地将我们的生物钟与周围环境调整为一致的步调，而我们身体这台绝妙的机器也为即将开始的一天做好了完美的调试。现在想象一下，我们朝着常识比了一个高贵的“耶”，然后整晚熬夜，白天睡觉，或许在夜间还要吃一顿油腻的夜宵。这正是盖，一个30岁的火车控制室工人必须做的事情。他的轮班表十分复杂，每6周轮换一次，排班时间包括早班（早上7点至下午3点）、晚班（下午3点至晚上11点）以及夜班（晚上7点至早上7点）。我们社会中的其他关键性的工种，比如警察与飞行员，他们的工作安排也是繁重而艰辛的。

睡眠不足的代价

通过以上描述可以看出，工作与睡眠彼此互相影响，那么其中涉及的代价有哪些呢？下班时筋疲力尽只是睡眠对我们生活影响的一个方面，而生产力变低，或者无法好好完成工作，这些都会累积成我们要付出的代价。让我们回想一下拉凯什的故事，火车上人们只是睡过了站点，但缺少睡眠会带来更大的风险，比如莫里茨·埃尔哈特（Moritz Erhardt）的悲惨故事。这位21岁的德国年轻人居住在伦敦，是一家顶尖银行的实习生。据称，他的工作时间非常长，有时候甚至会通宵工作。他曾经在凌晨4点、5点和6点发送过邮件。2013年8月15日，他的实习临近尾声，然而他却没有出现在办公室。后来他被发现猝死于家中的浴室里，临死前刚好癫痫发作。虽然他的睡眠不足与这起可怕的事件只是全然的巧合，但睡眠不足及疲劳的确会引发癫痫。大企业对待员工睡眠的态度迫切地需要改变。

研究曾经尝试验证被限制或受干扰的睡眠与因意外伤亡而失去的劳动力之间的关系。一项由哈佛医学院主导的失眠方面的研究调查了 4 991 位雇员，向他们询问了失眠和其他慢性问题，还有上一年发生的工作场合意外或失误的相关问题。接受调查的雇员的工作种类五花八门。研究者从结果中统计，相较于由其他问题引发的意外与错误，失眠造成的意外与错误更为常见，而且它们的代价也更为高昂。结果也反映出，在美国，每年有 274 000 起代价高昂的工作意外是与失眠相关。虽然意外的原因通常是多方面的，但是数起尤具毁灭性的工作意外中都提及了睡眠与疲劳的相关因素，这一类意外广为人知的例子包括切尔诺贝利核电站事故，泄露的辐射物质最终造成了众多死伤；挑战者号航天飞机爆炸事故，造成了 7 人死亡；埃克森·瓦尔迪兹号邮轮漏油事故，这艘巨型油罐撞击了暗礁，喷射出大量的石油，给野生动物造成了巨大灾难。

缺少睡眠会让我们付出惨重代价，但是这些经济代价究竟有多么昂贵呢？据 RAND 欧洲研究院最近的一项研究估计，美国每年为睡眠不足付出的经济代价高达 4 110 亿美元，占据了 GDP 的 2.28%！当然了，其他国家也因睡眠不足付出了惨重代价，英国每年因睡眠不足而付出的经济代价预估为 400 亿英镑。

除了睡眠不足所带来的财政代价和即刻显现的健康风险外，

睡眠时间短所带来的影响久而久之似乎也会不断积累。这与以下的研究发现不谋而合：在生命的壮年时期，长时间工作而不休息会带来长久的影响。一个研究发现，长时间工作且缺乏睡眠的芬兰商人在 20 余年后，他们的健康状况相较于工作时间正常、拥有正常睡眠时间的人来说要更为糟糕。

与糟糕的睡眠质量相关的轮班工作尤其会带来衍生的影响。当我向火车控制室的工人盖询问他作为轮班工人的生活时，他告诉我："轮班工作就像是永远在倒时差。如果不重新回到朝九晚五的工作中，你无法真正意识到轮班工作有多么的糟糕。轮班工作让我非常急躁，只有在结束夜班的 5 天后，当生物钟重回正轨时，我才能真正觉得自己缓过来了。"

盖的经历和我们的直觉都表明，轮班工作会带来风险，那么科学文献支持这个观点吗？的确是这样，轮班工人的幸福感及精神健康状态都比他们正常睡眠的同事要糟糕。他们也比其他人更有可能患上那些令人惧怕的病症：癌症、糖尿病、心脏病以及中风。由此，短语"graveyard shift"（夜班）的确形象生动。①

为什么轮班工作会与健康问题有关呢？可能那些容易患上健康问题的人最后只能选择从事轮班工作。或许生活的困境让他们可以选择的工作机会并不多，同时这也让他们在各种身体及心理健康问题面前变得更为脆弱。这或许能够解释部分人的情况。然而，这可能并不能让大多数人信服，毕竟医生或者飞

---

① graveyard 也有墓地的意思。——译者注

行员并未处于行业劣势地位。或许一个更明显的结论是：轮班工作增加了健康问题的风险。

我在博士期间学到的第一堂课就是，想要证明一件事情是另外一件事情的原因，其实出人意料地艰难。通常存在着众多具有可替代性的解释，不打一架是无法排除它们的。仅仅因为两件事情是有关的，这并不意味着其中一件事情就是另一件事情的原因。然而，在轮班工作的案例中，正如抽烟与健康问题，两者之间极有可能存在因果关系，其证据包括“剂量–反应关系”（dose–response relationships）。研究人员发现一个事物（轮班工作）的增加与另外一个事物（癌症）的增加相关联。这个结果让研究人员十分吃惊，他们意识到了自己的发现具有重要价值及含义。

通过扰乱昼夜节律的实验，可以得出更具确定性的结果。以容易患上乳腺癌的老鼠为例，每周改变它们的光照和黑暗周期（就如同部分轮班工人所体验到的那样），你会发现，相较于拥有着正常生活周期的老鼠，它们会更快地增重并患上癌症。关于轮班工作和癌症之间的关系的研究甚至影响了政策，在丹麦，长期从事着轮班工作并且患上了乳腺癌的人们，政府会给予他们补偿。世界卫生组织也强调了轮班工作和多种健康问题之间的关系，并且得出了轮班工作很有可能是致癌原因的结论。

但并不是所有研究都支持轮班工作导致癌症这个观点。在科学家几乎要相信两者之间因果关系的时候，出现了一项包含 10 项研究、覆盖 140 万女性的 Meta 分析。研究者检验了轮班工作与乳腺癌之间的关系，但是并没有在两者之间发现关联，即使是在数十年来一直从事轮班职业的女性身上，也没有发现关系。有些人解释了这其中的差异，他们指出这项 Meta 分析的报告与其他报告之间存在着方法论上的差异。比如说，Meta 分析报告更多关注退休女性，这些女性在许多年前曾参与过轮班工作，但轮班工作与乳腺癌之间的关系在年轻女性身上更为突出。总而言之，轮班工作极有可能是乳腺癌中部分案例及其他健康问题的影响因素，但这是为什么呢？

让我们回想一下自然而然的机制及生物钟，值得注意的是，在格林威治主生物钟之外（位于视交叉上核），身体的不同部位也运行着它们自己的时钟。我们体内几乎每一个细胞都有着自己的时钟，当改变生活规律时，比如在晚上进食，格林威治钟便开始停止发号施令。而这时候，我们身体里的迷你时钟，比如肝脏中控制基因表达[①]的迷你时钟（它们从我们的进食节奏中得到时间线索）便会开始与身体其他部位失去同步。

在正常情况下，我们自身的警戒性、表现、新陈代谢及睡眠驱动力等功能是足以自然波动并有序运转的。但是当日间睡觉、夜间工作时，我们的工作作息、睡眠及进食与生理状态是不匹配的。前文也提过，褪黑素一般在晚间分泌，遇到光照则会被抑制，所以在白天人们会难以入睡。值得注意的是，褪黑素与轮班工作者经历的部分问题也存在关联，比如抑郁症。如

① 或者说它们控制着一种使用 DNA 中携带的信息来产生蛋白质等物质的机制。——作者注

果在日间睡觉，而在夜间工作，我们接收到的日照会减少，从而导致维生素 D 的下降，这也能证明轮班工作使人更加虚弱。

轮班工作对社交生活的影响也不应该被忽略。还记得在青春期，睡眠时间是如何让青少年与社会中其他人都脱节的吗？那么轮班工人也是一样的，这样的工作会导致他们与家人及朋友相聚的时间减少，从而引发潜在的冲突和社会孤立。火车控制室的工人盖认可这个观点。他告诉我：“办公室给你的感觉更像在家里。或许是因为所有人都在同一条船上，境遇相同吧。”轮班工作对社会生活的影响或许也能解释为什么轮班工作者的幸福感会低于其他人。

最后，轮班工作对于睡眠质量和睡眠时长都有着负面影响，从而会导致上述健康问题。这在盖身上确实发生了，他告诉我：“当我值夜班时，我会尽最大努力在白天至少睡够 6～7 个小时，但我通常无法做到，有时候我只能睡 3～4 个小时。在最后一个夜班结束后，我会在白天尝试尽量少睡，最多只睡 4 个小时。晚上我还会借助酒精的力量催眠，这样我就能在正常时间（晚上 11 点）上床睡觉，但这依然于事无补，我通常一整晚都是醒着的。”当我与盖谈论到他负责的火车路线时，我惊讶地发现，他和我爷爷负责的路线是有所重叠的。我的爷爷曾经是一名蒸汽火车司机，他的工作是三班倒：早班（早上 6 点至下午 2 点）、晚班（下午 2 点至晚上 10 点），以及夜班（晚上 10 点至早上 6 点）。他对夜班感到恐惧，而且在适应睡眠模式的改变上也确实存在问题，尤其是在开始轮班的前几天。我爷爷住处的对面是村里屠夫的商铺，白天人们会聚在商铺外头闲聊，这让他无法入睡。他曾经表达过自己对此感到无比沮丧。村里的人们都互相认识，而白天紧闭的窗帘应该足以让他们意识到自己行为的不得体。我的爷爷因为肿瘤相关的疾病英年早逝，我不禁想知道如果他当时能得到理解，事情能否有另一个结局。

如何调解不可兼得的睡眠与工作

看起来睡眠与工作会给彼此带来挑战，对此我们可以做些什么呢？最极端的选项就是辞职！财务状况不确定的话，在提交辞职报告之前，或许回想一下个体之间的差异会有所帮助。以轮班工作举例，部分人仅在一次熬夜后看起来就要崩溃了，而其他人则出乎意料地擅长通宵开派对。研究结论支撑了这个观点：有些人较其他人能够更好地应对轮班工作。有许多因素都对此有着重要影响，其中就包括基因的差异。其他看起来能够帮助人们应付轮班工作的因素包括年轻、男性、晚睡型人、神经大条或者性格外向，不过并不是所有的研究都支持上述结论。轮班工作的种类也很重要，比如说是轮流值班、永远夜班还是周末轮班，这些均会产生不同影响。

先把辞职放在一边不谈，还有什么其他办法可以使我们兼得睡眠与工作吗？再说回我的那位朋友利亚姆，当他小儿子出生时，他正承受着十分严重的睡眠问题，他开始反复地做一个逼真的梦。在梦里，他在开车上班的路上遭遇了致命的车祸。利亚姆意识到是时候要为睡眠做出让步了，不管是为了开车时的安全、工作时的表现或是他的健康幸福。利亚姆十分明智，他知道自己的极限，所以去看了医生，并且休假了一段时间。停止工作后，他得以弥补所需的睡眠，并且很快便以高效的状态重返工作。

但是真的应该让员工自己去寻找解决方法吗？雇主难道不应该帮忙吗？部分大型企业似乎幡然醒悟，开始意识到充分休息的大脑更聪明、更有创造力也更有生产力。企业雇主正在尽他们所能地尊重睡眠，包括普华永道、优步在内的领先企业都为员工提供了睡眠设施。企业还可以通过其他方法保障员工的睡眠，部分公司允许员工在家工作，以避免长时间的通勤，实行弹性工作时间也可以让员工遵循自身生物钟的节奏，并且不鼓励在工作时间外进行没完没了的线上沟通。其中一个公司甚至每年为好好睡觉的员工发放最多 300 美元的奖励金！每当员工连续 20 个晚上完成超过 7 个小时的睡眠，他们就能申请 25 美元的奖励。

有人尝试改变工作场所中的灯光，以提升员工在日间的警觉性，从而改善夜间的睡眠。正如我们在第四章中探讨过的，蓝光会抑制褪黑素的分泌，而后者会告诉我们的身体是时候睡觉了。蓝光也与觉醒次数的增多及警觉性相关联，所以它或许在日间的某些时候能派上用场。因此，一个研究巧妙地改变了工作环境中的灯光，让员工们连续四周暴露在增加了蓝光的白光下，再让他们使用了四周的标准白光。正如所预期的那样，增加了蓝光的白光带来了多种益处，包括警觉性、注意力、情绪与表现等方面的改善。同时，这样的光线也减少了日间困意、晚间疲倦及易怒性。锦上添花的是，实验参与者夜间的睡眠质量也有所提升。

对于轮班工作者有哪些建议呢？这取决于我们面对的是什么类型的轮班工作。如果我们的夜间工作是偶尔的、一次性的，比如说为朋友照看婴儿，并等待他们回家，或者进行一次性的夜间库存检查，那么为此改变生物钟是没有意义的。不然在第二天晚上，我们还需要重新将生物钟改回原来的模式。而采取其他临时性措施，比如当天可以提早睡眠时间，或者通过摄入咖啡因来提高警觉性，或许会更加有效。

然而，如果我们从事的职业是夜店保镖，知道自己将在可预见的未来中，无法在夜间入睡，那么就应改变生理节奏以尽快地适应新的生活安排。比如说，暴露在光照及黑暗下的时间，选择进食、喝水及睡眠的时间，这些都会给我们身体带去重要的时间线索，告诉它何时做何事。但是事情并不总是这么简单的，因为我们无法改变周围的时间，不管怎么做，自然日照和黑暗都会给轮班工人传达令人困惑的信息。目前存在能够帮助睡眠的药物，比如褪黑素。但是药物并不是毫无风险的，在没有经过医生的认真建议前，我们永远不应该擅自使用药物。最后，或许那些在生理及心理健康障碍面前更为脆弱的人们应该考虑完全避免轮班工作。如果无法做到，我想定期进行健康检查也是值得的。

在不久之前，人们还能够在航班上、办公室及酒吧中吸烟，将其他人的健康置于风险之中。现在这看起来十分不得体，然而仍然有人期望我们长时间地工作，处理可能会使我们患上某些疾病的高压任务及安排。未来的改变一定会旨在改善劳动者的睡眠，保护一众重要的轮班从业者们。会不会有一天，长时间工作和轮班工作会成为过去？当我想到深夜中绝望的急救电话时，我对于电话接线员、先遣急救员、医护人员及医院职员所提供的快速帮助是由衷感谢的，他们在用自己的健康换取你我的求助。

不惑之年，仍然无眠

中青年时期有时会被描述为生命中的壮年时期。我们或许在努力地让恋情开花结果，我们上有老，下有小，肩上的责任更重了。为了能养活自己，大部分人还需要拼命工作。这些方面所带来的压力会让我们无法入睡。在生命中的这个阶段，我们通常需要将自己的时间分配给别人，将自己摆在第二甚至第三的位置。或许我们应该听取鸡汤杂志中的意见，确保自己留有一些“自我的时间”。为了人际关系及事业着想，利用“自我的时间”酣睡一番也不失为一个好主意。

第八章

长夜漫漫：老年人的睡眠

老年人（65 岁以上）的每日建议睡眠时间为 7 ～ 8 个小时。

奥利弗·库克（Olive Cooke）生前一直为社会做着贡献。即使她已经 90 岁高龄，在阵亡将士纪念日即将到来时，她依然会售卖罂粟花，为受伤的军人和女性筹款。然而在 2015 年 5 月 6 日，媒体报道称，在峡谷深处发现了她的遗体，她于 92 岁时跳崖自尽了。她在留给家人的遗书上表示，自己的生命已经变得难以忍受。老年生活充满了困难，包括抑郁症和各种疾病，她再也无法入睡，每晚的睡眠时间屈指可数，她没有办法再忍受下去了。

她的故事触动了全英国人民，首相也就她的逝去发表了声明。这位老人遭遇到的困难中包含了睡眠问题，这让许多人感同身受。老年人经常会承受睡眠问题，这的确让人十分痛苦。那么我们对这个生命阶段中的睡眠应该报以怎样的预期？背后的原因又是什么呢？

老年人的睡眠

在前面的章节中，我们讨论了青春期睡眠时间的奇怪改变——上床时间向后推移，早起也变得越来越困难。那么将这个情况反转一下，就是老年人的典型睡眠：他们无法熬夜，上床时间十分靠前。人们之间的这些差异或许有着进化方面的意义——如果总是有醒着的人能够守护族群，我们会更为安全。这被称为“睡眠不好的祖父母”假说（poorly-sleeping grandparent hypothesis）——较为年长的族群成员醒得更早，或者在夜间无眠，他们能够在清醒时段守护着其他人。而人们也希望年轻人的睡眠模式能够偿还老年人对他们的帮助，那么这样一来就总会有醒着的人看守族群。数据支持了上述观点，来自加拿大、美国及坦桑尼亚的研究学者进行了一项研究，他们调研了坦桑尼亚靠狩猎、采集为生的哈扎人（The Hadza）的睡眠模式。哈扎人通常是群居生活，每个部族约 30 人。男性倾向于狩猎觅食，比如鸟类及蜂蜜，女性会进行食物的采集，包括坚果、种子及水果。科学家对狩猎采集者进行研究，是希望通过他们得知，人们在久远的过去是如何生存的。[①] 在这项研究

① 这个方法并不完美，因为针对不同的族群得出的结论会存在差异。——作者注

中，参与者年龄均为 18 岁以上。研究发现，在 20 天里，只有在一段 18 分钟的时间内，所有成员同时都在睡眠状态。这意味着基本在任何时候，总是有醒着的人能够密切留意周围世界中发生的事情。入睡时，我们会减少警惕性，变得脆弱，所以有一个夜间的看守者是十分重要的。

睡眠的阶段也会随着时间的推移而改变，当进入生命中的退休阶段时，我们的睡眠会变得更浅。而随着浅度睡眠的增加，其他阶段的睡眠会不可避免地减少。REM 阶段及深度慢波睡眠的时间都会减少。慢波睡眠对身体及精神恢复都很重要，有人提出，慢波睡眠的减少甚至能够象征着中枢神经系统正因年龄增长而退化。

在这个生命阶段中，某些睡眠干扰和睡眠问题会一涌而来，夜晚中通常有一大部分时间都是醒着的，或许只是干躺在床上，脑中充满了想法。睡眠呼吸暂停及不宁腿综合征在老年人身上也非常常见。

79 岁的马可是一位退休的大学讲师，当我与他讨论起他的睡眠模式时，他告诉我："我喜欢在晚上 10 点左右上床睡觉。在早上 5 点 30 分左右结束睡眠之前，我醒来排尿的次数从来不会少于 3 次。我最长的睡眠时间是 3 小时，几个月前还曾经打破了纪录，睡了 4 个小时。"当我问到他的同龄人是否也有这样的情况时，他告诉我，他很少与朋友们讨论睡眠问题，但是偶尔当他提起时，朋友们都会意地点点头，大家就像是一个神秘俱乐部中的成员一样。

马可的情况较他的许多同龄人来说更为极端一些，但是他的部分经历是有科学证据可循的。夜间排尿（被称为夜尿症）在老年人身上会变得频繁，当规律性地发生时，这便成了干扰睡眠的关键因素。在马可这个年龄，大约有 80% 的人在夜间至少会去一次厕所，这是非常常见的。然而多次上厕所相对来说还是罕见一些。如果这样的情况发生了，或许值得调查一下原因，以防万一，有时还需要医护治疗的干预。原因可能有很多种，包括夜间身体产生的尿量增多、因抑郁症而导致的梦游，或者类似睡眠呼吸暂停的睡眠障碍让患者停止了睡眠。总的来说，当我们老年亲友抱怨着他们的睡眠时，他们可能并不是在无病呻吟。

让我们考虑一下这个问题的量级吧。有人推断，在 2020 年之前，英格兰近半数的成年人口会超过 50 岁。其中大部分的人会反映自己患有经常性的睡眠问题。这与一项针对 9000 多名老年人的研究结果是一致的，研究中超过 50% 的人反映了自己有经常性的睡眠问题。所有这一切都意味着我们朋友、邻居及爱人中，有许多人在日间可能是困倦的，或者在夜间是无法入睡的，他们或许都因为睡眠而感到痛苦。

为什么会发生这些变化

身体内正在发生的事情会引发睡眠变化及睡眠问题。衰老的过程导致了大脑的改变，其中部分改变或许会影响我们的睡眠。正如在第一章中讨论过的，为了产生睡眠和觉醒，大脑不同区域之间互相竞争着将彼此打开或者关闭，就像一支复杂的舞蹈。正是这支舞蹈带来了睡眠。老年人的大脑区域，比如对于睡眠至关重要的位于下丘脑的腹外侧视前核，这个区域中的神经元如果死亡，便会导致睡眠问题。

行为变化

行为上的变化也可能会带来问题，当然了，许多老年人的行为与我们刻板印象中的不一样，社会是多姿多彩的，许多年轻人在卧室中发展出了数十亿元的生意，还有不少百岁老人在跑着马拉松。然而，仍然存在许多刻板的趋势，包括老年人会有更多的时间待在家里，或者对于部分老年人来说，是待在养老院中。随之而来的是锻炼与日照的减少，以及有了更多小睡的机会。

长时间待在家中，不见朋友、家人与邻居，会导致糟糕的人际关系，进而造成孤独感，这是老年人中很常见的问题。孤独是我们所有人在某个时间点都会体会到的一种感觉，也是一种社会人际关系网络不达标的感受，它会降低我们的安全感。而安全感对于睡眠来说非常重要，因为我们并不会在自身认为会受到伤害时进入睡眠，失去意识。所以，或许是我们感知到的脆弱将孤独与糟糕的睡眠质量联系在了一起。老年人的睡眠被碎片化，这让他们能够对危险保持清醒和警惕。在退休、失去朋友、变得脆弱后，孤独在他们身上便尤为突出。但是孤独当然不是老年人独有的问题。我曾参与合作了由伦敦国王学院研究学者主导的一项研究，调研年轻人的睡眠质量与孤独感。我们发现，那些表示自己感到孤独的人，他们的睡眠质量也不好，同时在日间也会经历相关的问题。令人忧心的是，在过去遭受过暴力及虐待的年轻人身上，这个关联尤为突出。或许是因为，这些可怜的人们更有可能将他们生活的世界看成一个危险、充满了威胁的地方，由此更有可能在夜间无法入睡，因为他们感到没有人支持自己，也可能是因为他们在过去遭受过的不公平对待常常发生在夜里。改善社交关系网——无论是增加与朋友的相处时间，参加当地的社交活动，或是报名成人课程，都是减少孤独、促进睡眠的办法。

荷尔蒙的变化

年龄相关的行为变化或许会影响睡眠，但是行为的改变并不能解释老年人经历的所有睡眠变化。行为改变说可能无法解释那些网球俱乐部中的“时髦老太太”的困扰，她们每天沉溺于朋友及社交活动之中，但仍然经历着睡眠问题。这些老太太们甚至能给年轻人传授一两个关于锻炼、享受阳光以及充实享受生活的小建议，然而她们中的一些人仍然在和睡眠做着艰苦的斗争。所以，除了生活方式外，衰老过程中的哪个方面还能够解释这样的睡眠变化呢?

荷尔蒙的变化是一个可能性，这更多会体现在女性身上。女性的雌激素及黄体酮含量在更年期时骤然下降——这个变化通常在 50 岁左右萌发，从而导致各种症状，比如潮热、焦虑及抑郁，而这些症状都会严重损害老年人的良好睡眠。

大学退休讲师马可建议我与他的妻子玛丽亚聊聊她的睡眠。玛丽亚是一名雕塑家，最近刚刚 75 岁，她口中描述的更年期对她睡眠的影响与其他人反映的情况大同小异。她告诉我："我第一次怀疑自己更年期开始，是在例假血量减少时。我比平常感到更焦虑，并且发现睡眠受到越来越多的干扰。我的关节疼得更厉害了，特别是在晚上。我醒来时，脸和脖子周围都有强烈的灼热感。我觉得自己就像被困在了身体的熔炉里，没有东西能让我凉快下来。即使是在最冷的那几天晚上，我把被子全部都掀开了，仍然觉得体内非常火热，虽然我知道实际上双脚已经冻僵了。我的嫂子也在差不多的年纪里经历了同样的事情，她晚上还需要更换床单，因为床单都被她的汗水浸湿了。"

为了探索这个课题，一项研究调研了 40 岁～59 岁之间的女性，关注点在她们自述的与更年期状态相关的睡眠时长及睡眠质量上。只有 33% 的更年期前的女性声称每晚的睡眠时间少于 7 小时，而更年期中的女性的这个比例为 41%。处于围绝经期过渡阶段的女性自称每晚睡眠时间少于 7 小时的比例更高，达到 56%。

相较于更年期前的女性，更年期后的女性更有可能反映睡眠问题，她们每天醒来后仍无精打采。玛丽亚的描述与研究发现是一致的，她最后告诉我："我再也没能恢复良好的睡眠习惯。睡眠已经成为我逃避去做的事情，它带来的欢乐已经成为往事。"

正在衰老的身体

身体疾病与睡眠质量紧密相关，随着年龄的增长，人们都会患上疾病，甚至有更大的患病风险。癌症、糖尿病、阿尔茨海默病、帕金森病、前列腺肿大，这些只是老年人身上常见疾病中的几个，它们均与更糟糕的睡眠体验相关。这些疾病与睡眠之间的关系机制并不相同（稍后将进行讨论），但是它们都会带来痛苦与不适，增加老年人夜间前往洗手间的次数。治疗这些疾病所服用的药物也会对睡眠产生影响，而这些只是身体疾病影响睡眠的其中几种因素。

视力损伤

老年人全身都因为衰老的过程而遭受着苦痛。其中，正如史蒂文·洛克利教授（Steven Lockley）与拉塞尔·福斯特教授所讨论的，一个比较显著的变化是眼睛开始泛黄。这并不是说我们的眼睛开始变得像猫头鹰一样，而是眼中的晶状体会开始发黄。发黄是由于眼睛中色素的堆积，这些色素会减少投射在视网膜上的蓝光。有人甚至认为，年纪大一些的艺术家因为这个原因，他们在创作时会更多地使用蓝色颜料。视力的变化为衰老与睡眠之间的关系提供了又一个引人入胜的思路。因为正是同一种蓝光在生物钟的设定过程中扮演了最为重要的角色。当我们在夜晚使用平板或者手机时，也是这种蓝光阻止了我们的身体分泌褪黑素。所以，当老年人的眼中形成了一道新的蓝光过滤器后，周围环境中的光线或许便减少了对人们睡眠时间的影响。这也或许能够解释为什么老年人会比其他人更早地上床睡觉。但是需要注意的是，这并不能成为老年人在夜晚睡觉前过度使用平板的借口，因为睡眠卫生在这个失眠与其他疾病高发的生命阶段中也同样重要。

其他在衰老过程中发生的眼睛相关的变化也可能会干扰睡眠。一个例子便是晶状体变得浑浊，或者称为白内障，这一变化限制了能够被投射进视网膜的光线数量。治疗白内障的手术需要以清澈的晶状体替换浑浊的晶状体，或许这对于胆小的人来说并不友好。然而，治疗白内障的好处或许不仅在于能够提升视力，同时也能够改善睡眠。

在众多致盲因素中，白内障是一个主要原因。睡眠与视力损伤之间也有紧密关联。书籍《H69 病人》（*Patient H69*，暂译名）的作者瓦妮莎·波特（Vanessa Potter）在繁忙工作与照顾孩子之间疲于奔命，在 41 岁时，她因为一种罕见的神经性疾病而失去了视力。她在书中描述，患上这种疾病后，她的睡眠也遭遇了困难。这让她痛苦至极，甚至使她“想与魔鬼达成了协议”：如果能够重新入睡，她愿意接受做一辈子的盲人。几年后，波特重见光明，她的睡眠也随之恢复正常。

眼睛无法探测到任何光线的大部分人都经历着非 24 小时睡眠–觉醒障碍（non-24-hour sleep–wake rhythm disorder），又被称为自由运转型障碍（free-running disorder）。患者的主生物钟与周围世界失去同步。对于大多数人来说，自然的一天是长于 24 小时的，所以如果没有光线来让生物钟有序运转，或许每天晚上我们都会睡得更晚一些，从而与周围环境渐渐脱节。这个问题积累的过程非常迅速，如果我们每天晚上的上床时间都比前一天晚上晚了 30 分钟，那么在星期一晚上 10 点前往瞌睡王国的旅程，到了星期天就变成了凌晨 1 点才启程出发。幸运的是，对于大多数人来说，光线及其他因素能够阻止上床时间向后拖延。但是当这个问题真的发生时，我们也可以获取帮助，定时服用的褪黑素便能够治疗这个病症。

有趣的是，即使是被认为完全失明的人，他们的眼睛也能够通过一项较新发现的机制探测到光线。除了课本中介绍的视杆细胞和视锥细胞之外，眼睛里还有其他细胞也能够探测到光线。这些细胞被称为“感光视网膜神经节细胞”（photosensitive retinal ganglion cells），它们会向大脑传输信息，并且帮助将主生物钟牢牢地与外部环境锁定在一起。这意味着，虽然部分盲人完全失明，但是也能够像有视力的人一样，通过早晨的光照及夜晚的黑暗帮助身体与外界世界同步。有时候医生会因为盲人的眼珠遭到严重损坏，而建议他们移除眼珠。这个决定需要三思，因为这么做或许会为这些病人带来睡眠问题，他们虽然失明，但是仍然能够探测光线，并且利用光线来调整自己的生物钟。

精神疾病

即使衰老会带来无数挑战，但是老年时期也可以是愉悦的。我们可以在这个时候抓住机会，尝试以前未曾接触过的事物，不管是学习艺术、音乐、文学，甚至是潜水。爷爷奶奶也可以与孙辈共度有质量的时间——那些他们在养育自己儿女时错过的时间。如果我说，退休或许能让我们有时间生活在井井有条的房子里，闻着新鲜出炉的牛角包香味醒来，手边便是当天的报纸，这会不会扯得太远了呢？这只是我自己的幻想，不过，这个生命阶段也会带来心理上的挑战：如何应对自己的死亡，或者爱人们的死亡，这会令人们承受高昂的心理代价。

带来压力的生活事件会促进焦虑和抑郁的产生，对于有些人来说，失去伴侣，温暖的床铺变得冰凉便是其中之一。因为夜间重新变得宁静，由于抢夺被子而带来的睡眠干扰此时已经比不上失去伴侣的痛苦。科学研究表明，因亲人离世而处于悲痛状态的老年人，他们的睡眠时间更少，即使能够入睡，睡眠质量也较其他人更糟糕——这个关联的主要原因是他们会感到沮丧。

压力或许会导致一些对睡眠没有益处的思考过程。老年人的睡眠方式和他们的思考方式之间的联系是我过去几年中研究的一个课题。我的研究组员都非常优秀，包括一位本科学生索菲·耶里奥（Sophie Yearall）以及一位博士后研究者汤姆·威利斯（Tom Willis），我希望研究老年人脑海中与睡眠相关的想法，尤其是对那些会让人们在夜间保持觉醒状态的话题进一步的了解。耶里奥数次到访伦敦南部的当地社区与庇护所，她向老年人询问了他们关于睡眠的总体想法以及在入睡之前的想法。就像我们过去在年轻人身上发现的那样，糟糕的睡眠质量与关于睡眠的异常想法有着联系，比如睡不着时需要更努力地尝试入睡。糟糕的睡眠质量也与入睡前感到紧张、将无法入睡及睡不好的后果夸张化有关。但老年人在无法入睡时的担心与其他年龄段的人的担心有所不同。比如说，他们担心的是自己手脚笨拙、日常安排受到干扰、身体的健康状况以及需要服用更多的药物。他们还表达了对家庭及社会的担心，比如说被社会孤立。这些发现支撑了一个观点：当我们解决睡眠问题时，将老年人的思考方式纳入考虑，意识到处于不同生命阶段的人们对于睡眠有着不一样的担忧，这都具有重大价值意义。我们提供的帮助应该因人而异。

由此，当我们衰老时，有多种原因会令睡眠受到干扰，但是哪些风险因素是最为突出的呢？一项于2016年发表的回顾性研究对风险因素进行了对比。研究发现，除了年龄本身，老年人糟糕睡眠的最大预测因子是性别为女性、感到抑郁以及身体不适。属于上述分类的老年人或许尤为需要支持，以帮助其拥有良好睡眠。

衰老时，睡眠问题如何与表现及健康相结合

鉴于糟糕的睡眠与生活中的种种困难密切相关，那么睡眠严重匮乏的老年人群体又将要面对什么可怕的情形呢？不如先来说说好消息，老年人看起来比年轻人更能忍受睡眠不足。在一项研究中，老年人（65岁～75岁）以及年轻人（18岁～29岁）被要求在26小时内不得入睡。在此期间，他们需要规律地

反映他们的困意，并且被要求每隔一小时完成一项任务，这个任务会对他们在 10 分钟内的反应时间做出评估。随着被剥夺睡眠的时间越来越长，与年轻人相比，老年人的问题似乎更少一些。在实验开始时，两个年龄组的参与者表现得都不错，但是在 16 个小时后，年轻的参与者开始变得疲乏，而老年人在表现中出现的小差错更少，注意力也更为集中。虽然研究得出的信息是正面的，但并不是所有的专家都同意这个结论。而且有一点很明确，糟糕的睡眠与失眠在任何生命阶段中都不是一件好事，对衰老过程也不会有任何益处。

让我们以短时间睡眠和质量糟糕的睡眠为例。不少研究曾从端粒长度的角度考虑了这些问题。端粒是位于我们染色体末端的结构，它们为染色体提供保护（有点像在建筑工地戴的安全帽）。随着我们身体逐渐衰老，端粒的长度会缩短。短端粒与大量的健康问题有关，包括心血管疾病、肥胖及抑郁症。大量的研究虽然最后的结论并不一致，但是都发现缺少睡眠或自称睡眠质量糟糕的人，他们的白细胞端粒要短于其他人。这并不仅仅适用于成年人，孩子身上也出现了同样的情况。虽然这个关联背后的机制有待进一步阐明，但仍然为我们提供了一个新的思路，以理解睡眠时长以及质量是如何与衰老相关联的。

认知问题

另一个让睡眠与衰老过程发生关系的因素是老年人认知表现的下降。这并不是说当老年人收到了免费的公交车搭乘卡后，他们就突然间变得不那么聪明了。只要在谷歌上搜索一下最近几年诺贝尔获奖者的年龄，我们就会发现他们的平均年龄为 66 岁，而且在某些分类平均年龄还会再大些，比如文学奖获奖者的平均年龄为 72 岁。

然而在某些案例中，认知问题确实会逐渐发展，一项研究老年人睡眠长度与认知能力的 Meta 分析发现，那些自称自己睡眠时间过短和过长的人，他们在不同领域的精神功能都更为糟糕。这些领域包括大脑的执行功能、单词记忆及保持信息，从而让人们能够使用这些信息做出决策指导行为的能力。就像金发姑娘和她的粥一样[①]，极端也意味着是有问题的。背后的原因会是什么呢？其中存在许多可能的解释。短时间睡眠与认知问题的关联看起来是显而易见的，鉴于整本书都在强调睡眠的重要性。比如说，没有得到充足的睡眠或许意味着造成阿尔茨海默病的 β-淀粉样蛋白毒素没有被正确地从大脑中清除干净，从而导致了认知障碍。而长时间睡眠与认知问题的联系则没有那么直观。睡一个长时间的觉一定是件好事吗？长时间睡眠与多种不同的问题都有着关系。一个解释是长时间睡眠会导致我们生理节律的中断。就像那些睡眠时间过短或在错误的时间入睡的人，当他们的身体更适合睡眠时，却被迫保持苏醒状态。那么或许当长时间睡眠者在打盹时，他们的身体却在尖叫着让他

---

① 取材于美国童书《金发姑娘和三只小熊》，故事中金发姑娘分别品尝了熊爸爸、熊妈妈与熊宝宝的三碗粥，她认为熊爸爸的粥太烫了，熊妈妈的粥太凉了，熊宝宝的粥正合适。她便将熊宝宝的粥喝完了。——译者注

们起床。总体来看，长时间睡眠也会导致更糟糕的睡眠质量。将上床时间从晚上 11 点提早至晚上 9 点，大家就能明白我的意思了：这将使得睡眠效率变低。长时间睡眠或许是心理及生理健康出现问题的征兆，同时还会伴随其他障碍，这些关联也能够帮助解释为什么长时间睡眠有时候会与负面结果联系在一起。

神经退行性障碍

睡眠的变化通常是神经退行性障碍（neurodegenerative disorders）——如阿尔茨海默病的核心特征。这个疾病的患者数量庞大。我童年最早的记忆之一便是在养老院探望患有阿尔茨海默病的曾祖母贝蒂。不论我们在一天当中的什么时间前往探视，到达的时候她通常都在打瞌睡，而且总是丢三落四的，头脑常常糊涂不清。一有机会她的思绪便飘走了，我也不确定她是否还能认得我们中的任何一个人。无论如何，她仍然保留着青春时期部分的愉悦记忆，时不时地会发出爽朗的笑声。

贝蒂奶奶在她生命中最后几年间的行为反映了她的状态，她的大脑的某些功能发生了变化，或许记忆功能的变化尤为显著。睡眠紊乱是阿尔茨海默病形成的一个风险因素，甚至会在这种疾病的特征之一——认知下降发生之前出现。一旦患上阿尔茨海默病，患者或许会在日间感到极度困倦，并经历失眠。同时，睡眠结构也会发生改变，比如 REM 与深度睡眠的时间下降。随着阿尔茨海默病严重程度的加深，这些问题也会越发严重。当这种疾病全面病发时，患者或许在夜间已经无法拥有良好的睡眠。取而代之的是，他们可能全天都在进行着短时间的睡眠。实际上，也通常是因为这个状况，患者的伴侣无力再继续照料他们，因为夜间休息的时间不复存在。所以，患者有时会住进养老院接受照料。

帕金森病是另一种带有异常睡眠现象的神经退行性疾病。这种疾病的患者的某些身体部位会发生不自主地颤抖，他们的动作缓慢，肌肉僵硬。之所以在老年人的章节中讨论帕金森病是因为它的病发概率会随着年龄的增长而提升。然而，正如本书中讨论的其他疾病一样，帕金森病也可能在生命更早期的阶段发生。著名的例子包括 20 世纪 80 年代好莱坞传奇，少年偶像迈克尔·J. 福克斯（Michael J. Fox），他在 30 多岁时被确诊为帕金森病；以及拳击手、社会活动家穆罕默德·阿里（Muhammad Ali），他在 40 余岁时被诊断患有帕金森病。帕金森病患者所经历的睡眠障碍种类并不相同，通常在被确诊患病之前便开始发作了。这些睡眠障碍包括失眠、不宁腿综合征以及日间困倦。

或许帕金森病患者身上最令人吃惊的睡眠障碍是 REM 睡眠行为障碍（REM sleep behaviour disorder）。当 REM 阶段的身体麻痹停止作用时，这个罕见的睡眠障碍便发生了。从某种角度上来说，这与睡眠瘫痪症恰恰相反。我们的行动能力被带入了 REM 睡眠，而不是 REM 阶段中的身体麻痹被带到了清醒时的生活里。我们把梦境演绎了出来，或许还伴有复杂的行为动作及声音。发病时，患者可能会大声痛斥、喊叫，或者诅咒梦里的威胁。非暴力动作则比较少见，包括跳舞、大笑或者唱歌。患者的眼睛或许全程都是闭上的。在最后，患者会醒来，而且意识相当清晰，他们能够回忆起引发了这些夜间动作的梦境。这与我们在本书前面讨论的其他睡眠障碍有所不同，比如在深度睡眠中发生的夜惊症。这个特殊的疾病最令人担心的地方在于，它似乎强有力地预言了帕金森病或者其他障碍疾病。实际上，有一项研究对 29 位被确诊为 REM 睡眠行为障碍的男性做了多年的跟踪调查。其中 80% 的人都在随后患上了帕金森病或者痴呆症。这看起来触目惊心，不过值得注意的是，这个研究的实验对象均为超过 50 岁的男性，他们患上 REM 睡眠行为障碍的原因还并不明朗确。换句话说，REM 睡眠行为障碍是原发性的，也就是说它无法被解释为其他疾病的症状，比如头部损伤或精神疾病。我们不一定会预期这个戏剧性的关联性出现在更年轻的群体身上，他们会因为其他因素而更有可能患上 REM 睡眠行为障碍，比如因抑郁症服用的药物带来的影响，或者因为他们正遭受着 PTSD。所以如果大家出现了这个睡眠障碍的迹象，不要惊慌，你应该与医生谈谈，并且设法理解发生了什么。

至于为什么睡眠与神经退行性疾病有着关联，有多种机制能够解释。从历史上来说，睡眠问题曾被认为是这些障碍疾病的结果。比如，帕金森病会导致睡眠问题，因为大脑的构造及睡眠中所涉及的神经递质发生了改变，疾病带来的痛苦，以及用于治疗疾病的药物都有着影响。然而，将这些想法翻转一下，现在大家相信，睡眠问题在神经退行性疾病的发展中也起到了作用。或许其中最完善的关联便是前面提到的睡眠与大脑中 β-淀粉样蛋白积淀的联系，β-淀粉样蛋白是阿尔茨海默病的关键形成物。睡眠缺失并不会导致 β-淀粉样蛋白的积累，但没有睡眠的话，它们就不能从大脑中被有效地清除。还有多种其他可能的机制将睡眠与大脑退化联系在一起，比如缺少睡眠会导致大脑的炎症，从而可能会让大脑有退化的风险。然而在没有证据的情况下，许多关于这些关联性的假说只比空口推测要稍微靠谱一点。

考虑到睡眠与神经退行性障碍之间的联系，这让我一瞬间对自己仍然存在的健康心存感激，并且意识到这些疾病患者面对着的众多挑战。这也为我们提供了一个可能帮助他们的方法。精确计算暴露在明亮光线下的时间、关于睡眠卫生的信息、失眠认知行为治疗，以及在某些例子中能够治疗睡眠问题的药物，这些方法都有可能为目前无法治愈的疾病的患者改善日间及夜间生活。

心血管疾病与糖尿病

在本书的第六章中，我们讨论了睡眠与体重之间的联系。书中也指出了轮班工作会增加心脏病及中风的风险。所以，睡眠的其他方面也与健康问题——比如糖尿病、中风及心脏病——存在联系，或许大家对此已经不会感到惊讶了。我们的睡眠时间会影响胰岛素敏感性以及葡萄糖耐受性，这是睡眠与糖尿病的发展相关联的一个原因。糖尿病对于影响心脏及血管的疾病来说也是一种风险，所以糖尿病或许也为睡眠时长及心血管疾病之间的联系提供了数种可能解释的其中一种。短时间睡眠也会导致心脏中钙质悄无声息地积淀，这是另一种增加心血管疾病风险的因素。睡眠呼吸暂停也与心血管疾病相关，部分原因是血液中缺少氧气导致的压力增加。为了弥补过低的氧气含量，身体会竭尽所能增加血压，以确保重要的器官在供氧不足时，获得它们所需的氧气。

癌症

接着来讨论癌症，这又是一种毁灭性的疾病。除了先前讨论的睡眠与轮班工作之间令人担忧的联系外，我们睡眠的其他方面也可能与癌症的形成及发育相关。无论短时间睡眠、长时间睡眠、日间小睡，糟糕的睡眠质量与癌症之间都有着假想的联系。一个科学家团队尝试理解睡眠与癌症之间的关系，他们回顾了实验性与流行病学的研究，观察了来自 13 个国家超过 150 万名参与者的情况。科学家最后总结道，实验性数据以及被提出的假想机制与这个观点是吻合的：睡眠的某些方面会导致癌症。相反，当他们在实验室之外验证这个关联性，观察流行病学的数据时，情况变得模糊许多，无法得出清晰的结论。这并不表示关联性不存在于真实世界中，而是表明未来的研究需要更系统地考虑睡眠与癌症之间的潜在关联，才能得出强有力的结论。

睡眠与癌症相关的另一个特性是睡眠呼吸障碍，患者的呼吸在夜间会反复停止，或者呼吸会变浅，以至于无法吸入足够的氧气。来自美国和西班牙的科学家在睡眠实验室中对睡眠呼吸障碍进行了评估。实验参与者被按照是否患有呼吸问题及问题的严重程度进行了分类。在接下来的22年中，科学家们一直跟进着他们的情况，查看第一次评估中的睡眠呼吸障碍症状是否与后续因癌症而导致的死亡有着联系。结果发现，其中存在着明显的剂量反应关系，这意味着参与者在实验室中评估的睡眠呼吸问题越严重，日后他们死于癌症的概率就越大。这个关联看起来或许令人吃惊，但是当我们参考动物实验时，可能就会变得合理很多。一项在老鼠身上的研究表明，缺氧及癌症肿瘤生长之间存在实际的联系。这也为我们提了个醒，永远不要忽视夜间的呼吸问题。

其他健康问题

与睡眠方式相关的凶险健康疾病的名单持续在增长着。然而，即使当我们不考虑最令人担忧的健康问题，只关注日常的小问题，比如常见的感冒时，我们的睡眠仍旧与此相关。睡眠方式与我们在令人讨厌的冬天打喷嚏、擤鼻涕的时长是否可能相关呢？似乎是这样的。

在一项于2015年发表的研究中，对164个参与者的睡眠在超过一个星期的时间里进行了评估。接着科学团队给了参与者们一种含有特殊病毒的滴鼻液，这种病毒会导致普通感冒。在接下来的5天中，科学团队观察参与者是否会生病。正如活动记录仪（类似腕表的仪器）的评估显示，睡眠时间更短的人（每晚睡眠时间至多为 6 小时）较睡眠时间更长的人（每晚睡眠超过 7 小时）更有可能患上感冒。[①] 或许这是因为当我们缺乏睡眠时，免疫系统会减弱。即使只是缺失了一个晚上的睡眠，也会增加炎症的概率，让身体做出如同在与感染做斗争时的反应。不论这个关联是否存在，研究的结果与现实经历是吻合的。筋疲力尽时，有时候一次熬夜就能让我们崩溃，在床上躺上一个星期。

在病房中的睡眠

当非常不走运时，螺旋式下降的睡眠质量和健康状况会让我们住进医院。而住院本身会让睡眠质量遭到严重的破坏。或许医疗专业人员没有很好地利用每一个机会，对病人的睡眠表现出更多的尊重。病房中通常都住着几个爱闲聊的病人，灯也总是全天候开着的。不仅年老的病人经常面临这种情况，对每个年龄阶段的病人都是一样的。

更糟糕的是，住院时的经历是否有可能对我们的睡眠产生持久的负面影响呢？在医院急诊室中醒来发现自己正在被抽血，或者在半梦半醒之间鼻孔中被塞入了管子，经历了这些的孩子

---

① 当以自述的形式评估睡眠长度时，这个关联性并没有显现。或许是因为参与者们并不善于估算他们的睡眠长度？我们还不了解为什么会发生这样的情况。总体来说，在这个领域里，研究者们有时候会在各自的研究中得出不一样的结论，这取决于评估睡眠的方式。——作者注

们会不会无法再像以前在家时那样睡得那么安稳呢？毕竟，如果孩子不再相信熟睡是安全的，他们做出这样的反应也在情理之中。这样的假设有待进一步严格地验证，但是住院对于睡眠问题来说是一个风险这种可能性与部分研究结果是吻合的，一个小规模的研究表明，在病人出院后的 3 个月内，他们的失眠情况较以往更严重了。睡眠在医院中并不总是被优先考虑的需求，因为医生和护士需要艰难地做出利弊权衡。医护人员或许面临有限的资源，虽然病人对于拉上窗帘，关灯睡觉的渴望是重要的，但是这并不能胜过护士监控病人，以防他们的健康在夜间恶化的需求。

当然还有许多事情可以帮助病患早日康复，比如为他们开具自然的睡眠处方能够派上用场。包括调整声音、灯光及温度，在夜间尽量减少探访，以改善住院病人的睡眠情况。这么做不仅仅能使病人恢复健康的可能性最大化，也能够让他们更快地好起来，出院后便能释放出更多的床位。睡眠还能够减少病人的痛苦，研究表明，当人们缺失睡眠时，他们对疼痛的感知更强烈。实际上，睡眠不足对于疼痛感知的影响甚至被等同于部分止疼片的功效。下一次当我们感到轻微的疼痛时，或许穿上睡衣是一个好主意，而不是服用止疼药片。

时间疗法

除了改善看护病人的睡眠之外，另外一个能够最终改善病人情况的方法或许是更多地注意病人的生物钟。生物钟对于许多生理过程都至关重要，这也解释了为什么一天当中存在着最适合上床睡觉、醒来、进食、参加考试甚至参加比赛的不同时间段。更重要的是，我们所经历的病痛症状似乎是受时间规律控制的，比如消化性溃疡（peptic ulcers）的痛苦程度在夜间是最为严重的。同样地，癌症、过敏、哮喘、关节炎及心血管疾病的症状都会随着生理节奏出现波动。所以，我们的生物钟似乎能够极大预测某些药物的有效性及其副作用，这或许不会让人感到意外。时间疗法指的就是将上诉因素纳入考虑，并且让药物治疗与我们的生理节奏同步。目的是为了让效果最优化。

时间疗法成了受欢迎的研究领域，就像咖啡在早上空腹饮用时口味会最佳一样，在特定的时间服用部分药品似乎能够达到最佳效果。目前有上百个研究正在调研这个课题。英国伯明翰的科学家在研究中发现，为老年人在早晨接种流感疫苗的效果似乎更好，从抗体反应的角度来说，早晨接种的有效性是优于在一天内更晚的时间接种的。然而，并不是所有的病毒种类都适用于这个结论，而且这个研究的规模并不大，但是这样的结果为我们提供了一个例子，展示了这种类型的时间疗法将有可能成为一种免费的改善公众健康的方法。

预测一下，当我们被医生叫去接受时间疗法的那一天，是否正是生与死之间的区别呢？在疾病症状会随着日夜时间的变化而变化的案例中，用药的时间变得尤为重要，正如前面提到的在夜间令人烦恼的消化性溃疡。将时间快进 50 年，医药领域或许会经历一场革命，药物会变得个人化，时间疗法将被用以提升治疗效果，减少副作用。可是即使医疗可能会进步，但是有时候甚至连最好的看护、最周全的治疗方案也无法避免死亡的来临。我们体内生物钟在生命的最后时刻仍然起着作用，它甚至能够解释我们呼出最后一口气的时间点。

死去时，我便会入睡

从直觉上来说，睡眠与死亡之间似乎存在着联系。当大限来临，我们选择将心爱的宠物哄睡，看着爱人在睡眠中死去。但是我们在生命其他阶段的睡眠习惯能够预测死亡吗？答案或许是可以。2003 年发表的一项研究，针对 185 位 60 岁～80 岁的健康老年人在睡眠实验室中进行了评估。在随后的 4～19 年间，研究者对他们的情况进行了跟踪，在此期间，有 66 位老人逝去。研究人员注意到，睡眠的数个方面在预测谁会于此期间逝去上起到了重要作用。比如说，在第一次评估时，就算将老人的年龄及药物情况纳入考虑范围，那些超过半小时的时间才能入睡，以及在夜晚苏醒时间更长的老年人更有可能死去。在睡眠阶段之间也发现了有趣的联系，那些睡眠中的 REM 阶段占比过少或者过多的老年人死亡概率更高。在有足够的研究支持上述结论之前，这些结果不应被认为是确定的。不过，这些结果为睡眠的不同方面与我们的免疫系统、心血管健康及癌症之间的已知联系进行了补充。睡眠质量或许与死亡相关，这一点不容忽视。

长久以来，睡眠时间长度与死亡之间的联系令研究者入迷，也成了众多 Meta 分析的课题。Meta 分析得出的结论为，相较于拥有正常睡眠时间的人们，短时间睡眠与长时间睡眠都会让人们有更早过世的风险。最近的研究支持了上述发现，其中一个报告提出，相较于睡眠时间正常的人，睡眠时间过短的人经过追踪观察一年或多年之后，发现他们的死亡风险增加了 12%。除此之外，这其中还存在着线性关系，当睡眠时间为 6 小时或者渐进减少时，风险随之增加。有趣的是，跟踪调查的过程中，研究人员发现在长时间睡眠及死亡风险之间也存在着剂量反应关系。当我与比斯教授（第一章中曾提及）讨论这一点时，他告诉我："睡眠时间与死亡关系中最让人着迷的一点是我们或许能够有所作为。虽然睡眠有着生物学的决定因素，但在某种程度上，它也是一种自发行为。下一步我们需要知道的是，帮助短时间睡眠者拥有更长时间的睡眠是否能够对他们的生理产生正面的影响，以及接下来，这是否能够改善他们的长期健康，甚至减少死亡风险。而在等式另一端的长时间睡眠则略微棘手。我不确定让长时间睡眠者减少他们的睡眠时间是不是一个好主意。但是，至少我们能够继续研究，长时间睡眠到底对我们的身体做了什么，以至于给我们带来了这样明显的负面影响。"

除了睡眠时长与死亡之间的复杂关系，似乎两者在其他方面也有着错综复杂的联系，或许生物钟对我们的死亡时间也有着影响。据一项报告表明，因疾病而引发的死亡，比如心脏病，相较因外伤而引起的死亡，比如遭遇车祸，更有可能发生在早上（早上 8 点达到最高值），较少会发生在下午（下午 6 点达到最低值）。有趣的是，死亡的时间或许取决于死亡的原因，因为不同疾病的症状会在一天之中的不同时间达到顶峰。当我们观察心血管疾病的风险时间段时，早上似乎是最危险的。这可能是因为早上的生理变化会给我们的身体带来压力，比如血压的上升，同时压力荷尔蒙皮质醇的分泌量也在早上达到顶峰。

但死去前，我要好好睡觉

临近暮年时，身体和生活上的变化会让老年人难以入睡。荷尔蒙的急退，大脑控制睡眠区域的细胞的死亡，以及双眼视力的变化都意味着睡眠变得从未有过的艰难。老年人所拥有的睡眠较以往更浅，身体与社会中的其他人失去了同步，他们比以前睡得更早，也起得更早。更残酷的是，质量糟糕的睡眠也预示着与衰老相关的问题，比如认知障碍。

然而，这个生命阶段的睡眠也并不都是无助的，有些人仍能拥有满意的睡眠。在生命中的忙碌阶段感到无法喘气的人们向往着年老生活，他们终于可以停下来，选择享受懒觉。这个生命阶段会伴随着更少的责任，能够让我们扔掉闹钟，重新享受白天。虽然老年人身上的睡眠问题非常常见，但它们也不是完全与衰老挂钩，而且老年人可以随时获得帮助。接下来的章节将会就如何获得至关重要的睡眠提供建议及小贴士。为了充分享受生活在地球上的珍贵时光，我们必须尽可能地拥有最好的睡眠。

第九章

通往瞌睡王国的车票：让你夜夜好梦的小贴士

睡眠不足的流行病

我们已经来到了本书的最后一个章节，现在大家应该已经明白了睡眠的重要性。睡眠是健康的支柱，却经常被忽视，如果我们想要活出最好的自己，那么就需要确保自己拥抱睡眠，接受睡眠。优先考虑睡眠的想法或许只有在意识到自己已经严重睡眠不足时才会出现。很多人都无法达到每晚 7～9 小时的成年人建议睡眠时间。媒体经常宣扬睡眠不足目前正泛滥流行，但是这种流行病的真实意义是什么，它真的在发生吗？近期的流行病包括埃博拉病毒及禽流感（H7N9）。虽然睡眠不足显然不是一个会传染的疾病，但是在这样的上下文中使用“流行病”

一词可能是为了表示睡眠不足的问题是广泛存在、新近流行的一种事物。

首先，让我们想想睡眠不足是否真的是普遍存在的问题。许多人的睡眠时间比建议时间要少得多。2012 年在美国进行的一项国民健康调查中就已经清晰地显示了这一点，这项调查访问了超过 30 万名成年人，其中 29% 的人声称自己每天晚上的睡眠时间不超过 6 小时。这种情况也广泛存在于其他年龄阶段的人之中，美国全国睡眠基金会关于美国人睡眠的投票调查也显示出了一样的结果，近半数参与调查的青少年反映，在上课日的晚上，他们的睡眠时间少于建议的 8 小时。

这个不尽如人意的情况是否是新近出现的还不清楚。许多成年人生活在快车道，通过咖啡因来支撑每一天，夜深时，他们或许还在接收着邮件与电话。有些人因为看电视、打游戏、上网而错过了睡眠时间。部分令人分心的活动对于我们的祖父辈并不适用，在过去，家中没有互联网，他们或许把时间更多地用在了阅读书籍或者听广播上。但是我们将生活的其他方面与祖父母同年龄时期进行对比，他们真的有更多睡眠时间吗?

在一天结束后，我们可以把衣服扔进洗衣机和烘干机里；食物由别人方便地组装好，准备过程只需要花上几秒钟，随即就能用餐；我们可以从商场中买到提前被弄为泰迪熊形状的鸡肉，让孩子们吃得更开心；包装好的土豆泥可以按照我们的喜好以异国口味重新烹煮；洗碗机能够清洗碗筷；而我们只需转动水龙头，便能在浴缸里享受温暖的泡浴。

那么我们的祖父母和他们的祖先又是怎么生活的呢？他们的生活也是这么容易吗？那时的衣服都是手洗的，需要使用轧布机拧干水分再挂起来晾干。晚餐则要从零开始准备（生活在20世纪前叶的孩子是吃不到泰迪熊鸡肉的）。当然了，那个时候也没有洗碗机或者中央空调，泡澡是奢侈的，洗前需要勤勤恳恳地将煮沸的热水倒入金属浴盆。这一切恐怕也无法让他们早早地上床睡觉。

如果再倒退时间来看，工业化给睡眠带来了什么样的影响呢？一个研究团队调研了三个与世隔绝的狩猎采集／种植社会中人们的睡眠模式，研究对象分别来自玻利维亚、纳米比亚和坦桑尼亚。研究人员使用了智能运动手表记录仪来记录他们的睡眠情况，结果发现，生活在这样的社会中的人们的睡眠时间（平均6.4个小时）与生活在工业化社会中的人们的睡眠时间并没有太大差异。他们也是在日落后3个小时左右上床睡觉的。那么，由此是否可以得出，工业化社会虽然让人们在夜间收发邮件而不是进入睡眠，却并没有对睡眠方式造成太大的变化？不是所有的专家都同意这一点。

萨里大学的时间生物学教授马尔科姆·冯·尚茨（Malcolm von Schantz）表示："对于刚刚进入电气化的社区（南美和非洲）的研究均一致表明，人们多少都表现出睡眠相位后移症候群。灯光及娱乐设施诱使人们更晚入睡。"他继续说："但这是否意味着他们的睡眠时间更少呢？当奥拉西奥·德·拉·伊格莱西亚（Horacio de la Iglesia）和同事对比阿根廷的两个社群时，发现确实是这样的。但是当我们在莫桑比克做了一个类似的对比时，并没有发现前后睡眠时长的差异。这只能说明人类睡眠拥有巨大弹性。电气化让人们睡得更晚，或许也让他们睡得更少，但是应注意的是，人们在早上的起床时间也产生了巨大的改变。”

其他关注不同时间段的研究想要检验睡眠时间是否越来越少，但这些研究得出的结论也不一致。部分研究反映了在近几十年中（或者更长的时间段），成年人、儿童及青少年身上都出现了变化。其他关于成年人的文献研究并没有显示出任何变化，包括一项对过去50年间睡眠时长的客观测量的研究。芝加哥大学的生物医学人类学学者克里斯滕·克努森博士（Dr Kristen Knutson）调查了在1975—2006年进行的八项不同研究的日志。在这些24小时日志中，参与者提供了关于他们所有活动的时间与时长的开放性信息。总体来说，研究中并没有发现大量对于“睡眠时间变短在近几年成为越发普遍的问题”这一观点的支持论据。“在针对所有人群的研究中，睡眠时间并未体现显著变短，”克努森博士告诉我，“但是短时间睡眠者确实在全职工人中占比有所提升，这意味着就业特征或许导致短时间睡眠者数量的增加。”她继续解释，研究趋向于将睡眠从其他因素中隔离出来而单独考虑，即便睡眠不足的结果需要综合考虑到时间、地点等因素。她举了一个例子：“如果正如实验研究结果所示，少于6小时的睡眠会增加胃口，但现实中一个人在积极锻炼，或者没有充足的食物，那么这个人并不一定会变胖。如果我们想要明白睡眠模式是如何影响健康的，就需要在这些关联性发生的特定文化或环境中研究它们。”至于总体的趋势，似乎大部分人所需的睡眠都是多于其真实获得的睡眠的，但或许人类一直都是这样的。生活的复杂性无时无刻干扰着睡眠。然而，短时间睡眠在今天带来的后果跟过去相比还是有着不小的差异。

先把睡眠时长放在一边，睡眠的其他方面随着时间的推移是否发生了变化呢？历史学家罗杰·埃克奇（Roger Ekirch）认为是的。在20世纪80年代，他正在为《黑夜史》（*At Day's Close*）进行调研，这是一本关注工业革命之前的欧洲黑夜历史与文化的书籍。他发现一些令人惊讶的内容在过程中持续地出现——对于二段式睡眠的提及。当我与埃克奇讨论此事时，他表示：“最早的关于‘第一次’和‘第二次’睡眠的记载被发现位于尚塞里巷的旧公共档案馆的法律证词中，以及中世纪至18世纪末期的游记、诗歌与文学作品中。”后来他发现19世纪的欧洲作家（包括狄更斯和托尔斯泰）都曾经提及过“第一次”和“第二次”睡眠。深入研究这个课题，情况愈发明朗，在工业化之前，人们通常在晚上9点~10点上床睡觉，在午夜后不久，人们会醒来1个小时左右，然后进入第二次睡眠。中间醒来的时间段或许会用来做爱、思考梦境和做许多其他事情。这是一个有意思的思路，这样的睡眠模式或许能为那些持续性失眠患者提供一个替代方案，让他们不再清醒地躺在床上，忧心忡忡。其中的信息是当失眠悄悄来临时，我们不应该为此担心。或许我们应该单纯地享受第一次和第二次的睡眠，并且欣然接受这一有历史依据的睡眠模式。

但并不是所有人都认同这个令人慰藉的信息。比如说，在前面提到的关于玻利维亚、纳米比亚和坦桑尼亚狩猎采集／种植社会的研究中，并没有找到坚实的证据，以证明这些社群的人们在夜间有长时间的觉醒行为。因此，有人认为埃克奇描绘的二段式睡眠或许终究不是我们的天然状态。无论如何，为什么“第一次”和“第二次”睡眠在工业化前的欧洲国家及非欧洲国家被广泛地记载，这让人难以理解。我们还需要更多的研究以调和这些虽不一致，但对睡眠理解具有不朽意义的贡献。

改善睡眠的绝佳小贴士

不管我们是否正在经历一种新型的失眠流行病，但是显然大部分人都需要更多的睡眠，并且热衷于改善睡眠质量。这样的灵丹妙药我们乐于购入，即使清醒时间可能由此变短。那么，我们应该怎么获得更好的睡眠呢？

治疗健康问题

健康问题会干扰睡眠，所以需要及时治疗。健康问题包括人们醒着时体内的生理及心理问题。就像肿瘤需要被严肃对待且快速治疗，精神健康问题也是一样的。会干扰睡眠的健康问题包括睡眠障碍——比如睡眠呼吸暂停，这在某些年龄段的男性身上非常常见。正如我们在第八章中讨论的，睡眠呼吸暂停与众多健康问题都有关联，包括中风和心脏病。睡眠呼吸暂停的患者经常会反映自己有记忆及认知障碍，这让他们在日间感到疲惫不堪，增加了车祸及工作事故的风险。睡眠呼吸暂停是种常见的病症，虽然它的影响也被研究证实，但是却并不广为人知。当许多人得知睡眠呼吸暂停导致凯丽·费雪（Carrie Fisher）的死亡时，他们都非常震惊，凯丽·费雪因出演了电影《星球大战》中的莱娅公主一角而受到大众的喜爱。而睡眠专家则没有那么惊讶，因为他们知道这个障碍会给身体带来巨大的压力。一次又一次的突发事件让人们意识到诊断出这种睡眠障碍的重要性。2016 年，新泽西发生了火车事故，造成超过 100 人伤亡，这起事故再次强调了诊断病症的重要性，因为事故中的火车司机患有未被诊断的睡眠呼吸暂停。这个睡眠障碍永远不应该被忽视，任何带有症状的患者都应该及时就医，如果必要，可以寻求第二医疗意见或者联系专科医师。

避免服用安眠药

或许与直觉相悖，但是另外一个拥有良好睡眠的小贴士是，尽量避免服用安眠药。在生命早期阶段，有时候家长会给孩子吃褪黑素以帮助其入睡。褪黑素在治疗部分难以入睡的患儿时或许有用，当行为疗法并不奏效时，褪黑素才可以派上用场。然而，正如我们在第三章中探讨的，对于儿童服用褪黑素的长期效果仍缺少研究的验证，这是一个被反复提及的忧思。

有时候，成年的失眠患者会服用安眠药，这些药物也存在着问题，它们并不会为患者带来“正常的”睡眠，服用只是掩盖问题，而不是根治问题。在服用处方药（包括苯二氮卓类与

Z字头成分药）以及非处方药（包括抗组胺药及草药）之前，我们应该三思，而且注意避免服用通过非法渠道获得的药物。

美国内科医师协会提出，治疗失眠的安眠药也可能造成其他负面影响，比如痴呆症及骨折——因昏昏沉沉而摔倒所致，而且安眠药不应该长期服用。医生会为了帮助患者应付一段时间的失眠，而为他们开具安眠药，比如在经历了爱人的逝去时。

然而，安眠药的服用需要依据具体案例具体操作，如果在没有专家的建议下便停止服用医生开出的药物，这也是不明智的行为。书中列出的建议永远无法代替医生在仔细考虑病人史后给出的建议。确认讨论后医生充分了解了病情，再决定安眠药是否真的是下一步最好的选择。我们需要理解，医生展现出的任何关于开具安眠药的不情愿情绪都是有医学根据的。我的一个同事讲过，一位失眠患者曾经要求开具一桶安眠药，或许患者并没有意识到，这么做不太可能达到其想要的长期安稳睡眠的效果。

与其服用安眠药治疗失眠，不如采取认知行为疗法，它能够帮助儿童及成年人克服长期的失眠问题。鉴于睡眠与我们幸福的众多方面都有着联系，在其中投入时间是非常值得的。

购买噱头产品及设备前请三思

为了改善睡眠而购买设备之前或许也需要仔细思考。睡眠应该是一个自动的过程，而不是一件需要努力或谋划来达成的事情。牛津大学教授科林·埃斯皮（在第七章中提及）将睡眠、性爱及高尔夫做了一个有趣的类比。他指出，当我们过多思考在这几个活动中的表现时，事情反而戏剧性地朝错误的方向发展。

这样说来，我们真的需要一个会发出类似子宫内部声音的泰迪熊吗？被改编成摇篮曲的摇滚音乐？或者在受到视觉和听觉上的刺激后，让头皮和脖子产生挠痒痒感觉的自发性知觉高潮反应（ASMR）的视频？这些都能够让我们放松，从而促进良好睡眠吗？我们能不能不依赖用来追踪睡眠的智能手表，或者为了防止伴侣半夜抢走被子而设计的夹子？还有那些能够对折成抱枕的卫衣，又或能枕着睡觉的"男友手臂枕头"。我们真的有必要花高价购买丝绸制成的华美眼罩吗？帮助人们睡眠的商业设备的数量一直在不断地增加，但是它们真的有用吗？

部分设备是经过精心设计的，或许它们真的有用，但是部分设备也可能会干扰我们的睡眠，或者只是让我们对它们产生依赖感。一位同事说，在购买了一个跟踪睡眠的设备后，她变得沉迷于观察自己的睡眠。她无休止地与自己竞争，并且决意要在睡眠时长和质量方面战胜自己前一晚的数据。这对她的睡眠一点帮助也没有，反而让她清醒地躺在床上，无法安眠。

锻炼和食物

锻炼是另一个能够帮助睡眠的有效方法（见第六章），早晨在公园晒晒太阳能够在第一时间为我们带来光照的好处。当我与退休的大学讲师马可聊天时，他告诉我，假如自己在日间更活跃，他的睡眠就会变得更好。马可还提到了食物和酒精的影响，他说如果自己在晚上 7 点后摄入食物或者酒精，这会干扰他的睡眠。

食物对于睡眠确实能够起到作用。大部分人或许都被建议过，为了更好的睡眠应该吃些什么，喝些什么。有人建议，在睡前不要吃奶酪，因为奶酪会让我们做噩梦。也有人鼓励在睡前喝点酒，以帮助入睡。是否应该以洋甘菊茶代替咖啡，从而帮助我们在夜间放松？在睡觉前吃块薰衣草饼干怎么样？我们应该根据这些建议重新挑选购物车中的商品吗？在购买之前，有必要再思考一下这些观点的论证。

睡眠童话世界中的反派角色，首当其冲就是咖啡因了。[①] 相当一部分成年人饮用咖啡以帮助他们保持清醒，这也意味着在尝试入睡的时候摄入咖啡并不合理。当然了，咖啡因除了存在于咖啡和茶中之外，我们还能在许多食品中找到它，比如可可、巧克力、部分止痛药、绿茶及一些泡腾饮料。我们知道咖啡因会影响睡眠，让人更难以入睡，并导致睡眠变得更短、更浅，使人受到更多的干扰。回忆起第一章中的腺苷，或许你就能理解咖啡因的机制了。

人们对咖啡因的敏感程度有很大的区别，它对睡眠的影响因年龄、性别、体重及基因差异而有所不同。有些人声称自己能够在睡前饮用大量的咖啡并且不会受到任何负面影响，而另

---

① 咖啡因对于睡眠来说可能会有不良影响，但是它也有不少益处，比如能够减轻疲劳。咖啡因也能成功地治疗早产儿的睡眠呼吸暂停症状。——作者注

一些人只要想到咖啡就会变得紧张不安。前者能够在晚饭后享受喝咖啡的乐趣，但是他们也失去了必要时利用咖啡因保持清醒的好处。一条普遍的规则是，时间越晚，我们越不被建议摄入咖啡因，因为咖啡因能够在我们身体中存留较长的时间。一项研究发现，在睡前 6 个小时摄入咖啡因也会极大地扰乱睡眠。实验参与者被给予了 400 毫克的咖啡因，这是大多数成年人的每日安全摄入量，相当于 4 杯家庭自制咖啡，或咖啡店中的大杯咖啡。部分参与者在睡前摄入了这些咖啡因，另一部分则在睡前的 3～6 小时内摄入。即使在 6 小时后才上床睡觉，相较于服用安慰剂的人，摄入了咖啡因的人的睡眠时间也要少 1 个小时左右。某些情况下，最好还是完全避免摄入咖啡因，因为咖啡因在我们体内的存留时间非常长，即使在早上 8 点摄入咖啡因，午夜入睡时，它也会导致睡眠变浅。

还有酒类。许多人在漫长一天的工作后，都会喝点小酒，不管是红酒、鲜啤还是金汤力。我们希望酒精能放松神经，并且借此拥有更香甜的睡眠。酒精在一段时间里似乎确实能起到这样的作用。背后的其中一个机制是酒精会模仿在第一章中提到的 GABA 的效果，GABA 是一种中枢神经递质，能够帮助我们获得一些睡眠时间（前面章节也提过，它也是部分安眠药的主要成分）。所以，饮用酒精会让人更快入睡，并且睡得很沉。我们醒来的次数更少，深度睡眠的时间更多，但是好消息到此就结束了。因为根据研究，当我们仔细观察饮酒者的“深度睡眠”时，发现它是有些反常的。他们的深度睡眠出现了阿尔法脑电波，而这种脑电波通常出现在清醒并放松的人的大脑中。这意味着前夜在酒吧狂欢的人们，他们的深度睡眠并不像正常的深度睡眠能够帮助身体恢复精力。而在后半夜，酒后睡眠的真面目便显露出来了。在这段时间里，饮酒者更有可能醒过来。如果喝了大量的酒，甚至可能连 REM 阶段也会错过。

那些睡在喝得酩酊大醉的人身边的人或许有所体会，酒精会让人更有可能打鼾，并且增加夜间排尿的需求。当我们考虑酒精和睡眠时，最重要的或许是安全因素。比如说，酒精与安眠药就是一个致命的组合，我们经常在媒体中看到这样的悲剧报道。总而言之，有实证出现时，睡前喝点小酒就变得不那么吸引人了。

余下我们所知的饮食对于睡眠的影响都不太具有确定性，不过另一个看起来对于睡眠有负面作用的便是高脂肪饮食，这样的饮食与以下睡眠问题都有关，包括整体睡眠时间减少及日间困倦的增多。随着应该避免的食物与饮品的名单不断增加，我们或许会疑惑，是不是干脆减少进食会比较好。但这并不是正确答案，因为严格的卡路里限制也会对我们的睡眠产生负面影响。利娅，一位 20 多岁的健身爱好者，她告诉我自己曾经使用过“5-2”断食减肥法，每周中的五天会正常吃饭，另外两天她将热量摄入限制在 500 卡路里。而她平生第一次真正遇到了睡眠问题。她大叫着说：“这真让人困惑，因为我通常总是能够轻易入睡，而且睡得很沉。”看起来限制食物有时候会在我们尝试入睡时引发睡眠问题，那么我们到底应该吃些什么，才能拥有良好的睡眠呢？

如果说在睡眠世界中，咖啡因是食物里的虎克船长的话，那么谁是仙女小叮当呢？是高脂肪的鱼类吗？或者酸樱桃汁？目前还没有绝对清晰的分界线，但是众多的选手都在竞争着小叮当的魔杖。那么它们都凭借着什么本事能够获得这份荣誉呢？

在一项关注食物如何影响睡眠的研究中，几组食物被标记为可能是对睡眠有益的。以高碳水饮食为例，虽然研究得出的结论并不一致，但是高碳水食物或许与入睡更快有着联系（虽然慢波睡眠减少了，但是 REM 阶段有所增加）。碳水化合物含量高的饮食包括健康的食物，比如蔬菜及豆类；当然也有不那么健康的食物，比如蛋糕、大块的新鲜白面包，以及意面。其中的部分食物是我们希望保持苗条时，杂志跳出来说需要避免食用的。但是如果这些不健康的食物能够帮助我们入睡呢？

回想一下我们的好朋友褪黑素：当我们摄入碳水化合物时，身体会发生变化，这让大脑能够更容易地获得一种氨基酸：色氨酸。色氨酸是血清素与褪黑素的前体。这是否意味着我们在床边准备一些饼干，在睡前将它们大口吞下就能快速入睡了呢？可惜并不是。迄今为止发现的实证仍较为薄弱，而且我们摄入的碳水化合物的种类也非常重要。此外，也需要考虑摄入食物的时间，为了保持体内生物节律的同步，我们应该在统一的、合理的时间进食。

鉴于高碳水化合物的食物会影响睡眠，而直接含有色氨酸的食物，比如火鸡、坚果、鱼类和牛奶，或许对改善睡眠有所帮助。但是在这里我们回到了原点，因为色氨酸是否真的能够进入大脑，某种程度上取决于身体内部的运转方式，比如摄入的碳水化合物的数量。正如学校课本中的食物指南金字塔教授的那样，我们不应该孤立地考虑食物，未来的探究必须进一步验证最佳食物组合，以及为了获得最佳睡眠而应该选择的进食时间。有人提出，食物对于睡眠会产生重大的心理学效果，比如说，有人认为温牛奶通过诱发儿时记忆中的睡前仪式，以达到促进睡眠的目的。

再者就是本身便含有褪黑素的食物。以酸樱桃汁举例，它似乎在某种程度上来说是一种不寻常的饮料，我猜测大多数人在以前从来没有尝试过，然而，酸樱桃（尤其是蒙特默伦西樱桃）含有丰富的褪黑素。一个研究发现，饮用酸樱桃汁会导致尿液中的褪黑素含量升高，并带来更长时间、质量更好的睡眠。人类及动物的褪黑素含量通常在夜间达到顶峰，因此，在此时收集的乳汁对于改善睡眠是尤为有益的。牛奶中的褪黑素能让我们产生困意，就像回到婴儿时，在夜间饮用母亲的乳汁的作用一样。

植物与草药也被认为是带有放松、促进睡眠的功能，包括洋甘菊、卡瓦胡椒和香蜂叶。泡茶饮用的多年生植物缬草也获得了人们特殊的关注。部分失眠患者极其信赖缬草的功效，某些研究也论证了摄入缬草对睡眠质量的改善是可以被饮用者感知的。然而，研究的结果并不统一，当客观测量时，并没有太多的证据证明缬草会比安慰剂有更多的神奇功效。

为了享受饮食带来的睡眠相关益处，从而调整我们的整体饮食之前，或许应该问问，饮食**到底**能够带来多少的变化？避免咖啡因和酒精肯定是一种积极的举动。至于应该为饮食习惯中添加哪些食物，这么说吧，我不会在短时间内对自己的购物车做出任何的改变。这个领域还需要更进一步的研究，因为实验的样本通常较小，而结果也并不一致。我们需要了解更多关于食物组合及进食时间的信息。在获得这样的信息之前，拥有健康的饮食仍然是我们能够得到的最佳建议，无论是否具有睡眠好处，尽量顺其自然为好。

打盹你就输了？请认真对待小睡

日间小睡或许对我们有益，但是它们会不会也有坏处呢？所有人在生活的某个阶段都小睡过，在婴儿及儿童时期肯定会小睡，而当身体经历着较大压力，比如孕期，我们通常也会小睡，还有在生病时以及在生命的晚期阶段。相较于疲劳驾驶，小睡永远是更好的选择。小睡能让我们在日间重新打起精神，变得警觉，身体能够更好地运作。它还能支持我们的免疫系统，减少压力和对疼痛的敏感度，并且帮助增强幸福感。在午餐后，我们会体验到警觉性及表现的自然下降，这个时候，午睡的作用尤为强大。部分人非常信赖咖啡盹（nappucino）的作用，饭后先喝下咖啡，并且迅速在咖啡因生效之前进入睡眠状态，从而能够在睡醒后精神满满地开始工作。

虽然小睡有着各种益处，但是也有黑暗的一面。午餐后的休息能刺激我们完成逾期的报告，或者以活力十足的对话给别人留下深刻的印象。然而小睡也会导致睡眠惯性（sleep inertia），这是一种头昏脑涨的状态。虽然我们经常被建议进行短时间的小睡（不超过 20 分钟），以避免睡眠惯性，但是即使是短暂的小睡有时候也会导致这种不受控制的状态。小睡还会使夜间睡眠减少。让我们回想一下那个自然而然的机制，我们觉醒的时间越长，睡眠驱动力就越大。如果在下午小睡过，晚上的睡眠驱动力便会减少，这会让我们更加难以入眠。退休讲师马可告诉我，这与他的情况完全符合。对于经历着失眠等睡眠障碍的人来说，这似乎尤其是一个问题，这也是为什么失眠患者们通常会被告知尽量避免小睡。

小睡也并不是一个一体适用的方法。这体现在了我同事的身上，她阅读了关于小睡的研究，坚信自己能够从小睡中获益。她甚至说服了她的丈夫与她一起小睡。每天下午 1 点钟，他们会一起上床睡觉。两人肩并肩地躺在床上，决意让自己入睡。然而在他们重新开始工作之前，他们却花了整整 20 分钟盯着天花板。在这么做了一周后，他们承认自己被打败了，并且总结说，虽然小睡可能是一件好事情，但是肯定并不适用于所有人。

做爱不作战

压力是最大的睡眠毒药之一，但是很遗憾，我们的生活中时常充斥着压力。想一想当我们感到压力时的感受是什么，可能是马上要考试了、被老师或老板骂了，或者当我们有急事时却遇到了堵车，这些事情对睡眠的影响都是意料之中的。在这些情况下，人体内压力荷尔蒙皮质醇升高，肾上腺素也会飙升。在睡前，人体内的皮质醇含量通常较低，而当清晨醒来后，皮质醇的含量会剧增。肾上腺素是让我们进入战斗或逃跑模式的荷尔蒙，但是当我们在睡前仅仅想要放松自己的时候，也不需要做好战斗或逃跑的准备。实验数据证实了这个观点，比如当受到其他人的糟糕对待时，人们就会难以入睡。在夜深时，解决问题的技能并未处于最好的状态，在此时尝试解决问题，无疑会干扰接下来的入睡状态。除此之外，睡前心理或生理上的兴奋也会阻止我们入睡。相反，在睡前提早一些处理问题或许值得尝试。夜间也最好避免任何激烈的争论。

那么性爱呢？一点亲密的行为是否有助于良好的睡眠呢？从直觉上来说，是的。但是在这个课题上的研究似乎特别少。然而，做爱能够带来更好的睡眠，这也合乎情理。因为有的时候，做爱的首要目的便是缓解压力，高潮后也能让人更加放松。由此，性爱肯定是对睡眠有好处的。这与睡眠专家的口头禅非常一致：卧室只应该用来睡觉与做爱，这或许含蓄地强调了后者对于睡眠来说并不是一件坏事。

避免在卧室中有所行为

所以，我们可以在卧室中做爱，那么其他行为都是被禁止的吗？对于那些睡眠有困难的人来说，可能的确如此。以读书为例，这种古老的睡前仪式或许不会给能够轻松入睡的人带来任何困难，而且还会是他们最大的快乐之一。然而，对于难以入睡的人来说，这可能会让他们更兴奋。

那么在睡前听一些音乐呢？需要再次强调的是，如果入睡困难，或许就应该考虑不要在卧室里听音乐，虽然有不少人建议，聆听放松的音乐能够帮助难以入睡的人改善他们的睡眠。我曾经联系过基拉·维伯·耶斯佩森（Kira Vibe Jespersen），她是享有盛名的考科蓝综述（Cochrane Review）[①] 作者，以说明通过听音乐可以改善失眠成年人的睡眠。我希望听取她在这个课题上的意见。她告诉我："有部分证据证明听音乐能够改善睡眠问题患者的主观睡眠质量。音乐对于睡眠的主观影响是非常重要的，但是至于睡眠质量的客观测量，我们仍然需要更有质量的研究，以确定音乐是否能对他们产生作用。"换句话说，听音乐或许会让我们主观感觉自己拥有了更良好的睡眠质量，但是并没有睡眠实验室的证据来支撑这个观点。

那么卧室中的其他行为会对睡眠产生什么影响呢？床上的佛罗伦萨鸡蛋（意式早餐）和其他精致的食物能够赢得来自伴侣的爱慕，或许这是偶尔一次的款待，但是并不推荐难以入睡的人在床上进食。同样地，在床上使用手提电脑工作，或者看电影、玩游戏也是不被建议的行为。

所以为什么有着睡眠问题的人不被允许进行任何娱乐方式呢？为什么他们被建议限制卧室中的行为，只允许做爱或者睡

---

① 考科蓝综述为健康护理领域提供了建立在证据基础上的高标准信息。——作者注

觉呢？虽然阅读、听音乐、进食和在床上写作或许对于自认为睡眠良好的人来说没有问题，甚至是能令人愉悦的，但是这些行为在某些情况下却可能会引发问题，因为它们会加强卧室与觉醒之间的关联。临床医生解释，读书、看电影、听音乐及其他活动对于大部分人来说是催眠行为，然而这些同样的活动有时会为失眠患者带去真正的问题，并强化问题。或许最好的建议是，如果我们想要阅读《战争与和平》，听密特・劳弗（Meat Loaf）的歌，或者狼吞虎咽地吃早餐，我们应该找一个合适的地方——但这个地方不应该是卧室。

缺少自发性

罗马惊喜之旅带来的兴奋或许能让最喜欢吵架的夫妻保持好心情，然而当说到一整晚的良好睡眠时，或许更好的方法是降低自发性，坚持做已知正确的事情。我们应该在每天的同一时间，以相同的方式做所有的事情。尽管这可能听起来很无聊，但是这或许能为我们的睡眠创造奇迹。如果我们每天都做同样的事情，上床时间也保持一致，那么身体会了解到某些提示是与睡眠相关的。身体在每天同一时间会自然地放松，并缓缓进入睡眠状态。一致的清醒时间也很重要，这会帮助我们拥有能够恢复体力的睡眠，夜晚也不会经历可怕的惊醒。对于睡眠–觉醒模式相关变化因素的综述支持了上述观点。综述发现，睡眠模式变化越大的人，他们的睡眠质量越糟糕，并且显现出越多的失眠症状。他们也会展现出更多的压力及抑郁的症状。理想情况下，我们在周末也应该保持同样的睡眠习惯，以避免出现社会时差。虽然保持上床时间一致十分重要，但是偶尔睡懒觉也能够帮助我们从压力巨大的一周中恢复过来，毕竟，谁都不想欠下睡眠债。

一旦欠下了睡眠债，就最好努力还清，而不是让它慢慢累积。然而这一点并不明确，如果欠下的债务过于庞大，我们似乎没有全部偿还的选项。这个观点在第一章中讨论的兰迪·加德纳的经典研究里被论证了，以科学之名，兰迪·加德纳被剥夺了 264 个小时的睡眠。如果他的夜间需求与 17 岁少年平均每晚所需的 9 小时睡眠时间是一致的，那么他大约需要弥补 99 小时的睡眠（11 天里每天缺失了 9 个小时的睡眠）！然而，当他被允许入睡时，他并没有睡足 99 个小时，在第一个晚上，他只睡了相比之下微不足道的 15 个小时。在第三个晚上，他的睡眠时间减少到了 9 个多小时。在实验的一个星期后，他的睡眠时长仅仅为 7 小时。虽然最初的时候，他似乎在弥补他缺失的部分睡眠，但是这个过程是缓慢的。当研究人员观察他获得的睡眠类型时发现，他的身体优先选择了 REM 及 NREM 深度睡眠，而不是浅睡眠，这或许能说明这类睡眠的重要性。总而言之，当我们考虑睡眠–觉醒周期中一致性的需求时，也需要与获得足够睡眠的需求做出平衡。①

---

① 我们建议，应该尽力将工作日和休息日的觉醒时间差异保持在 2 小时以内。一致的觉醒时间对于促进无干扰、恢复体力的睡眠是至关重要的。——作者注

屏蔽内心的嬉皮士，早早上床睡觉

对于一些人来说，随着年龄的增长，派对、夜店及夜班巴士上相关的消遣娱乐机会会被早早上床睡觉所替代。美好的青春时光的逝去固然值得哀悼，但我们也应该积极拥抱有益的早睡习惯。证据表明，上床时间与所获得的睡眠时长是相关的。在第七章中提到的一个研究中，一款智能手机应用被用于获取全世界成年人的睡眠信息。生活在不同国家的人们的睡眠长度并不相同：比如说，生活在英国的人们的睡眠时间要长于生活在巴西的人们。当我们进一步探索这些数据时，这一点变得显而易见：决定睡眠时长的关键在于入睡时间，而不是觉醒时间。在其他年龄群组身上也出现了同样的情况，正如我们在第四章中讨论的，青少年的睡眠时长看起来与父母设定的上床时间存在关系。上床时间对于睡眠时长的重要性是在情理之中的，因为我们通常能够控制入睡时间，而日间的承诺与义务意味着我们的起床时间是无法协商的。所以早早上床睡觉或许能带来更长时间的睡眠，这对于大多数人来说都不是一件坏事。①

白天多照太阳，晚上避免光照

光照是环境因素中最好的提示，它帮助我们的生物钟与外部世界同步。那么解决办法就是跟随那些特立独行的人，迁居

① 对于睡眠不足的人来说，逐步提早上床时间或许是一个好主意。然而，只有当我们能够在这个时间入睡时，才应该将上床时间提前。这对于失眠患者并不完全适用，因为他们最后可能会把这些时间用来清醒地躺在床上。——作者注

别处，在荒无人烟的地方住在帐篷里吗？我的一个朋友安妮-玛丽还真的就这么做了。她厌倦了激烈的竞争，决定与她的儿子搬到英国的乡村，住在一个圆顶帐篷里，那里没有电也没有水，更没有暖气。她追随自然的脚步生活着，与白天、夜晚及四季同步，并自称睡眠比以往变得更好了。美国研究人员的研究也证实了她获得良好睡眠的经历，他们进行了一系列的实验，目的在于尝试进一步理解光照及黑暗对睡眠模式和生物钟的影响。在一个实验中，他们对一组参与者的睡眠模式进行了为期一周的评估。他们要求参与者在冬天前往科罗拉多州的落基山脉宿营。参与者仅有的光照来源于日光、月光及营地的篝火。研究发现，参与者在宿营时的上床时间，相较于当他们拥有着人工光照和现代化生活设备时，提早了约 2.5 小时。另外，宿营者每天晚上的睡眠时长比以前延长了两个多小时，而且他们在日间的表现也更为活跃。参与者在宿营时得到的光照比在家时得到的光照多出 13 倍。黑暗的夜晚也对他们的睡眠有所帮助。光照对于睡眠的重要性提示我们，日间尽量多出门，夜间考虑用上遮光窗帘、百叶窗、眼罩和调光器。即使是少量的光线也会影响我们的睡眠，所以如果决定使用电子闹钟，在睡觉时应该让它背对着我们。

凉爽还是温暖

在睡觉之前，不少人喜欢让自己处于舒适、温暖的状态。我晚上通常会躺在沙发上，穿着最爱的旧浴袍，盖着毛茸茸的棕色毯子。有些人和我有一样的爱好，他们也会在睡前让自己暖和起来，或许他们还喜欢泡个热气腾腾的热水澡，或者抱着一个热水瓶，来让身体在晚上保持温暖。

对于睡前温暖环境的渴望非常普遍，因此即将给出的建议看起来令人有些迷惑——为了拥有一晚良好的睡眠，我们被建议睡在凉爽的环境中。对于喜欢实用性建议的人来说，一个典型的建议是将屋子里的温度设定为16～19摄氏度（约60～67华氏度），以创造成年人所需的理想睡眠温度。建议的温度会有所波动，不同的人感到最舒适的温度会因个体差异而不同。如何设定温度某种程度上也取决于我们是选择穿着厚重的居家连体服入睡还是裸睡，同时还要考虑被子的保暖性和自身的体型。据一项模拟实验估计，一个人（从身体质量、皮肤表面面积及新陈代谢等角度考虑）在15摄氏度（59华氏度）的温度中睡眠是舒适的——这个温度也更节省能源，从而节省金钱，保护环境。保持睡眠环境凉爽在生命的最早期阶段也较为重要，有人提出，过热是婴儿猝死综合征的一个较严重的风险因素。

那么，当热水澡和凉爽环境都能带来良好睡眠的两个建议相冲突，该怎么办？或许最简单的解释方法是考虑一下我们的整体目标，就是减少身体核心的热度。我们的体温在一天之中是波动的。当夜深时，核心体温会下降，这与入睡的时间恰巧一致。让核心保持凉爽是合理的，因为如果核心体温受到干扰，那么睡眠也会受到干扰。

当环境凉爽时，我们的身体便能够减少热度，所以要将外界温度调低。但是热水澡又是怎么一回事呢？参加生存技能课程时，老师会告诉我们，不要揉搓低温症患者的身体，也不要将他们放在热水浴缸中。这是因为当摩擦他们的皮肤或者让他们在浴缸中取暖时，他们的血管会膨胀。这也意味着更多的血液流向了皮肤，离开了身体核心。在低温患者身上，如果这种情况的发生速度过快，那将非常危险。当血液靠近皮肤时，人体更有可能失去热度。把视角转移到正常人身上，热水澡其实会使得核心体温降低，有助于我们的入睡。

虽然温度对于睡眠至关重要，但是人们对于温度的关注远不及光照。睡前我们会关上百叶窗，调暗灯光，与此相反，许多人并不会在睡前考虑调节温度。而这些事宜也不仅仅是在家里需要被考虑的，对于那些设计和经营酒店、民宿、医院、学生公寓、经济适用房及疗养院的人来说也十分有参考价值，他们应该仔细地考虑住房中的光线及温度。这不仅仅是为了舒适感，也是为了居住者的睡眠体验着想。

鉴于凉爽环境对于前往梦境的愉悦旅程有着诸多益处，或许我们应该为全球变暖效应对睡眠的影响感到担忧。一位哈佛科学家主导的一项研究对 75 万位参与者关于睡眠不足的自述信息与夜间温度的数据一同进行了分析。研究发现，夜间更高的温度与更糟糕的睡眠之间存在关联性。作者预言，随着全球温度的升高，这可能会导致更多人失眠。或许拥有愉悦的睡眠是又一个我们应该竭尽所能保护美丽地球的原因。

驱逐电子产品

在睡觉时保持凉爽的其中一个行动，或许是把电热毯从卧室中扔出去。然而，需要被禁止的电子产品远远不止于此。让你的孩子在卧室中拥有一台电视，这可能会让他们喜爱你，但是在深夜看电视并开着电视入睡，这对于他们的睡眠质量并无好处。在床尾的柜子中摆放一台电视，这或许看起来非常奢华，但是也带来了健康风险。据称，网飞公司（Netflix）的 CEO 曾经表示，睡眠是他们最大的竞争对手。这让美国睡眠医学会发表了一份声明，鼓励流媒体服务的用户以对睡眠负责任的态度追剧。比如说，他们或许应该把平板和手机上的蓝光过滤掉，在床上不观看电子设备，在睡前至少半小时内将屏幕关闭。

手机、平板，甚至音响都应该从卧室中拿出来，从而让卧室能够成为平静的绿洲。不仅平板发射的光线有可能会对我们的睡眠造成巨大的影响，深夜的一个电话或者一款有趣的应用带给我们的兴奋感也会引发相关问题。除了要避免电子产品之外，钟表也应该被禁止，因为当人无法入睡时，不断地看表反而会让其保持清醒。如果一定要在卧室里放钟表，而且是电子表的话，记得将它的照明功能关掉。

保持清爽

有些人最喜欢清爽的床上用品了，而这并不是一件坏事。想一想我们在床上花的时间，以及我们在这两平方米左右的空间里会做的事情！不用多久身体就能将如春天般清爽的床铺变为臭气熏天的坑洞。床上有我们的汗液、感染了真菌的脚指甲、夜宵的残渣以及猛烈咳嗽留下的唾沫星子。身体每天会脱落百万个细胞，它们与床上的螨虫在短时间内堆积，给床单留下明显的汗渍。实际上，一项研究调研了人们在睡眠时，会被暴露在哪些空气污染物之中。阅读这项研究真是一件残酷的事情，细菌、真菌、过敏原，以及床单上的污染物都与我们共享着同一个睡眠环境。所有这些都不太可能有助于拥有最优质的睡眠，有些人甚至将清新的床单看作一晚良好睡眠的同义词。实际上，美国全国睡眠基金会进行了一项卧室调查，研究人员调研了年龄在 25 岁～55 岁的 1500 位成年人，向他们询问了有关卧室环境和睡眠情况的问题。超过 70% 的受访者表示，当"床单散发出清新气味"时，他们会睡得更舒适。定期地更换床单，或者在早上将被子叠起来，让空气能够接触床铺，从而避免在夜里形成的湿气使身体不适。相信我，你的睡眠会感激你这么做。

让我们进一步考虑卧室中的空气质量，值得注意的是，许多人在睡眠时会关上窗户和卧室门。有时候这是出于实际的原因，比如免受污染、交通噪音或公鸡鸣叫对睡眠造成的干扰。然而如果可以的话，让卧室通风会有非常多的好处。包括驱散凝结的水汽，降低可见的霉菌和霉菌孢子的生长概率，还能减少与它们相关的风险，比如呼吸性疾病、过敏及哮喘。打开窗户还能够降低堆积于卧室中的二氧化碳的浓度，一个小型研究发现，室内二氧化碳浓度的降低同睡眠质量及日间表现的提升都有密切关系。

和家庭成员共处

睡眠问题与家庭通常是无法和谐共处的。打鼾或喜欢拱被子的伴侣，擅自闯入卧室的孩子，他们对于我们的睡眠不会有任何帮助，所以我们必须要将睡眠放在家庭环境中考虑，也应该以积极主动的态度做出选择。如果喧闹的伴侣正让我们筋疲力尽，在工作中表现不佳，我们能否在其他地方入睡呢？如果擅自闯入卧室的孩子让我们变得暴躁，在他们每次进入卧室时，我们都可以把他们带回自己的床上，那么孩子的这种行为就不会得到强化了。

宠物也经常被认为是家庭的一部分，有时候它们也和孩子一样，拥有考验我们睡眠的能力。一只新来的小狗在扰乱主人睡眠方面，甚至能媲美一个新生儿！甚至年长一些的宠物也会扰乱睡眠，狗狗会需要尿尿或者一个拥抱，甚至可能在梦中也会追着我们奔跑（REM 阶段的身体麻痹功能在狗狗身上的作用不如在人类身上起到的作用）。大部分人都养了宠物，其中大约有半数的主人会让宠物睡在卧室中。虽然这可能会对我们的睡眠产生干扰，但不得不说也有一定的益处。我们需要感到安全才能入睡，与这个观点一致的是，有研究认为猫狗会让我们感觉自己受到了保卫，从而能够睡得更香。来自美国的研究人员进行了一项研究，检验了狗狗对我们睡眠的影响。40 位成年人和他们的狗狗在七个晚上穿戴了睡眠跟踪器。当狗狗睡在卧室里时，主人平均有 81% 的床上时间是在真正的睡眠之中。[①] 当研究人员进一步调研细节时，他们发现，当狗狗睡在卧室里而没睡在床上时，睡眠效率（83%）是略高于狗狗睡在床上（80%）时的。由此，如果我们决定让狗狗睡在卧室里，或许确保它们在地板上进入甜蜜梦乡是一个好主意。

别把睡眠太当回事

我们知道睡眠问题通常与其他问题相关联，不管睡眠时间过短还是过长，受到干扰还是变得混乱。然而，我们也需要放下它。因为我们对于睡眠的想法很重要，它决定了睡眠问题会结束还是会演变为长期问题。如果有一个晚上没有睡好，这并不意味着问题会逐步变得严重。毕竟，有多少人能说他们**从来**没有经历过一晚上糟糕的睡眠呢？精神上或身体上的疾病、办公室中糟糕的一天，并不一定是糟糕的睡眠所致。或许还有很多因素导致了这样的状态。我们应该尝试对睡眠保持放松的心态，理想状况下，睡眠应该是愉悦的，而不是压力的来源。有些影响睡眠的事情，比如年龄，是不在我们的控制范围之内的。或许在遵循了良好睡眠行为，以及为正在经历的困难寻求了帮助之后，我们应该尝试接受它。人们对于糟糕睡眠的接受度越高，就越不会做出在不经意之间使问题火上浇油的行为，甚至

---

① 睡眠效率即实际睡眠时间与在床上时间的比例。为了进一步地将这些发现语境化，美国全国睡眠基金会认为 85% 的睡眠效率在成年人中代表着优良的睡眠质量。而 74% 的睡眠效率或更低在大多数年龄群体中（除了年轻人）意味着睡眠质量不佳。——作者注

还能让睡眠质量有所改善。

做个好梦

对于部分人来说，美妙的睡眠不仅仅是拥有足够安稳的睡眠。一个完美的睡眠或许还包括了我们不想结束的奇妙梦境。我们或许希望飞翔在高空中，拍打着翅膀向下俯冲。有些人希望自己能够更多地掌控自己的梦境，让梦境持续更久，或者以不一样的形式进行。而清醒梦（lucid dreaming）正包含了上述情况，超过半数足够幸运的人们曾经在一生中体验过一次清醒梦，大约有 1/4 的人自称每个月都会经历一次及以上的清醒梦。我们在第一章中提到过的哈佛医学院神经病学的荣誉教授艾伦·霍布森，他是梦境研究领域的一位知名学者，在 20 世纪 60 年代，他宣称自己能够借用清醒梦来梦见任何他喜欢的人。观察经历着清醒梦的人的大脑活动时，你可以看到他们的大脑包含了觉醒的状态和做梦的状态两部分，从而创造出了这种异常的中间状态。

对于那些渴望拥有清醒梦的人，有什么有用的办法来实现吗？人们创造了许多不同的方法，包括认知方法，比如“现实检查”（reality checks）。这个方法需要我们在白天询问自己是在梦中还是醒着。从而能在睡眠时，帮助意识到自己的状态，那么就可以主动地控制梦境了。

其他方法包括在 REM 阶段使用刺激物，比如光线、声音或者水。举个例子，我们可以在做梦的时候，重复播放句子“这是一个梦”，目的是让做梦的人意识到自己正在睡觉，然后控制梦境。在闹钟响了以后再小睡一会儿是另外一个能够帮助我们达到清醒梦的方法，这个时候部分觉醒的大脑活动或许会被带入我们的梦境中。对于希望享受一场清醒梦的人来说，有一个坏消息是，上述这些方法都没有大量的证据支撑，所以达成这种梦境的方法可能并不明确。而那些足够幸运，能够享受清醒做梦的能力的人，也请明智地加以使用。

清除睡眠需求的药片

本书的主旨在于分享关于睡眠的相关信息。如果大家能够因此获得良好睡眠，或者在了解了睡眠的更多信息后，更加享受它，这当然更好了！我们应该花点时间，思考一下是否还能做更多的事情，以将自身和所爱的人的睡眠放在更优先的位置。我们或许会放弃一集电视剧，决定上床睡觉；或许购买久久未兑现的遮光百叶窗；又或者将讨人厌的电子产品逐出卧室。

还有没有其他选择呢？如果存在一种药片或注射剂能够移除我们的睡眠需求呢？这在目前来说是不现实的，但是今天广泛应用的互联网在仅仅几十年前也是不现实的。而且现在已经有药物能够让我们在更长的时间里保持觉醒，避免睡眠。其中一个例子是莫达非尼——医生有时候会为那些嗜睡症患者开具这种药物，帮助他们保持觉醒与警觉。这种药物也被用来治疗其他人的日间困倦，比如轮班工人、睡眠呼吸暂停以及不宁腿综合征的患者。莫达非尼有时候被称为“聪明药”，因为它能提供增强神经、刺激健康个体的部分大脑进程，但服用这种药物还是存在风险。我们距离发明出能够大大减少睡眠需求的药品已经不远了，这一点被提出并供人讨论其实也有一段时间了。

如果真的可以完全去除睡眠的需求，会发生什么呢？这个思想实验并不是新近出现的，它已经被杰出的睡眠科学家吉姆·霍恩（Jim Horne）教授写进了他卓越的著作《睡眠的科学之旅》（*Sleepfaring：A Journey through the Science of Sleep*）中。在这里我将概括霍恩的观点并对其稍微扩展。这种药片会是美妙的事物。我们不会再在餐厅或长途航班上碰到因疲倦而调皮捣蛋的孩子，我们不会再在床上挣扎，也不再做噩梦。于昂再也不用担心她的女儿琳会在夜间梦游，走出酒店的房间（参见第三章）。辛克莱夫人不会再全身麻痹地从惊恐中醒来（参见第三章）。我们不会再担心脑内会在夜间爆炸般轰响。我的丈夫不用再看着我拖着沉重的步伐，穿着旧浴袍在房间里走来走去，他会对此感到开心。

我们会拥有时间，极珍贵的时间。或许父母会有时间在孩子上学前与他们玩耍，而不是咆哮着命令，将每个人准时地送到他们的学校。我们的老板更是会因为员工能够有额外的时间贡献给工作而感到开心。伴侣们之间也能有更多的时间进行多彩有趣的对话！

然而，疲惫的儿童或许也能给我们带来一些欢乐。如果没有了睡眠，为孩子们阅读睡前故事的快乐会消失。正如那句玩笑话所说的：“父母最爱孩子的时候，是在他们睡着的时候。”若真是如此，这些永远都醒着的孩子们会少获得了一点爱吗？孩子与父母的上床时间之间天堂般的时间间隔也会消失。毕竟除了这段时间，还有什么时候能够使家长的清洁速度比孩子们的捣乱速度更快呢？早晨的疲惫让我们沉溺于每天第一杯精致的咖啡；而夜晚的疲惫则鼓励我们喝一杯红酒，因为不管如何，这个时间的大脑也不会再有什么产出了。疲劳给了我们一个有价值的正当理由，让我们可以阅读一本书或者在电视机前放松自己。上床睡觉是更换衣服的理由。有些人最爱的就是穿上清新的睡衣，缩进清爽的被子里了。晚上躺在伴侣身边，这让我们感到安心，即使我们已经过于疲惫而没有力气进行互动。当从噩梦中醒来时，我们会感到庆幸，并且感激噩梦并不是真实的。我们共享的日与夜鼓励着社会中的人们协调并进，彼此在和谐中共同生活。晴天的英格兰是个美妙的地方，人们此时会团结一致，为乌云和雨水的离开而感到欣喜。然而一个永远都晴空万里的世界反而会产生干旱，所以一个没有了睡眠的世界会变成什么样子呢？

而且，这个药片真的能让我们有更多的时间与伴侣相处吗？企业家或许会对他们的员工有着更多的期望。拉凯什还会被允许回家看望他失眠的妻子吗（参见第七章）？既然员工们已经不需要睡觉，为什么还要多此一举，让员工有回家睡觉的时间呢？反而，企业家会强烈地鼓励员工们放弃睡眠的权利，将所有的时间都用来工作。而且，就算我们能够保持警觉性，但如果没有空余时间来思考，并且将“问题留到第二天解决”，我们的工作又能有多出色呢？我们还会每天评估自己的表现吗？因睡眠或梦境而得出的新的发现再也不会有进展了。我的朋友米歇尔，她相信能够通过梦境来预测生活中将要发生的事情，但如果不再做梦，她的第三只眼将再也看不见任何东西（参见第三章）。

那么我们的梦境呢？当肉体逝去，梦境提供了最后一个机会，让我们能够与爱的人们团圆。所以，我的问题是：如果我们能够创造出一个可以永久消除睡眠需求的药片，会发生什么事情呢？这个药片是安全的，它能够恢复我们的身体，移除大脑中的毒素，进行学习、记忆及遗忘等过程，它能让我们感到重焕青春，准备好应对新一天的情绪攻击。我们可以向睡眠道声最后的告别——这位有时候会引起争议，但是一直都在我们身边的朋友。回想一下我们这一生中的睡眠，我很好奇那些我在不同生命阶段与他们讨论过睡眠话题的人们，他们会吃下这个药片吗？米奇，被诊断患有全面性发育迟缓的查理的爸爸，他会从药片中受益吗？遭受着失眠的巨大折磨的罗杰呢？或者轮班工人盖？老年夫妇马可和玛丽亚，他们在这么多年中已经对睡眠无爱了，他们又会吃下这个药片吗？如果这个药片今天晚上就放在我的枕头上，我知道我会怎么做。那么，你呢？

参考文献

导 语

1 Harvey, A. G., Gregory, A. M. & Bird, C. 2002. The role of cognitive processes in sleep disturbance: a comparison of Japanese and English university students. *Behavioural and Cognitive Psychotherapy* 30:259 – 70.

2 Gregory, A. M., Caspi, A., Eley, T. C., et al. 2005. Prospective longitudinal associations between persistent sleep problems in childhood and anxiety and depression disorders in adulthood. *Journal of Abnormal Child Psychology* 33:157 – 63.

3 Gregory, A. M., Rijsdijk, F. V., Dahl, R. E., et al. 2006. Associations between sleep problems, anxiety and depression in twins at 8 years of age. *Pediatrics* 118:1124 – 32.

4 Gregory, A. M., Willis, T. A., Wiggs, L., et al. 2008. Presleep arousal and sleep disturbances in children. *Sleep* 31:1745 – 7.

5 Barclay, N. L., Eley, T. C., Buysse, D. J., et al. 2010. Diurnal preference and sleep quality: same genes? A study of young adult twins. *Chronobiology International* 27:278 – 96.

6 McMakin, D. L., Dahl, R. E., Buysse, D. J., et al. 2016. The impact of experimental sleep restriction on affective functioning in social and nonsocial contexts among adolescents. *Journal of Child Psychology and Psychiatry* 57:1027 – 37.

7 Denis D., French, C. C., Rowe, R., et al. 2015. A twin and molecular genetics study of sleep paralysis and associated factors. *Journal of Sleep Research* 24:438 – 46.

8 Troxel, W. M., Robles, T. F., Hall, M., et al. 2007. Marital quality and the marital bed: examining the covariation between relationship quality and sleep. *Sleep Medicine Reviews* 11:389 – 404.

第一章 睡眠 101 问

1 Gent, T. & Adamantidis, A. 2017. Anaesthesia and sleep: Where are we now? *Clinical and Translational Neuroscience* https://doi.org/10.1177/2514183X17726281.

2 Borbely, A. A. 1982. A two process model of sleep regulation. *Human Neurobiology* 1:195 – 204.

3 Allada, R., Cirelli, C. & Sehgal, A. 2017. Molecular mechanisms of sleep homeostasis in flies and mammals. *Cold Spring Harbor Perspectives in Biology* 9:a027730.

4 Clark, I. & Landolt, H. P. 2017. Coff ee, caffeine, and sleep: a systematic review of epidemiological studies and randomized controlled trials. *Sleep Medicine Reviews* 31:70 – 8.

5 Takahashi, J. S. 2017. Transcriptional architecture of the mammalian circadian clock. *Nature Reviews Genetics* 18:164 – 79.

6 Rechtschaffen, A. & Bergmann, B. M. 2002. Sleep deprivation in the rat: an update of the 1989 paper. *Sleep* 25:18 – 24.

7 Llorens, F., Zarranz, J. J., Fischer, A., et al. 2017. Fatal familial insomnia: clinical aspects and molecular alterations. *Current Neurology and Neuroscience Reports* 17:30.

8 Ross, J. J. 1965. Neurological fi ndings after prolonged sleep deprivation. *Archives of Neurology* 12:399 – 403.

9 Lockley, S. W. & Foster, R. G. 2012. *Sleep: A Very Short Introduction.* Oxford University Press, Oxford.

10 Carey, H. V., Andrews, M. T. & Martin, S. L. 2003. Mammalian hibernation: cellular and molecular responses to depressed metabolism and low temperature. *Physiological Reviews* 83:1153 – 81.

11 Jung, C. M., Melanson, E. L., Frydendall, E. J., et al. 2011. Energy expenditure during sleep, sleep deprivation and sleep following sleep deprivation in adult humans. *Journal of Physiology* 589:235 – 44.

12 Mascetti, G. G. 2016. Unihemispheric sleep and asymmetrical sleep: behavioral, neurophysiological, and functional perspectives. *Nature and Science of Sleep* 8:221 – 37.

13 Schmidt, M. H. 2014. The energy allocation function of sleep: a unifying theory of sleep, torpor, and continuous wakefulness. *Neuroscience and Biobehavioral Reviews* 47:122 – 53.

14 Xie, L., Kang, H., Xu, Q., et al. 2013. Sleep drives metabolite clearance from the adult brain. *Science* 342:373 – 7.

15 Vorster, A. P. & Born, J. 2015. Sleep and memory in mammals, birds and invertebrates. *Neuroscience and Biobehavioral Reviews* 50:103 – 19.

16 Wagner, U., Gais, S., Haider, H., et al. 2004. Sleep inspires insight. *Nature* 427:352 – 5.

17 Tononi, G. & Cirelli, C. 2014. Sleep and the price of plasticity: from synaptic and cellular homeostasis to memory consolidation and integration. *Neuron* 81:12 – 34.

18 Walker, M. P. & van der Helm, E. 2009. Overnight therapy? The role of sleep in emotional brain processing. *Psychological Bulletin* 135:731 – 48.

19 Barras, C. 2016. What is the real reason we sleep? www.bbc. com/earth/story/20160317-what-is-the-real-reason-we-sleep.

20 Goldstein, A. N. & Walker, M. P. 2014. The role of sleep in emotional brain function. *Annual Review of Clinical Psychology* 10:679 – 708.

21 Kurth, S., Ringli, M., Geiger, A., et al. 2010. Mapping of cortical activity in the first two decades of life: a highdensity sleep electroencephalogram study. *Journal of Neuroscience* 30:13211 – 9.

22 Mander, B.A., Rao, V., Lu, B., et al. 2013. Prefrontal atrophy, disrupted NREM slow waves and impaired hippocampal-dependent memory in aging. *Nature Neuroscience* 16:357 – 64.

23 Siegel, J. M. 2009. Sleep – Opinion: sleep viewed as a state of adaptive inactivity. *Nature Reviews Neuroscience* 10:747 – 53.

24 Dahl, R. 1982. *The BFG.* Jonathan Cape, London.

25 Cartwright, R. 2008. The contribution of the psychology of sleep and dreaming to understand sleep-disordered patients. *Sleep Medicine Clinics* 3:157 – 66.

26 Hobson, J. A. & McCarley, R. W. 1977. The brain as a dream state generator – an activation-synthesis hypothesis of dream process.

American Journal of Psychiatry 134:1335 – 48.

27 Hobson, J. A. 2009. REM sleep and dreaming: towards a theory of protoconsciousness. *Nature Reviews Neuroscience* 10: 803 – 813.

第二章 像婴儿一样睡觉：生命早期的睡眠

1 Paruthi S., Brooks L. J., D'Ambrosio, C., et al. 2016. Recommended amount of sleep for pediatric populations: a consensus statement of the American academy of sleep medicine. *Journal of Clinical Sleep Medicine* 12:785 – 6.

2 Fifer, W. P., Byrd, D. L., Kaku, M., et al. 2010. Newborn infants learn during sleep. *Proceedings of the National Academy of Sciences of the United States of America* 107:10320 – 3.

3 Mindell, J. A., Sadeh, A., Wiegand, B., et al. 2010. Crosscultural differences in infant and toddler sleep. *Sleep Medicine* 11:274 – 80.

4 Lee, K. A. & Rosen, L. A. 2012. Sleep and human development. Edited by Morin, C. M. & Espie, C. A. 2012. *The Oxford Handbook of Sleep and Sleep Disorders.* Oxford University Press, Oxford.

5 Mirmiran, M., Maas, Y. G. H. & Ariagno, R. L. 2003. Development of fetal and neonatal sleep and circadian rhythms. *Sleep Medicine Reviews* 7:321 – 34.

6 Engler, A. C., Hadash, A., Shehadeh, N., et al. 2012. Breastfeeding may improve nocturnal sleep and reduce infantile colic: potential role of breast milk melatonin. *European Journal of Pediatrics* 171:729 – 32.

7 Ferber, R. 2013. *Solve Your Child's Sleep Problems.* Vermilion, London.

8 Marks, G. A., Shaffery, J. P., Oksenberg, A., et al. 1995. A functional role for

REM-sleep in brain maturation. *Behavioural Brain Research* 69:1 – 11.

9 Dumoulin Bridi, M. C. D., Aton, S. J., Seibt, J., et al. 2015. Rapid eye movement sleep promotes cortical plasticity in the developing brain. *Science Advances* 1:e1500105.

10 Carnegie, D. 2006. *How to Win Friends and Influence People.* Vermilion, London.

11 Plomin, R., DeFries, J. C., Knopik, V. S., et al. 2013.*Behavioral Genetics*. 6th ed. Worth Publishers, New York.

12 Fisher, A., van Jaarsveld, C. H. M., Llewellyn, C. H., et al. 2012. Genetic and environmental influences on infant sleep. *Pediatrics* 129:1091 – 6.

13 Barclay, N. L. & Gregory, A. M. 2013. Quantitative genetic research on sleep: a review of normal sleep, sleep disturbances and associated emotional, behavioural, and health-related difficulties. *Sleep Medicine Reviews* 17:29 – 40.

14 Marinelli, M., Pappa, I., Bustamante, M., et al. 2016. Heritability and genome-wide association analyses of sleep duration in children: the EAGLE consortium. *Sleep* 39:1859 – 69.

15 Hammerschlag, A. R., Stringer, S., de Leeuw, C. A., et al. 2017. Genome-wide association analysis of insomnia complaints identifies risk genes and genetic overlap with psychiatric and metabolic traits. *Nature Genetics* 49:1584 – 92.

16 Mindell, J. A., Li, A. M., Sadeh, A., et al. 2015. Bedtime routines for young children: a dose-dependent association with sleep outcomes. *Sleep* 38:717 – 22.

17 O'Connor, T. G., Caprariello, P., Blackmore, E. R., et al. 2007. Prenatal

mood disturbance predicts sleep problems in infancy and toddlerhood. *Early Human Development* 83:451 – 8.

18 Wiggs, L. 2007. Are children getting enough sleep? Implications for parents. *Sociological Research Online* 12:13.

19 Friedman, U. 2015. How to snore in Korean: the mystery of onomatopoeia around the world. www.theatlantic.com/ international/ archive/2015/11/ onomatopoeia-world-languages/415824.

20 Hirshkowitz, M., Whiton, K., Albert, S. M., et al. 2015. National Sleep Foundation's sleep time duration recommendations: methodology and results summary. *Sleep Health* 1:40 – 3.

21 Midgley, E. 2016. Cot death: how Anne Diamond helped save thousands of babies. www.bbc.co.uk/news/ uk-england-berkshire-37908627.

22 Lullaby Trust. 2017. www.lullabytrust.org.uk/wp-content/uploads/Facts-and-Figures-for-2015-released-2017.pdf.

23 Moon, R. Y., Darnall, R. A., Feldman-Winter, L., et al. 2016. SIDS and other sleep-related infant deaths: evidence base for 2016 updated recommendations for a safe infant sleeping environment. *Pediatrics* 138:e20162940.

24 Kreth, M., Shikany, T., Lenker, C., et al. 2017. Safe sleep guideline adherence in nationwide marketing of infant cribs and products. *Pediatrics* 139:e20161729.

25 Noack, R. 2015. Why babies should sleep in cardboard boxes, explained in 2 charts. www.washingtonpost.com/news/worldviews/wp/2015/11/10/why-babies-should-sleep-in-cardboard-boxes-explained-in-2-charts/?utm_term=. bc3eadd66383.

26 BBC. 2017. Cot death charity raises doubts over baby boxes. www.bbc.co.uk/news/uk-40810110.

27 Mindell, J. A., Kuhn, B., Lewin, D. S., et al. 2006. Behavioral treatment of bedtime problems and night wakings in infants and young children – an American Academy of Sleep Medicine review. *Sleep* 29:1263 – 76.

28 Williams, S. E. & Horst, J. S. 2014. Goodnight book: sleep consolidation improves word learning via story books. *Frontiers in Psychology* 5:184.

29 Meltzer, L. J. & Mindell, J. A. 2014. Systematic review and meta-analysis of behavioral interventions for pediatric insomnia. *Journal of Pediatric Psychology* 39:932 – 48.

30 Hiscock, H., Bayer, J. K., Hampton, A., et al. 2008. Longterm mother and child mental health effects of a population-based infant sleep intervention: cluster-randomized, controlled trial. *Pediatrics* 122:e621 – e627.

31 Hiscock, H. & Fisher, J. 2015. Sleeping like a baby? Infant sleep: impact on caregivers and current controversies. *Journal of Paediatrics and Child Health* 51:361 – 4.

32 Gradisar, M., Jackson, K., Spurrier, N. J., et al. 2016. Behavioral interventions for infant sleep problems: a randomized controlled trial. *Pediatrics* 137:e20151486.

33 Price, A. M. H., Wake, M., Ukoumunne, O. C., et al. 2012. Five-year follow-up of harms and benefits of behavioral infant sleep intervention: randomized trial. *Pediatrics* 130:643 – 51.

34 Middlemiss, W., Granger, D. A., Goldberg, W. A., et al. 2012. Asynchrony of mother – infant hypothalamic – pituitary – adrenal axis activity following extinction of infant crying responses induced during

the transition to sleep. *Early Human Development* 88:227 – 32.

35 Price, A., Hiscock, H. & Gradisar, M. 2013. Let's help parents help themselves: a letter to the editor supporting the safety of behavioural sleep techniques. *Early Human Development* 89:39 – 40.

36 Middlemiss, W., Granger, D. A. & Goldberg, W. A. 2013. Response to 'Let's help parents help themselves: a letter to the editor supporting the safety of behavioural sleep techniques'. *Early Human Development* 89:41 – 2.

第三章 学前与学龄儿童：睡眠问题的初探

1 Paruthi. S, Brooks L. J., D'Ambrosio, C., et al. 2016. Recommended amount of sleep for pediatric populations: a consensus statement of the American Academy of Sleep Medicine. *Journal of Clinical Sleep Medicine* 12:785 – 6.

2 American Academy of Sleep Medicine. 2014. *International Classification of Sleep Disorders*. 3rd ed. American Academy of Sleep Medicine, Darien, Illinois.

3 Mansbach, A. 2011. *Go the Fuck to Sleep*. Akashic, New York.

4 Van Geel, M., Goemans, A. & Vedder, P. H. 2016. The relation between peer victimization and sleeping problems: a meta-analysis. *Sleep Medicine Reviews* 27:89 – 95.

5 Sadeh, A. 1996. Stress, trauma, and sleep in children. *Child and Adolescent Psychiatric Clinics of North America* 5:685 – 700.

6 Kajeepeta, S., Gelaye, B., Jackson, C. L., et al. 2015. Adverse childhood experiences are associated with adult sleep disorders: a systematic

review. *Sleep Medicine* 16:320 – 30.

7 Harvey, A. G. 2002. A cognitive model of insomnia. *Behaviour Research & Therapy* 40:869 – 93.

8 Gregory, A. M., Cox, J., Crawford, M. R., et al. 2009. Dysfunctional beliefs and attitudes about sleep in children. *Journal of Sleep Research* 18:422 – 6.

9 Gregory, A. M., Noone, D. M., Eley, T. C., et al. 2010. Catastrophising and symptoms of sleep disturbances in children. *Journal of Sleep Research* 19:175 – 82.

10 Gregory, A. M., Willis, T. A., Wiggs, L., et al. 2008. Pre-sleep arousal and sleep disturbances in children. *Sleep* 31:1745 – 7.

11 Ehrlin, C-J. F. 2015. *The Rabbit Who Wants to Fall Asleep.* Ladybird, London.

12 Alfano, C. A., Pina, A. A., Zerr, A. A., et al. 2010. Pre-sleep arousal and sleep problems of anxiety-disordered youth. *Child Psychiatry and Human Development* 41:156 – 67.

13 De Houwer, J., Teige-Mocigemba, S., Spruyt, A., et al. 2009. Implicit measures: a normative analysis and review. *Psychological Bulletin* 135:347 – 68.

14 Schlarb, A. A., Bihlmaier, I., Velten-Schurian, K., et al. 2016. Short- and long-term effects of CBT-I in groups for school-age children suffering from chronic insomnia: the KiSS-program. *Behavioral Sleep Medicine.* www.tandfonline.com/doi/abs/10.1080/15402002.2016.1228642.

15 Brockmann, P. E., Diaz, B., Damiani, F., et al. 2016. Impact of television on the quality of sleep in preschool children. *Sleep Medicine* 20:140-4.

16 Blunden, S. L., Chapman, J. & Rigney, G. A. 2012. Are sleep education programs successful? The case for improved and consistent research efforts. *Sleep Medicine Reviews* 16:355 – 70.

17 Curti, M. 1966. The American exploration of dreams and dreamers. *Journal of the History of Ideas* 27:391 – 416.

18 Sandor, P., Szakadat, S. & Bodizs, R. 2016. The development of cognitive and emotional processing as reflected in children's dreams: active self in an eventful dream signals better neuropsychological skills. *Dreaming* 26:58 – 78.

19 Floress, M. T., Kuhn, B. R., Bernas, R. S., et al. 2016. Nightmare prevalence, distress, and anxiety among young children. *Dreaming* 26:280 – 92.

20 Mindell, J. A. & Owens, J. A. 2015. *A Clinical Guide to Pediatric Sleep: Diagnosis and management of sleep problems.* 3rd ed. Wolters Kluwer, Philadelphia.

21 Hansen, K., Hoefling, V., Kroener-Borowik, T., et al. 2013. Efficacy of psychological interventions aiming to reduce chronic nightmares: a meta-analysis. *Clinical Psychology Review* 33:146– 55.

22 De Cock, V. C. 2016. Sleepwalking. *Current Treatment Options in Neurology* 18:6.

23 Hoban, T. F. 2010. Sleep disorders in children. *Annals of the New York Academy of Sciences* 1184:1 – 14.

24 Silverman, R. 2013. Rachel Weisz and I ban technology from our bedroom, says Daniel Craig. www.telegraph.co.uk/ culture/film/10297448/Rachel-Weisz-and-I-ban-technology-from-our-bedroom-

says-Daniel-Craig.html.

25 Bonuck, K., Freeman, K., Chervin, R. D., et al. 2012. Sleep-disordered breathing in a population-based cohort: behavioral outcomes at 4 and 7 years. *Pediatrics* 129:e857 – e865.

26 Guaita, M. & Hogl, B. 2016. Current treatments of bruxism. *Current Treatment Options in Neurology* 18:10.

27 Beckett, C., Bredenkamp, D., Castle, J., et al. 2002. Behavior patterns associated with institutional deprivation: a study of children adopted from Romania. *Journal of Developmental and Behavioral Pediatrics* 23:297 – 303.

28 Kuwertz-Broking, E. & von Gontard, A. 2017. Clinical management of nocturnal enuresis. *Pediatric Nephrology* , https://doi.org/10.1007/s00467-017-3778-1.

29 Sarici, H., Telli, O., Ozgur, B. C., et al. 2016. Prevalence of nocturnal enuresis and its influence on quality of life in school-aged children. *Journal of Pediatric Urology* 12:159. e1 – 159.e6.

30 Al-Zaben, F. N. & Sehlo, M. G. 2015. Punishment for bedwetting is associated with child depression and reduced quality of life. *Child Abuse & Neglect* 43:22 – 9.

31 Schlomer, B., Rodriguez, E., Weiss, D., et al. 2013. Parental beliefs about nocturnal enuresis causes, treatments, and the need to seek professional medical care. *Journal of Pediatric Urology* 9:1043 – 8.

32 Myint, M., Adam, A., Herath, S., et al. 2016. Mobile phone applications in management of enuresis: the good, the bad, and the unreliable! *Journal of Pediatric Urology* 12:112.e1 – 112.e6.

33 Longstreth, W. T., Koepsell, T. D., Ton, T. G., et al. 2007. The epidemiology of narcolepsy. *Sleep* 30:13 – 26.

34 Partinen, M., Saarenpaa-Heikkila, O., Ilveskoski, I., et al. 2012. Increased incidence and clinical picture of childhood narcolepsy following the 2009 H1N1 pandemic vaccination campaign in Finland. *PloS One* 7:e33723.

35 Denis, D., French, C. C., Rowe, R., et al. 2015. A twin and molecular genetics study of sleep paralysis and associated factors. *Journal of Sleep Research* 24:438 – 46.

36 Jimenez-Genchi, A., Vila-Rodriguez, V. M., Sanchez-Rojas, F., et al. 2009. Sleep paralysis in adolescents: the ' a dead body climbed on top of me'phenomenon in Mexico. *Psychiatry and Clinical Neurosciences* 63:546 – 9.

37 Sharpless, B. A. 2017. *Unusual and Rare Psychological Disorders: A handbook for clinical practice and research.* Oxford University Press, New York.

38 Sharpless, B. A. 2014. Exploding head syndrome. *Sleep Medicine Reviews* 18:489 – 93.

39 Meltzer, L. J. & McLaughlin, V. 2015. *Pediatric Sleep Problems: A clinician's guide to behavioral interventions.* American Psychological Association, Washington, DC.

40 Ferber, R. 2013. *Solve Your Child's Sleep Problems.* Vermilion, London.

41 Quine, L. 1997. *Solving Children's Sleep Problems: A step-by-step guide for parents.* Beckett Karlson Ltd, Huntingdon.

42 Huebner, D. 2008. *What to Do When You Dread Your Bed: A kid's guide*

to overcoming problems with sleep. Magination Press, Washington, DC.

43 Bruni, O., Onso-Alconada, D., Besag, F., et al. 2015. Current role of melatonin in pediatric neurology: clinical recommendations. *European Journal of Paediatric Neurology* 19:122 – 33.

44 Waldron, A. Y., Spark, M. J. & Dennis, C. M. 2016. The use of melatonin by children: parents'perspectives. *Journal of Clinical Sleep Medicine* 12:1395 – 401.

45 Kennaway, D. J. 2015. Paediatric use of melatonin. *European Journal of Paediatric Neurology* 19:489 – 90.

46 Erland, L. A. E. & Saxena, P. K. 2017. Melatonin natural health products and supplements: presence of serotonin and significant variability of melatonin content. *Journal of Clinical Sleep Medicine* 13:275 – 81.

47 Byars, K. C., Yolton, K., Rausch, J., et al. 2012. Prevalence, patterns, and persistence of sleep problems in the fi rst 3 years of life. *Pediatrics* 129:e276 – e284.

48 Quach, J., Hiscock, H., Canterford, L., et al. 2009. Outcomes of child sleep problems over the school-transition period: Australian population longitudinal study. *Pediatrics* 123:1287 – 92.

第四章 懒惰？青少年的睡眠

1 Paruthi, S., Brooks, L. J., D'Ambrosio, C., et al. 2016. Recommended amount of sleep for pediatric populations: a consensus statement of the American Academy of Sleep Medicine. *Journal of Clinical Sleep Medicine* 12:785 – 6.

2 Crowley, S. J., Acebo, C. & Carskadon, M. A. 2007. Sleep, circadian

rhythms, and delayed phase in adolescence. *Sleep Medicine* 8:602 – 12.

3 Dorofaeff , T. F. & Denny, S. 2006. Sleep and adolescence. Do New Zealand teenagers get enough? *Journal of Paediatrics and Child Health* 42:515 – 20.

4 Park, Y. M., Matsumoto, K., Seo, Y. J., et al. 2002. Changes of sleep or waking habits by age and sex in Japanese. *Perceptual and Motor Skills* 94:1199 – 213.

5 Saarenpaa-Heikkika, O. A., Rintahaka, P. J., Laippala, P. J., et al. 1995. Sleep habits and disorders in Finnish schoolchildren. *Journal of Sleep Research* 4:173 – 82.

6 Hagenauer, M. H., Perryman, J. I., Lee, T. M., et al. 2009. Adolescent changes in the homeostatic and circadian regulation of sleep. *Developmental Neuroscience* 31:276 – 84.

7 Crowley, S. J., Cain, S. W., Burns, A. C., et al. 2015. Increased sensitivity of the circadian system to light in early/mid-puberty. *Journal of Clinical Endocrinology & Metabolism* 100:4067 – 73.

8 Carskadon, M. A., Labyak, S. E., Acebo, C., et al. 1999. Intrinsic circadian period of adolescent humans measured in conditions of forced desynchrony. *Neuroscience Letters* 260:129 – 32.

9 McGinnis, M. Y., Lumia, A. R., Tetel, M. J., et al. 2007. Effects of anabolic androgenic steroids on the development and expression of running wheel activity and circadian rhythms in male rats. *Physiology & Behavior* 92:1010 – 8.

10 Taylor, D. J., Jenni, O. G., Acebo, C., et al. 2005. Sleep tendency during extended wakefulness: insights into adolescent sleep regulation and

behavior. *Journal of Sleep Research* 14:239 – 44.

11 Jenni, O. G., Achermann, P. & Carskadon, M. A. 2005. Homeostatic sleep regulation in adolescents. *Sleep* 28:1446 – 54.

12 Carskadon, M. A. 2011. Sleep in adolescents: the perfect storm. *Pediatric Clinics of North America* 58:637 – 47.

13 Teenagers debunked. 2015. Teenagers debunked. https:// thepsychologist.bps.org.uk/teenagers-debunked.

14 Samson, D. R., Crittenden, A. N., Mabulla, I. A., et al. 2017. Chronotype variation drives night-time sentinel-like behaviour in hunter-gatherers. *Proceedings of the Royal Society B-Biological Sciences* 284:20170967.

15 Ellis, B. J., Del Giudice, M., Dishion, T. J., et al. 2012. The evolutionary basis of risky adolescent behavior: implications for science, policy, and practice. *Developmental Psychology* 48:598 – 623.

16 Owens, J. A., Dearth-Wesley, T., Lewin, D., et al. 2016. Self-regulation and sleep duration, sleepiness, and chronotype in adolescents. *Pediatrics* 138:e20161406.

17 Schlarb, A. A., Sopp, R., Ambiel, D., et al. 2014. Chronotype-related diff erences in childhood and adolescent aggression and antisocial behavior – A review of the literature. *Chronobiology International* 31:1 – 16.

18 Hasler, B. P., Franzen, P. L., de Zambotti, M., et al. 2017. Eveningness and later sleep timing are associated with greater risk for alcohol and marijuana use in adolescence: initial findings from the National Consortium on Alcohol and Neurodevelopment in Adolescence Study. *Alcoholism: Clinical and Experimental Research* 41:1154 – 65.

19 Muro, A., Freixanet, M. & Adan, A. 2012. Circadian typology and sensation

seeking in adolescents. *Chronobiology International* 29:1376 – 82.

20 Barclay, N. L., Eley, T. C., Mill, J., et al. 2011. Sleep quality and diurnal preference in a sample of young adults: associations with 5HTTLPR, PER3, and CLOCK 3111. *American Journal of Medical Genetics Part B: Neuropsychiatric Genetics* 156:681 – 90.

21 Adan, A., Archer, S. N., Paz Hidalgo, M., et al. 2012. Circadian typology: a comprehensive review. *Chronobiology International* 29:1153 – 75.

22 Hu, Y., Shmygelska, A., Tran, D., et al. 2016. GWAS of 89,283 individuals identifi esgenetic variants associated with self-reporting of being a morning person. *Nature Communications* 7:10448.

23 Jones, S. E., Tyrrell, J., Wood, A. R., et al. 2016. Genome-wide association analyses in 128,266 individuals identifies new morningness and sleep duration loci. *Plos Genetics* 12:e1006125.

24 Burke, T. M., Markwald, R. R., Mchill, A. W., et al. 2015. Effects of caffeine on the human circadian clock in vivo and in vitro. *Science Translational Medicine* 7:305ra146.

25 Haynie, D. L., Lewin, D., Luk, J. W., et al. 2018. Beyond sleep duration: bidirectional associations between chronotype, social jetlag, and drinking behaviors in a longitudinal sample of US high school students. *Sleep.* zsx202, https://doi.org/10.1093/sleep/zsx202.

26 National Sleep Foundation. 2006. National Sleep Foundation Sleep in America poll. National Sleep Foundation, Washington, DC.

27 Buxton, O. M., Chang, A-M., Spilsbury, J. C., et al. 2015. Sleep in the modern family: protective family routines for child and adolescent

sleep. *Sleep Health* 1:15 – 27.

28 Cain, N. & Gradisar, M. 2010. Electronic media use and sleep in school-aged children and adolescents: a review. *Sleep Medicine* 11:735 – 42.

29 Gradisar, M., Wolfson, A. R., Harvey, A. G., et al. 2013. The sleep and technology use of Americans: findings from the National Sleep Foundation's 2011 sleep in America poll. *Journal of Clinical Sleep Medicine* 9:1291 – 9.

30 LeGates, T. A., Fernandez, D. C. & Hattar, S. 2014. Light as a central modulator of circadian rhythms, sleep and affect. *Nature Reviews Neuroscience* 15:443 – 54.

31 Cheung, C. H. M., Bedford, R., De Urabain, I. R. S., et al. 2017. Daily touchscreen use in infants and toddlers is associated with reduced sleep and delayed sleep onset. *Scientific Reports* 7:46104.

32 Gringras, P., Middleton, B., Skene, D. J., et al. 2015. Bigger, brighter, bluer-better? Current light-emitting devices – adverse sleep properties and preventative strategies. *Frontiers in Public Health* 3:233.

33 Heath, M., Sutherland, C., Bartel, K., et al. 2014. Does one hour of bright or short-wavelength fi ltered tablet screenlight have a meaningful effect on adolescents'pre-bedtime alertness, sleep, and daytime functioning? *Chronobiology International* 31:496 – 505.

34 Wood, B., Rea, M. S., Plitnick, B., et al. 2013. Light level and duration of exposure determine the impact of self-luminous tablets on melatonin suppression. *Applied Ergonomics* 44:237 – 40.

35 Chang, A. M., Santhi, N., St Hilaire, M., et al. 2012. Human responses to bright light of different durations. *Journal of Physiology* 590:3103 – 12.

36 van der Lely, S., Frey, S., Garbazza, C., et al. 2015. Blue blocker glasses as a countermeasure for alerting effects of evening light-emitting diode screen exposure in male teenagers. *Journal of Adolescent Health* 56:113 – 9.

37 Gallagher, J. 2016. Praise for 'sleep-protecting' phones. www.bbc.co.uk/news/health-35311581.

38 Carlyle, R. 2012. Is your child really getting enough sleep? www.millpondsleepclinic.com/press-article/is-your-child-really-getting-enough-sleep.

39 Carter, B., Rees, P., Hale, L., et al. 2016. Association between portable screen-based media device access or use and sleep outcomes: a systematic review and meta-analysis. *Journal of the American Medical Association Pediatrics* 170:1202 – 8.

40 Mill, J. & Heijmans, B. T. 2013. From promises to practical strategies in epigenetic epidemiology. *Nature Reviews Genetics* 14:585 – 94.

41 Wong, C. C. Y., Parsons, M. J., Lester, K. J., et al. 2015. Epigenome-wide DNA methylation analysis of monozygotic twins discordant for diurnal preference. *Twin Research and Human Genetics* 18:662 – 9.

42 Taylor, A., Wright, H. R. & Lack, L. C. 2008. Sleeping-in on the weekend delays circadian phase and increases sleepiness the following week. *Sleep and Biological Rhythms* 6:172 – 9.

43 Harvey, A. G. 2016. A transdiagnostic intervention for youth sleep and circadian problems. *Cognitive and Behavioral Practice* 23:341 – 55.

44 Wittmann, M., Dinich, J., Merrow, M., et al. 2006. Social jetlag: misalignment of biological and social time. *Chronobiology International* 23:497 – 509.

45 Hasler, B. P., Dahl, R. E., Holm, S. M., et al. 2012. Weekend – weekday advances in sleep timing are associated with altered reward-related brain function in healthy adolescents. *Biological Psychology* 91:334 – 41.

46 Karatsoreos, I. N., Bhagat, S., Bloss, E. B., et al. 2011. Disruption of circadian clocks has ramifications for metabolism, brain, and behavior. *Proceedings of the National Academy of Sciences of the United States of America* 108:1657 – 62.

47 Parsons, M., Moffitt, T., Gregory, A., et al. 2015. Social jetlag, obesity and metabolic disorder: investigation in a cohort study. *International Journal of Obesity* 39:842 – 8.

48 Macrae, F. & Parry, L. 2015. Looking forward to your Saturday lie-in? Careful, it may be a health hazard: changes in sleep pattern between work days and weekend can raise chance of obesity and diabetes. www.dailymail.co.uk/health/article-2918139/Do-suffer-social-jetlag-two-hour-lie-weekend-increases-risk-OBESE-scientists-warn.

49 Broussard, J. L., Wroblewski, K., Kilkus, J. M., et al. 2016. Two nights of recovery sleep reverses the eff ects of short-term sleep restriction on diabetes risk. *Diabetes Care* 39:e40 – e41.

50 Wahlstrom, K. 2010. School start time and sleepy teens. *Archives of Pediatrics & Adolescent Medicine* 164:676 – 7.

51 Wahlstrom, K. 2002. Changing times: findings from the first longitudinal study of later high school start times. *NASSP Bulletin* 86:3 – 21.

52 Danner, F. & Phillips, B. 2008. Adolescent sleep, school start times, and teen motor vehicle crashes. *Journal of Clinical Sleep Medicine* 4:533 – 5.

53 Minges, K. E. & Redeker, N. S. 2016. Delayed school start times and

adolescent sleep: a systematic review of the experimental evidence. *Sleep Medicine Reviews* 28:86 – 95.

54 Hafner, M., Stepanek, M. & Troxel, W. M. 2017. *Later School Start Times in the U.S. An Economic analysis.* RAND, Cambridge.

55 Short, M. A., Gradisar, M., Wright, H., et al. 2011. Time for bed: parent-set bedtimes associated with improved sleep and daytime functioning in adolescents. *Sleep* 34:797 – 800.

56 Gangwisch, J. E., Babiss, L. A., Malaspina, D., et al. 2010. Earlier parental set bedtimes as a protective factor against depression and suicidal ideation. *Sleep* 33:97 – 106.

57 Dewald-Kaufmann, J. F., Oort, F. J. & Meijer, A. M. 2013. The effects of sleep extension on sleep and cognitive performance in adolescents with chronic sleep reduction: an experimental study. *Sleep Medicine* 14:510 – 7.

58 Gradisar, M., Gardner, G. & Dohnt, H. 2011. Recent worldwide sleep patterns and problems during adolescence: a review and meta-analysis of age, region, and sleep. *Sleep Medicine* 12:110 – 8.

59 Blake, M., Waloszek, J. M., Schwartz, O., et al. 2016. The SENSE study: post intervention effects of a randomized controlled trial of a cognitive-behavioral and mindfulness-based group sleep improvement intervention among at-risk adolescents. *Journal of Consulting and Clinical Psychology* 84:1039 – 51.

60 Campbell, I. G. & Feinberg, I. 2009. Longitudinal trajectories of non-rapid eye movement delta and theta EEG as indicators of adolescent brain maturation. *Proceedings of the National Academy of Sciences of*

the United States of America 106:5177 – 80.

61 Ohayon, M. M., Carskadon, M. A., Guilleminault, C., et al. 2004. Meta-analysis of quantitative sleep parameters from childhood to old age in healthy individuals: developing normative sleep values across the human lifespan. *Sleep* 27:1255 – 73.

62 Mednick, S. C., Christakis, N. A. & Fowler, J. H. 2010. The spread of sleep loss influences drug use in adolescent social networks. *PloS One* 5:e9775.

63 McMakin, D. L., Dahl, R. E., Buysse, D. J., et al. 2016. The impact of experimental sleep restriction on affective functioning in social and nonsocial contexts among adolescents. *Journal of Child Psychology and Psychiatry* 57:1027 – 37.

64 Neill, F. 2015. *The Good Girl.* Penguin, London.

第五章　睡眠与精神障碍：非典型发育与心理健康

1 Paruthi, S., Brooks, L. J., D'Ambrosio, C., et al. 2016. Recommended amount of sleep for pediatric populations: a consensus statement of the American Academy of Sleep Medicine. *Journal of Clinical Sleep Medicine* 12:785 – 6.

2 Mindell, J. A. & Owens, J. A. 2015. *A Clinical Guide to Pediatric Sleep: Diagnosis and management of sleep problems*. 3rd ed. Wolters Kluwer, Philadelphia.

3 Moffitt, T. E., Caspi, A., Taylor, A., et al. 2010. How common are common mental disorders? Evidence that lifetime prevalence rates are doubled by prospective versus retrospective ascertainment. *Psychological Medicine* 40:899 – 909.

4 Merikangas, K. R., He, J. P., Burstein, M., et al. 2010. Lifetime prevalence of mental disorders in U.S. adolescents: results from the national comorbidity survey replication-adolescent supplement (NCS-A). *Journal of the American Academy of Child and Adolesccent Psychiatry* 49:980 – 9.

5 Gregory, A. M. & Sadeh, A. 2016. Annual Research Review: sleep problems in childhood psychiatric disorders – a review of the latest science. *Journal of Child Psychology & Psychiatry* 57:296 – 317.

6 American Psychiatric Association. 2013. *Diagnostic and Statistical Manual of Mental Disorders.* 5th ed. American Psychiatric Association, Washington, DC.

7 Willcutt, E. 2012. The prevalence of DSM-IV Attention-Deficit/Hyperactivity Disorder: a meta-analytic review. *Neurotherapeutics* 9:490 – 9.

8 Maris, M., Verhulst, S., Wojciechowski, M., et al. 2016. Prevalence of obstructive sleep apnea in children with Down Syndrome. *Sleep* 39:699 – 704.

9 Elrod, M. G. & Hood, B. S. 2015. Sleep differences among children with autism spectrum disorders and typically developing peers: a meta-analysis. *Journal of Developmental and Behavioral Pediatrics* 36:166 – 77.

10 Rossignol, D. A. & Frye, R. E. 2011. Melatonin in autism spectrum disorders: a systematic review and meta-analysis. *Developmental Medicine and Child Neurology* 53:783 – 92.

11 Dahl, R. E. 1996. The regulation of sleep and arousal: development and psychopathology. *Development and Psychopathology* 8:3 – 27.

12 Cha, A. E. 2017. Could some ADHD be a type of sleep disorder? That would fundamentally change how we treat it. www.washingtonpost.

com/news/to-your-health/wp/2017/09/22/could-adhd-be-a-type-of-sleep-disorder-that-would-fundamentally-change-how-we-treat-it/?utm_term=.87b94cbb2f43..

13 Cortese, S. & Angriman, M. 2017. Treatment of sleep disorders in youth with ADHD: what is the evidence from randomised controlled trials and how should the field move forward? *Expert Review of Neurotherapeutics* 17:525 – 7.

14 Van der Heijden, K. B., Smits, M. G., Van Someren, E. J. W., et al. 2005. Idiopathic chronic sleep onset insomnia in attention-deficit/hyperactivity disorder: a circadian rhythm sleep disorder. *Chronobiology International* 22:559 – 70.

15 Boyce, W. T. & Ellis, B. J. 2005. Biological sensitivity to context: I. An evolutionary-developmental theory of the origins and functions of stress reactivity. *Development and Psychopathology* 17:271 – 301.

16 Ivanenko, A., Crabtree, V. M. & Gozal, D. 2005. Sleep and depression in children and adolescents. *Sleep Medicine Reviews* 9:115 – 29.

17 Haeffel, G. J. & Vargas, I. 2011. Resilience to depressive symptoms: the buffering effects of enhancing cognitive style and positive life events. *Journal of Behavior Therapy and Experimental Psychiatry* 42:13 – 8.

18 Gregory, A. M., Rijsdijk, F. V., Eley, T. C., et al. 2016. A longitudinal twin and sibling study of associations between insomnia and depression symptoms in young adults. *Sleep* 39:1985 – 92.

19 Gehrman, P. R., Meltzer, L. J., Moore, M., et al. 2011. Heritability of insomnia symptoms in youth and their relationship to depression and anxiety. *Sleep* 34:1641 – 6.

20 Yoo, S. S., Gujar, N., Hu, P., et al. 2007. The human emotional brain without sleep – a prefrontal amygdala disconnect. *Current Biology* 17:R877 – R878.

21 Irwin, M. R., Olmstead, R. & Carroll, J. E. 2016. Sleep disturbance, sleep duration, and inflammation: a systematic review and meta-analysis of cohort studies and experimental sleep deprivation. *Biological Psychiatry* , 80:40 – 52

22 Lopresti, A. L., Maker, G. L., Hood, S. D., et al. 2014. A review of peripheral biomarkers in major depression: the potential of infl ammatory and oxidative stress biomarkers. *Progress in Neuro-Psychopharmacology & Biological Psychiatry* 48:102 – 11.

23 Baumeister, D., Russell, A., Pariante, C. M., et al. 2014. Inflammatory biomarker profiles of mental disorders and their relation to clinical, social and lifestyle factors. *Social Psychiatry and Psychiatry Epidemiology* 49:841 – 9.

24 Urrila, A. S., Karlsson, L., Kiviruusu, O., et al. 2012. Sleep complaints among adolescent outpatients with major depressive disorder. *Sleep Medicine* 13:816 – 23.

25 Littlewood, D. L., Gooding, P., Kyle, S. D., et al. 2016. Understanding the role of sleep in suicide risk: qualitative interview study. *British Medical Journal Open* 6:e012113.

26 Liu, X. & Buysse, D. J. 2005. Sleep and youth suicidal behavior: a neglected field. *Current Opinion in Psychiatry* 19:288 – 93.

27 Alfano, C. A., Ginsburg, G. S. & Kingery, J. N. 2007. Sleep-related problems among children and adolescents with anxiety disorders. *Journal of the American Academy of Child and Adolescent Psychiatry*

46:224 – 32.

28 Forbes, E. E., Bertocci, M. A., Gregory. A. M., et al. 2008. Objective sleep in pediatric anxiety disorders and major depressive disorder. *Journal of the American Academy of Child and Adolescent Psychiatry* 47:148 – 55.

29 Reynolds, K. C. & Alfano, C. A. 2016. Things that go bump in the night: frequency and predictors of nightmares in anxious and nonanxious children. *Behavioral Sleep Medicine* 14:442 – 56.

30 Peterman, J. S., Carper, M. M. & Kendall, P. C. 2014. Anxiety disorders and comorbid sleep problems in school-aged youth: review and future research directions. *Child Psychiatry & Human Development* 45:1 – 17.

31 Chan, M. S., Chung, K. F., Yung, K. P., et al. 2017. Sleep in schizophrenia: a systematic review and meta-analysis of polysomnographic findings in case-control studies. *Sleep Medicine Reviews* 32:69 – 84.

32 Lee, Y. J., Cho, S-J., Cho, I. H., et al. 2012. The relationship between psychotic-like experiences and sleep disturbances in adolescents. *Sleep Medicine* 13:1021 – 7.

33 Fisher, H. L., Lereya, S. T., Thompson, A., et al. 2014. Childhood parasomnias and psychotic experiences at age 12 years in a United Kingdom birth cohort. *Sleep* 37:475 – 82.

34 Taylor, M. J., Gregory, A. M., Freeman, D., et al. 2015. Do sleep disturbances and psychotic-like experiences in adolescence share genetic and environmental influences? *Journal of Abnormal Psychology* 124:674 – 84.

35 Lunsford-Avery, J. R., Orr, J. M., Gupta, T., et al. 2013. Sleep

dysfunction and thalamic abnormalities in adolescents at ultra high-risk for psychosis. *Schizophrenia Research* 151:148 – 53.

36 Walker, M. P. & van der Helm, E. 2009. Overnight therapy? The role of sleep in emotional brain processing. *Psychological Bulletin* 135:731 – 48.

37 Frick, P. J., Ray, J. V., Thornton, L. C., et al. 2014. Annual Research Review: a developmental psychopathology approach to understanding callous-unemotional traits in children and adolescents with serious conduct problems. *Journal of Child Psychology and Psychiatry* 55:532 – 48.

38 Denis, D., Akhtar, R., Holding, B. C., et al. 2017. Externalizing behaviors and callous-unemotional traits: different associations with sleep quality. *Sleep* 40: https://doi.org/10.1093/sleep/zsx070.

39 Poulton, R., Moffi tt, T. E. & Silva, P. A. 2015. The Dunedin Multidisciplinary Health and Development Study: overview of the fi rst 40 years, with an eye to the future. *Social Psychiatry and Psychiatric Epidemiology* 50:679 – 93.

40 Gregory, A. M., Caspi, A., Eley, T. C., et al. 2005. Prospective longitudinal associations between persistent sleep problems in childhood and anxiety and depression disorders in adulthood. *Journal of Abnormal Child Psychology* 33:157 – 63.

41 Alvaro, P. K., Roberts, R. M. & Harris, J. K. 2013. A systematic review assessing bidirectionality between sleep disturbances, anxiety, and depression. *Sleep* 36:1059 – 68.

42 Freeman, D., Startup, H., Myers, E., et al. 2013. The effects of using cognitive behavioural therapy to improve sleep for patients with delusions and hallucinations (the BEST study): study protocol for a randomized controlled trial. *Trials* 14:214.

43 Freeman, D., Sheaves, B., Goodwin, G. M., et al. 2017. The effects of improving sleep on mental health (OASIS): a randomised controlled trial with mediation analysis. *Lancet Psychiatry* 4:749 – 58.

44 Wolf, E., Kuhn, M., Normann, C., et al. 2016. Synaptic plasticity model of therapeutic sleep deprivation in major depression. *Sleep Medicine Reviews* 30:53 – 62.

45 Boland, E. M., Rao, H. Y., Dinges, D. F., et al. 2017. Meta-analysis of the antidepressant effects of acute sleep deprivation. *The Journal of Clinical Psychiatry* 78:e1020 – e1034.

46 Steinberg, H. & Hegerl, U. 2014. Johann Christian August Heinroth on sleep deprivation as a therapeutic option for depressive disorders. *Sleep Medicine* 15:1159 – 64.

第六章 成为成年人：每天睡一觉，工作、休息、玩耍样样好

1 Hirshkowitz, M., Whiton, K., Albert, S. M., et al. 2015. National Sleep Foundation's sleep time duration recommendations: methodology and results summary. *Sleep Health* 1:40 – 3.

2 Giedd, J. N., Lalonde, F. M., Celano, M. J., et al. 2009. Anatomical brain magnetic resonance imaging of typically developing children and adolescents. *Journal of the American Academy of Child and Adolescent Psychiatry* 48:465 – 70.

3 Lee, K. A. & Rosen, L. A. 2012. Sleep and human development. Edited by Morin, C. M. & Espie, C. A., *The Oxford Handbook of Sleep and Sleep Disorders.* Oxford University Press, Oxford. 75 – 94.

4 Roenneberg, T., Kuehnle, T., Pramstaller, P. P., et al. 2004. A marker for the end of adolescence. *Current Biology* 14:R1038 – R1039.

5 Ohayon, M. M., Carskadon, M. A., Guilleminault, C., et al. 2004. Meta-analysis of quantitative sleep parameters from childhood to old age in healthy individuals: developing normative sleep values across the human lifespan. *Sleep* 27:1255 – 73.

6 Benitez, A. & Gunstad, J. 2012. Poor sleep quality diminishes cognitive functioning independent of depression and anxiety in healthy young adults. *Clinical Neuropsychologist* 26:214 – 23.

7 Hysing, M., Harvey, A. G., Linton, S. J., et al. 2016. Sleep and academic performance in later adolescence: results from a large population-based study. *Journal of Sleep Research* 25:318 – 24.

8 Hu, X. Q., Antony, J. W., Creery, J. D., et al. 2015. Unlearning implicit social biases during sleep. *Science* 348:1013 – 5.

9 Pilcher, J. J. & Huffcutt, A. I. 1996. Effects of sleep deprivation on performance: a meta-analysis. *Sleep* 19:318 – 26.

10 Dewald, J. F., Meijer, A. M., Oort, F. J., et al. 2010. The influence of sleep quality, sleep duration and sleepiness on school performance in children and adolescents: a meta-analytic review. *Sleep Medicine Reviews* 14:179 – 89.

11 Gregory, A. M., Caspi, A., Moffi tt, T. E., et al. 2009. Sleep problems in childhood predict neuropsychological functioning in adolescence. *Pediatrics* 123:1171 – 6.

12 Krause, A. J., Simon, E. B., Mander, B. A., et al. 2017. The sleep-deprived human brain. *Nature Reviews Neuroscience* 18:404 – 18.

13 Talamas, S. N., Mavor, K. I., Axelsson, J., et al. 2016. Eyelidopenness and mouth curvature influence perceived intelligence beyond attractiveness.

Journal of Experimental Psychology-General 145:603 – 20.

14 Axelsson, J., Sundelin, T., Ingre, M., et al. 2010. Beauty sleep: experimental study on the perceived health and attractiveness of sleep deprived people. *British Medical Journal* 341:c6614.

15 Oyetakin-White, P., Suggs, A., Koo, B., et al. 2015. Does poor sleep quality affect skin ageing? *Clinical and Experimental Dermatology* 40:17 – 22.

16 Miller, M. A., Kruisbrink, M., Wallace, J., et al. 2018. Sleep duration and incidence of obesity in infants, children and adolescents: a systematic review and meta-analysis of prospective studies. *Sleep*, https://doi.org/10.1093/sleep/zsy018.

17 Patel, S. R. & Hu, F. B. 2008. Short sleep duration and weight gain: a systematic review. *Obesity* 16:643 – 53.

18 Al Khatib, H. K., Harding, S. V., Darzi, J., et al. 2017. The effects of partial sleep deprivation on energy balance: a systematic review and meta-analysis. *European Journal of Clinical Nutrition* 71:614 – 24.

19 Greer, S. M., Goldstein, A. N. & Walker, M. P. 2013. The impact of sleep deprivation on food desire in the human brain. *Nature Communications* 4:2259.

20 Wylleman, P. & Reints, A. 2010. A lifespan perspective on the career of talented and elite athletes: perspectives on high-intensity sports. *Scandinavian Journal of Medicine & Science in Sports* 20:88 – 94.

21 Kredlow, M. A., Capozzoli, M. C., Hearon, B. A., et al. 2015. The effects of physical activity on sleep: a meta-analytic review. *Journal of Behavioral Medicine* 38:427 – 49.

22 Driver, H. S. & Taylor, S. R. 2000. Exercise and sleep. *Sleep Medicine Reviews* 4:387 – 402.

23 Kubitz, K. A., Landers, D. M., Petruzzello, S. J., et al. 1996. The effects of acute and chronic exercise on sleep – A metaanalytic review. *Sports Medicine* 21:277 – 91.

24 Brand, S., Kalak, N., Gerber, M., et al. 2014. High selfp-erceived exercise exertion before bedtime is associated with greater objectively assessed sleep effi ciency. *Sleep Medicine* 15:1031 – 6.

25 Buman, M. P., Phillips, B. A., Youngstedt, S. D., et al. 2014. Does nighttime exercise really disturb sleep? Results from the 2013 National Sleep Foundation Sleep in America Poll. *Sleep Medicine* 15:755 – 61.

26 Chennaoui, M., Arnal, P. J., Sauvet, F., et al. 2015. Sleep and exercise: a reciprocal issue? *Sleep Medicine Reviews* 20:59 – 72.

27 Leeder, J., Glaister, M., Pizzoferro, K., et al. 2012. Sleep duration and quality in elite athletes measured using wristwatch actigraphy. *Journal of Sports Sciences* 30:541 – 5.

28 Gupta, L., Morgan, K. & Gilchrist, S. 2017. Does elite sport degrade sleep quality? A systematic review. *Sports Medicine* 47:1317 – 33.

29 Jurimae, J., Maestu, J., Purge, P., et al. 2004. Changes in stress and recovery after heavy training in rowers. *Journal of Science and Medicine in Sport* 7:335 – 9.

30 VanBruggen, M. D., Hackney, A. C., McMurray, R. G., et al. 2011. The relationship between serum and salivary cortisol levels in response to different intensities of exercise. *International Journal of Sports Physiology and Performance* 6:396 – 407.

31 Fisher, S. P., Cui, N., McKillop, L. E., et al. 2016. Stereotypic wheel running decreases cortical activity in mice. *Nature Communications* 7:13138.

32 Halson, S. L. 2008. Nutrition, sleep and recovery. *European Journal of Sport Science* 8:119 – 26.

33 Foster, R. G. & Kreitzman, L. 2017. *Circadian Rhythms – A Very Short Introduction.* Oxford University Press, Oxford.

34 Fullagar, H. H., Duffi eld, R., Skorski, S., et al. 2015. Sleep and recovery in team sport: current sleep-related issues facing professional team-sport athletes. *International Journal of Sports Physiology and Performance* 10:950 – 7.

35 Gamble, J. 2016. Life in circadia. aeon.co/essays/soon-we-will-see-chrono-attached-to-every-form-of-medicine.

36 Facer-Childs, E. & Brandstaetter, R. 2015. The impact of circadian phenotype and time since awakening on diurnal performance in athletes. *Current Biology* 25:518 – 22.

37 Tamaki, M., Bang, J. W., Watanabe, T., et al. 2016. Night watch in one brain hemisphere during sleep associated with the first-night effect in humans. *Current Biology* 26:1190 – 4.

38 Halson, S. L. 2014. Sleep in elite athletes and nutritional interventions to enhance sleep. *Sports Medicine* 44:13 – 23.

39 Bonnar, D., Bartel, K., Kakoschke, N., et al. 2018. Sleep interventions designed to improve athletic performance and recovery: a systematic review of current approaches. *Sports Medicine* 48:683 – 703.

40 Bergeron, M. F., Mountjoy, M., Armstrong, N., et al. 2015. International

Olympic Committee consensus statement on youth athletic development. *British Journal of Sports Medicine* 49:843 – 51.

41 McCartt, A. T., Mayhew, D. R., Braitman, K. A., et al. 2009. Effects of age and experience on young driver crashes: review of recent literature. *Traffic Injury Prevention* 10:209 – 19.

42 Lyznicki, J. M., Doege, T. C., Davis, R. M., et al. 1998. Sleepiness, driving, and motor vehicle crashes. *Journal of the American Medical Association* 279:1908 – 13.

43 Steinberg, L. 2004. Risk taking in adolescence: what changes, and why? *Annals of the New York Academy of Sciences* 1021:51 – 8.

44 Maric, A., Montvai, E., Werth, E., et al. 2017. Insufficient sleep: enhanced risk-seeking relates to low local sleep intensity. *Annals of Neurology* 82:409 – 18.

45 Akerstedt, T., Kecklund, G. & Horte, L. G. 2001. Night driving, season, and the risk of highway accidents. *Sleep* 24:401 – 6.

46 Philip, P., Sagaspe, P., Moore, N., et al. 2005. Fatigue, sleep restriction and driving performance. *Accident Analysis and Prevention* 37:473 – 8.

47 Watson, N. F., Morgenthaler, T., Chervin, R., et al. 2015. Confronting drowsy driving: the American Academy of Sleep Medicine Perspective. *Journal of Clinical Sleep Medicine* 11:1335 – 6.

48 Horne, J. A. & Reyner, L. A. 1995. Sleep-related vehicle accidents. *British Medical Journal* 310:565 – 7.

49 Teff , B. C. 2014. Prevalence of motor vehicle crashes involving drowsy drivers, U.S. 2009 – 2013. www.newsroom. aaa.com/wp-content/uploads/2014/11/AAAFoundation- DrowsyDriving-Nov2014.pdf.

第七章 快车道上的路障：壮年时期的睡眠问题

1 Hirshkowitz, M., Whiton, K., Albert, S. M., et al. 2015. National Sleep Foundation's sleep time duration recommendations: methodology and results summary. *Sleep Health* 1:40 – 3.

2 Walch, O. J., Cochran, A. & Forger, D. B. 2016. A global quantification of 'normal' sleep schedules using smartphone data. *Science Advances* 2:e1501705.

3 Zhang, B. & Wing, Y. K. 2006. Sex differences in insomnia: a meta-analysis. *Sleep* 29:85 – 93.

4 Aviva UK. 2016. Nation of sleepless nights – one in four UK adults want a better night's sleep. www.aviva.co.uk/mediacentre/story/17693/nation-of-sleepless-nights-one-in-four- uk-adults-w.

5 Friborg, O., Bjorvatn, B., Amponsah, B., et al. 2012. Associations between seasonal variations in day length (photoperiod), sleep timing, sleep quality and mood: a comparison between Ghana (5 degrees) and Norway (69 degrees). *Journal of Sleep Research* 21:176 – 84.

6 Grandner, M. A., Williams, N. J., Knutson, K. L., et al. 2016. Sleep disparity, race/ethnicity, and socioeconomic position. *Sleep Medicine* 18:7 – 18.

7 Mulkerrins, J. 2016. Kim Cattrall on insomnia: ' What I felt in spades was how alone I was'. www.telegraph.co.uk/women/life/kim-cattrall-on-insomnia-what-i-felt-inspades- was-how-alone-i-w/.

8 Harvey, A. G. 2002. A cognitive model of insomnia. *Behaviour Research & Therapy* 40:869 – 93.

9 Espie, C. A. 2002. Insomnia: conceptual issues in the development,

persistence, and treatment of sleep disorder in adults. *Annual Review of Psychology* 53:215 – 43.

10 Meltzer, L. J., Hiruma, L. S., Avis, K., et al. 2015. Comparison of a commercial accelerometer with polysomnography and actigraphy in children and adolescents. *Sleep* 38:1323 – 30.

11 Patel, P., Kim, J. Y. & Brooks, L. J. 2017. Accuracy of a smartphone application in estimating sleep in children. *Sleep and Breathing* 21:505 – 11.

12 Baron, K. G., Duff ecy, J., Berendsen, M. A., et al. 2017. Feeling validated yet? A scoping review of the use of consumer-targeted wearable and mobile technology to measure and improve sleep. *Sleep Medicine Reviews.* www.sciencedirect.com/science/article/pii/S1087079216301496.

13 de Zambotti, M., Goldstone, A., Claudatos, S., et al. 2017. A validation study of Fitbit Charge 2 compared with polysomnography in adults. *Chronobiology International* DOI: 10.1080/07420528.2017.1413578.

14 Riemann, D., Spiegelhalder, K., Feige, B., et al. 2010. The hyperarousal model of insomnia: a review of the concept and its evidence. *Sleep Medicine Reviews* 14:19 – 31.

15 Ong, J. C., Ulmer, C. S. & Manber, R. 2012. Improving sleep with mindfulness and acceptance: a metacognitive model of insomnia. *Behaviour Research & Therapy* 50:651 – 60.

16 Gu, J., Strauss, C., Bond, R., et al. 2015. How do mindfulness-based cognitive therapy and mindfulness-based stress reduction improve mental health and wellbeing? A systematic review and meta-analysis of mediation studies. *Clinical Psychology Review* 37:1 – 12.

17 Ong, J. C. & Smith, C. E. 2017. Using mindfulness for the treatment of insomnia. *Current Sleep Medicine Reports* 3:57 – 65.

18 Qaseem, A., Kansagara, D., Forciea, M. A., et al. 2016. Management of chronic insomnia disorder in adults: a clinical practice guideline from the American College of Physicians. *Annals of Internal Medicine* 165:125 – 33.

19 Blake, M., Waloszek, J. M., Schwartz, O., et al. 2016. The SENSE study: post intervention effects of a randomized controlled trial of a cognitive-behavioral and mindfulness-based group sleep improvement intervention among at-risk adolescents. *Journal of Consulting & Clinical Psychology* 84:1039 – 51.

20 McMakin, D. L., Siegle, G. J. & Shirk, S. R. 2011. Positive affect stimulation and sustainment (PASS) module for depressed mood: a preliminary investigation of treatment-related effects. *Cognitive Therapy and Research* 35:217 – 26.

21 Thiart, H., Ebert, D. D., Lehr, D., et al. 2016. Internet-based Cognitive Behavioral Therapy for Insomnia: a health economic evaluation. *Sleep* 39:1769 – 78.

22 Drake, C. L. 2016. The promise of digital CBT-I. *Sleep* 39:13 – 4.

23 Gates, P. J., Albertella, L. & Copeland, J. 2014. The effects of cannabinoid administration on sleep: a systematic review of human studies. *Sleep Medicine Reviews* 18:477 – 87.

24 Mehdi, T. 2012. Benzodiazepines revisited. *British Journal of Medical Practitioners* 5:a501.

25 Harmon, K. 2011. What is propofol – and how could it have killed

Michael Jackson? www.scientificamerican.com/article/propofol-michael-jackson-doctor.

26 Duke, A. 2013. Expert: Michael Jackson went 60 days without real sleep. www.edition.cnn.com/2013/06/21/showbiz/jackson-death-trial/index.html?iref=allsearch.

27 Troxel, W. M., Robles, T. F., Hall, M., et al. 2007. Marital quality and the marital bed: examining the covariation between relationship quality and sleep. *Sleep Medicine Reviews* 11:389 – 404.

28 Morris, T. 2015. *In our Time (Circadian Rhythms)* www.bbc.co.uk/programmes/b06rzd44.

29 McArdle, N., Kingshott, R., Engleman, H. M., et al. 2011. Partners of patients with sleep apnoea/hypopnoea syndrome: effect of CPAP treatment on sleep quality and quality of life. *Thorax* 56:513 – 8.

30 Parish, J. M. & Lyng, P. J. 2003. Quality of life in bed partners of patients with obstructive sleep apnea or hypopnea after treatment with continuous positive airway pressure. *Chest* 124:942 – 7.

31 Horne, J. 2007. *Sleepfaring.* Oxford University Press, Oxford. 230 – 9.

32 Puhan, M. A., Suarez, A., Lo Cascio, C., et al. 2006. Didgeridoo playing as alternative treatment for obstructive sleep apnoea syndrome: randomised controlled trial. *British Medical Journal* 332:266.

33 Troxel, W. M., Braithwaite, S. R., Sandberg, J. G., et al. 2017. Does improving marital quality improve sleep? Results from a marital therapy trial. *Behavioral Sleep Medicine* 15:330 – 43.

34 Chen, Q., Yang, H., Zhou, N. Y., et al. 2016. Inverse U-shaped association between sleep duration and semen quality: longitudinal

observational study (MARHCS) in Chongqing, China. *Sleep* 39:79 – 86.

35 Jensen, T. K., Andersson, A. M., Skakkebaek, N. E., et al. 2013. Association of sleep disturbances with reduced semen quality: a cross-sectional study among 953 healthy young Danish men. *American Journal of Epidemiology* 177:1027 – 37.

36 Kloss, J. D., Perlis, M. L., Zamzow, J. A., et al. 2015. Sleep, sleep disturbance, and fertility in women. *Sleep Medicine Reviews* 22:78 – 87.

37 Mindell, J. A., Cook, R. A. & Nikolovski, J. 2015. Sleep patterns and sleep disturbances across pregnancy. *Sleep Medicine* 16:483 – 8.

38 Hedman, C., Pohjasvaara, T., Tolonen, U., et al. 2002. Effects of pregnancy on mothers'sleep. *Sleep Medicine* 3:37 – 42.

39 Chang, J. J., Pien, G. W., Duntley, S. P., et al. 2010. Sleep deprivation during pregnancy and maternal and fetal outcomes: is there a relationship? *Sleep Medicine Reviews* 14:107 – 14.

40 August, E. M., Salihu, H. M., Biroscak, B. J., et al. 2013. Systematic review on sleep disorders and obstetric outcomes: scope of current knowledge. *American Journal of Perinatology* 30:323 – 34.

41 Palagini, L., Gemignani, A., Banti, S., et al. 2014. Chronic sleep loss during pregnancy as a determinant of stress: impact on pregnancy outcome. *Sleep Medicine* 15:853 – 9.

42 Insana, S. P. & Montgomery-Downs, H. E. 2013. Sleep and sleepiness among first-time postpartum parents: a field-and laboratory-based multimethod assessment. *Developmental Psychobiology* 55:361 – 72.

43 Gay, C. L., Lee, K. A. & Lee, S-Y. 2004. Sleep patterns and fatigue in new mothers and fathers. *Biological Research for Nursing* 5:311 – 8.

44 Malish, S., Arastu, F. & O'Brien, L. M. 2016. A preliminary study of new parents, sleep disruption, and driving: a population at risk? *Maternal and Child Health Journal* 20:290 – 7.

45 Doheny, K. 2017. Kids mean less sleep for mom, but not dad. www.chicagotribune.com/lifestyles/health/sc-moms-getless-sleep-than-dads-health-0308-20170228-story.html.

46 Shockey, T. M. & Wheaton, A. G. 2017. Short sleep duration by occupation group – 29 States, 2013 – 2014. *Morbidity and Mortality Weekly Report* 66:7 – 13.

47 Nugent, C. N. & Black, L. I. 2016. Sleep duration, quality of sleep, and use of sleep medication, by sex and family type, 2013 – 2014. *National Centre for Health Statistics Data Brief* 230: 1–8.

48 Kahn, M., Fridenson, S., Lerer, R., et al. 2014. Effects of one night of induced night-wakings versus sleep restriction on sustained attention and mood: a pilot study. *Sleep Medicine* 15:825 – 32.

49 Meltzer, L. J. & Montgomery-Downs, H. E. 2011. Sleep in the family. *Pediatric Clinics of North America* 58:765 – 74.

50 Hagen, E. W., Mirer, A. G., Palta, M., et al. 2013. The sleeptime cost of parenting: sleep duration and sleepiness among employed parents in the Wisconsin Sleep Cohort Study. *American Journal of Epidemiology* 177:394 – 401.

51 Meltzer, L. J. & Mindell, J. A. 2007. Relationship between child sleep disturbances and maternal sleep, mood and parenting stress: a pilot study. *Journal of Family Psychology* 21:67 – 73.

52 Gallagher, J. 2014. Night work 'throws body into chaos'. www.bbc.

co.uk/news/health-25812422.

53 Coughlan, S. 2017. Sleep loss 'starts arguments at work'. www.bbc.co.uk/news/education-39444997.

54 Gowler, R. 2015. Sleep deprivation damaging business. www.hrmagazine.co.uk/article-details/sleep-deprivation-damaging-business.

55 Bramoweth, A. D. & Germain, A. 2013. Deployment-related insomnia in military personnel and veterans. *Current Psychiatry Reports* 15:401, https://doi.org/10.1007/s11920-013-0401-4.

56 Barger, L. K., Flynn-Evans, E. E., Kubey, A., et al. 2014. Prevalence of sleep deficiency and use of hypnotic drugs in astronauts before, during, and after spaceflight: an observational study. *Lancet Neurology* 13:904 – 12.

57 Philips, T. 2014. Wide awake on the sea of tranquility. www. nasa.gov/exploration/home/19jul_seaoftranquillity.html.

58 Dawson, D. & Reid, K. 1997. Fatigue, alcohol and performance impairment. *Nature* 388:235.

59 Stain, S. C. & Farquhar, M. 2017. Should doctors work 24-hour shifts? *British Medical Journal* 358:j3522.

60 Kennedy, M. 2013. Moritz Erhardt death: intern's parents feared he was exhausted at work. www.theguardian.com/business/2013/nov/22/moritz-erhadt-death-exhaustion-parents-bank- america-epilepsy..

61 Shahly, V., Berglund, P. A., Coulouvrat, C., et al. 2012. The associations of insomnia with costly workplace accidents and errors results from the America Insomnia Survey. *Archives of General Psychiatry* 69:1054 – 63.

62 Huffpost. 2013. Five other disastrous accidents related to sleep deprivation. www.huffingtonpost.com/2013/12/03/sleep-deprivation-

accidents-disasters_n_4380349.html.

63 Hafner, M., Stepanek, M., Taylor, J., et al. 2016. Why sleep matters – the economic costs of insufficient sleep: a crosscountry comparative analysis. Santa Monica, California, USA: RAND Ciroiratuib.

64 Dinges, D. F., Pack, F., Williams, K., et al. 1997. Cumulative sleepiness, mood disturbance, and psychomotor vigilance performance decrements during a week of sleep restricted to 4 – 5 hours per night. *Sleep* 20:267 – 77.

65 von Bonsdorff , M. B., Strandberg, A., von Bonsdorff , M., et al. 2017. Working hours and sleep duration in midlife as determinants of health-related quality of life among older businessmen. *Age and Ageing* 46:108 – 12.

66 Vogel, M., Braungardt, T., Meyer, W., et al. 2012. The effects of shift work on physical and mental health. *Journal of Neural Transmission* 119:1121 – 32.

67 Wang, F., Yeung, K., Chan, W., et al. 2013. A meta-analysis on dose-response relationship between night shift work and the risk of breast cancer. *Annals of Oncology* 24:2724 – 32.

68 Wang, X., Ji, A., Zhu, Y., et al. 2015. A meta-analysis including dose-response relationship between night shift work and the risk of colorectal cancer. *Oncotarget* 6:25046 – 60.

69 Gan, Y., Yang, C., Tong, X., et al. 2015. Shift work and diabetes mellitus: a meta-analysis of observational studies. *Occupational and Environmental Medicine* 72:72 – 78.

70 Vyas, M. V., Garg, A. X., Iansavichus, A. V., et al. 2012. Shift work and vascular events: systematic review and meta-analysis. *British Medical Journal* 345:e4800.

71 Van Dycke, K. C., Rodenburg, W., van Oostrom, C. T., et al. 2015. Chronically alternating light cycles increase breast cancer risk in mice. *Current Biology* 25:1932 – 7.

72 Roenneberg, T. & Merrow, M. 2016. The circadian clock and human health. *Current Biology* 26:R432 – R443.

73 Travis, R. C., Balkwill, A., Fensom, G. K., et al. 2016. Night shift work and breast cancer incidence: three prospective studies and meta-analysis of published studies. *Journal of the National Cancer Institute* 108:djw169.

74 Stevens, R. G. 2017. Night shift work and breast cancer incidence: three prospective studies and meta-analysis of published studies. *Journal of the National Cancer Institute* 109:djw342.

75 Dibner, C., Schibler, U. & Albrecht, U. 2010. The mammalian circadian timing system: organization and coordination of central and peripheral clocks. *Annual Review of Physiology* 72:517 – 49.

76 Akerstedt, T. 2003. Shift work and disturbed sleep/wakefulness. *Occupational Medicine* 53:89 – 94.

77 Saksvik, I. B., Bjorvatn, B., Hetland, H., et al. 2011. Individual differences in tolerance to shift work – A systematic review. *Sleep Medicine Reviews* 15:221 – 35.

78 Short, M. A., Agostini, A., Lushington, K., et al. 2015. A systematic review of the sleep, sleepiness, and performance implications of limited wake shift work schedules. *Scandinavian Journal of Work Environment & Health* 41:425 – 40.

79 Henry, Z. 2015. Six companies (including Uber) where it's OK to nap.

www.inc.com/zoe-henry/google-uber-and-other- companies-where-you-can-nap-at-the-office.html.

80 Hafner, M. & Troxel, W. M. 2016. How business can take the lead in getting people to sleep more. http://journal.thriveglobal.com/businesses-can-take-the-lead-in-getting-people- to-sleep-more-ab0d18f472a5.

81 Silverberg, D. 2016. The company that pays its staff to sleep. www.bbc.co.uk/news/business-36641119.

82 Viola, A. U., James, L. M., Schlangen, L. J. M., et al. 2008. Blue-enriched white light in the workplace improves self-reported alertness, performance and sleep quality. *Scandinavian Journal of Work Environment & Health* 34:297 – 306.

第八章　长夜漫漫：老年人的睡眠

1 Hirshkowitz, M., Whiton, K., Albert, S. M., et al. 2015. National Sleep Foundation's sleep time duration recommendations: methodology and results summary. *Sleep Health* 1:40 – 3.

2 2015. Olive Cooke inquest: Poppy seller suff ered depression. www.bbc.co.uk/news/uk-england-bristol-33550581.

3 Samson, D. R., Crittenden, A. N., Mabulla, I. A., et al. 2017. Chronotype variation drives night-time sentinel-like behaviour in hunter-gatherers. *Proceedings of the Royal Society B-Biological Sciences* 284:20170967.

4 Ohayon, M. M., Carskadon, M. A., Guilleminault, C., et al. 2004. Meta-analysis of quantitative sleep parameters from childhood to old age in healthy individuals: developing normative sleep values across the human lifespan. *Sleep* 27:1255 – 73.

5 Crowley, K. 2011. Sleep and sleep disorders in older adults. *Neuropsychology Review* 21:41 – 53.

6 Zdanys, K. F. & Steff ens, D. C. 2015. Sleep disturbances in the elderly. *Psychiatric Clinics of North America* 38:723 – 41.

7 Vaughan, C. P. & Bliwise, D. L. 2018. Sleep and nocturia in older adults. *Sleep Medicine Clinics* 13:107 – 16.

8 Cornu, J. N., Abrams, P., Chapple, C. R., et al. 2012. A contemporary assessment of nocturia: definition, epidemiology, pathophysiology, and management – a systematic review and meta-analysis. *European Urology* 62:877 – 90.

9 Redden, S. 2013. Older workers statistical information booklet. *Official Statistics*.

10 Foley, D. J., Monjan, A. A., Brown, S. L., et al. G. 1995. Sleep complaints among elderly persons – an epidemiologic-study of 3 communities. *Sleep* 18:425 – 32.

11 Lim, A. S. P., Ellison, B. A., Wang, J. L., et al. 2014. Sleep is related to neuron numbers in the ventrolateral preoptic/intermediate nucleus in older adults with and without Alzheimer's disease. *Brain* 137:2847 – 61.

12 Cohen-Mansfield, J., Hazan, H., Lerman, Y., et al. 2016. Correlates and predictors of loneliness in older-adults: a review of quantitative results informed by qualitative insights. *International Psychogeriatrics* 28:557 – 76.

13 Hawkley, L. C. & Cacioppo, J. T. 2010. Loneliness matters: a theoretical and empirical review of consequences and mechanisms. *Annals of Behavioral Medicine* 40:218 – 27.

14 Matthews, T., Danese, A., Gregory, A. M., et al. 2017. Sleeping with one

eye open: loneliness and sleep quality in young adults. *Psychological Medicine* 47:2177 – 86.

15 Shaver, J. L. & Woods, N. F. 2015. Sleep and menopause: a narrative review. *Menopause* 22:899915.

16 Vahratian, A. 2017. Sleep duration and quality among women aged 40-59, by menopausal status. www.cdc.gov/nchs/data/databriefs/db286.pdf.

17 Lockley, S. W. & Foster, R. G. 2012. Sleep: a very short introduction. Oxford University Press, Oxford.

18 Salvi, S. M., Akhtar, S. & Currie, Z. 2006. Ageing changes in the eye. *Postgraduate Medical Journal* 82:581 – 7.

19 Ayaki, M., Muramatsu, M., Negishi, K., et al. 2013. Improvements in sleep quality and gait speed after cataract surgery. *Rejuvenation Research* 16:35 – 42.

20 Potter, V. 2017. *Patient H69: The Story of My Second Sight.* Bloomsbury, London.

21 Auld, F., Maschauer, E. L., Morrison, I., et al. 2017. Evidence for the efficacy of melatonin in the treatment of primary adult sleep disorders. *Sleep Medicine Reviews* 34:10 – 22.

22 Milic, J., Saavedra Perez, H., Zuurbier, L. A., et al. 2017. The longitudinal and cross-sectional associations of grief and complicated grief with sleep quality in older adults. *Behavioral Sleep Medicine.* https://doi.org/10.1080/15402002.2 016.1276016.

23 Willis, T. A., Yearall, S. M. & Gregory, A. M. 2011. Self-reported sleep quality and cognitive style in older adults. *Cognitive Therapy and Research* 35:1 – 10.

24 Smagula, S. F., Stone, K. L., Fabio, A., et al. 2016. Risk factors for sleep disturbances in older adults: evidence from prospective studies. *Sleep Medicine Reviews* 25:21 – 30.

25 Duffy, J. F., Willson, H. J., Wang, W., et al. 2009. Healthy older adults better tolerate sleep deprivation than young adults. *Journal of the American Geriatrics Society* 57:1245 – 51.

26 Jackowska, M., Hamer, M., Carvalho, L. A., et al. 2012. Short sleep duration is associated with shorter telomere length in healthy men: findings from the Whitehall II Cohort Study. *PloS One* 7:e47292.

27 James, S., McLanahan, S., Brooks-Gunn, J., et al. 2017. Sleep duration and telomere length in children. *Journal of Pediatrics* 187:247 – 52.

28 Nobelprize.org. 2018. Average age of Nobel Laureates in all prize categories. www.nobelprize.org/nobel_prizes/lists/laureates_ages/all_ages.html.

29 Lo, J. C., Groeger, J. A., Cheng, G. H., et al. 2016. Selfreported sleep duration and cognitive performance in older adults: a systematic review and meta-analysis. *Sleep Medicine* 17:87 – 98.

30 Holth, J. K., Patel, T. K. & Holtzman, D. M. 2017. Sleep in Alzheimer's disease – beyond amyloid. *Neurobiology of Sleep and Circadian Rhythms* 2:4 – 14.

31 Sveinbjornsdottir, S. 2016. The clinical symptoms of Parkinson's disease. *Journal of Neurochemistry* 139:318 – 24.

32 Schenck, C. H., Boeve, B. F. & Mahowald, M. W. 2013. Delayed emergence of a parkinsonian disorder or dementia in 81% of older men initially diagnosed with idiopathic rapid eye movement sleep behavior

disorder: a 16-year update on a previously reported series. *Sleep Medicine* 14:744 – 8.

33 Musiek, E. S. & Holtzman, D. M. 2016. Mechanisms linking circadian clocks, sleep, and neurodegeneration. *Science* 354:1004 – 8.

34 Shan, Z. L., Ma, H. F., Xie, M. L., et al. 2015. Sleep duration and risk of type 2 diabetes: a meta-analysis of prospective studies. *Diabetes care* 38:529 – 37.

35 Cappuccio, F. P., Cooper, D., D'Elia, L., et al. 2011. Sleep duration predicts cardiovascular outcomes: a systematic review and meta-analysis of prospective studies. *European Heart Journal* 32:1484 – 92.

36 King, C. R., Knutson, K. L., Rathouz, P. J., et al. 2008. Short sleep duration and incident coronary artery calcification. *Journal of the American Medical Association* 300:2859 – 66.

37 Shahar, E., Whitney, C. W., Redline, S., et al. 2001. Sleep-disordered breathing and cardiovascular disease: cross-sectional results of the sleep heart health study. *American Journal of Respiratory and Critical Care Medicine* 163:19 – 25.

38 Hla, K. M., Young, T., Hagen, E. W., et al. 2015. Coronary heart disease incidence in sleep disordered breathing: the Wisconsin Sleep Cohort Study. *Sleep* 38:677 – 84.

39 Erren, T. C., Morfeld, P., Foster, R. G., et al. 2016. Sleep and cancer: synthesis of experimental data and meta-analyses of cancer incidence among some 1,500,000 study individuals in 13 countries. *Chronobiology International* 33:325 – 50.

40 Shantha, G. P. S., Kumar, A. A., Cheskin, L. J., et al. 2015. Association

between sleep-disordered breathing, obstructive sleep apnea, and cancer incidence: a systematic review and meta-analysis. *Sleep Medicine* 16:1289 – 94.

41 Nieto, F. J., Peppard, P. E., Young, T., et al. 2012. Sleep-disordered breathing and cancer mortality results from the Wisconsin sleep cohort study. *American Journal of Respiratory and Critical Care Medicine* 186:190 – 4.

42 Almendros, I., Montserrat, J. M., Ramirez, J., et al. 2012. Intermittent hypoxia enhances cancer progression in a mouse model of sleep apnoea. *European Respiratory Journal* 39:215 – 7.

43 Prather, A. A., Janicki-Deverts, D., Hall, M. H., et al. 2015. Behaviorally assessed sleep and susceptibility to the common cold. *Sleep* 38:1353 – 9.

44 Irwin, M. R., Wang, M., Ribeiro, D., et al. 2008. Sleep loss activates cellular inflammatory signaling. *Biological Psychiatry* 64:538 – 40.

45 Frighetto, L., Marra, C., Bandali, S., et al. 2004. An assessment of quality of sleep and the use of drugs with sedating properties in hospitalized adult patients. *Health and Quality of Life Outcomes* 2:17.

46 Griffiths, M. F. & Peerson, A. 2005. Risk factors for chronic insomnia following hospitalization. *Journal of Advanced Nursing* 49:245 – 53.

47 Tamrat, R., Huynh-Le, M. P. & Goyal, M. 2014. Non-pharmacologic interventions to improve the sleep of hospitalized patients: a systematic review. *Journal of General Internal Medicine* 29:788 – 95.

48 Schrimpf, M., Liegl, G., Boeckle, M., et al. 2015. The effect of sleep deprivation on pain perception in healthy subjects: a meta-analysis. *Sleep Medicine* 16:1313 – 20.

49 Kaur, G., Phillips, C., Wong, K., et al. 2013. Timing is important in medication administration: a timely review of chronotherapy research. *International Journal of Clinical Pharmacy* 35:344 – 58.

50 Long, J. E., Drayson, M. T., Taylor, A. E., et al. 2016. Morning vaccination enhances antibody response over afternoon vaccination: a cluster-randomised trial. *Vaccine* 34:2679 – 85.

51 Dew, M. A., Hoch, C. C., Buysse, D. J., et al. 2003. Healthy older adults' sleep predicts all-cause mortality at 4 to 19 years of follow-up. *Psychosomatic Medicine* 65:63 – 73.

52 Cappuccio, F. P., D'Elia, L., Strazzullo, P., et al. 2010. Sleep duration and all-cause mortality: a systematic review and meta-analysis of prospective studies. *Sleep* 33:585 – 92.

53 Liu, T. Z., Xu, C., Rota, M., et al. 2017. Sleep duration and risk of all-cause mortality: a flexible, non-linear, meta-regression of 40 prospective cohort studies. *Sleep Medicine Reviews* 32:28 – 36.

54 Itani, O., Jike, M., Watanabe, N. & Kaneita, Y. 2017. Short sleep duration and health outcomes: a systematic review, meta-analysis, and meta-regression. *Sleep Medicine* 32:246 – 56.

55 Jike, M., Itani, O., Watanabe, N., et al. 2017. Long sleep duration and health outcomes: a systematic review, meta-analysis and meta-regression. *Sleep Medicine Reviews.* www.sciencedirect.com/science/article/pii/S1087079217300278.

56 Mitler, M. M., Hajdukovic, R. M., Shafor, R., et al. 1987. When people die – cause of death versus time of death. *American Journal of Medicine* 82:266 – 74.

57 Smolensky, M. H., Portaluppi, F., Manfredini, R., et al. 2015. Diurnal and twenty-four-hour patterning of human diseases: cardiac, vascular, and respiratory diseases, conditions, and syndromes. *Sleep Medicine Reviews* 21:3 – 11.

第九章 通往瞌睡王国的车票：让你夜夜好梦的小贴士

1 Hirshkowitz, M., Whiton, K., Albert, S. M., et al. 2014. National Sleep Foundation's sleep time duration recommendations: methodology and results summary. *Sleep Health* 1:40 – 3.

2 Rodgers, P. 2014. The sleep deprivation epidemic. www.forbes.com/sites/paulrodgers/2014/09/09/the-sleep-deprivation-epidemic/#7982f81cb897.

3 Ford, E. S., Cunningham, T. J. & Croft, J. B. 2015. Trends in self-reported sleep duration among US adults from 1985 to 2012. *Sleep* 38:829 – 32.

4 National Sleep Foundation. 2006. Sleep in America poll. sleepfoundation.org/sites/default/files/2006_summary_of_ fi ndings.pdf.

5 Yetish, G., Kaplan, H., Gurven, M., et al. 2015. Natural sleep and its seasonal variations in three pre-industrial societies. *Current Biology* 25:2862 – 8.

6 Kronholm, E., Partonen, T., Laatikainen, T., et al. 2008. Trends in self-reported sleep duration and insomnia-related symptoms in Finland from 1972 to 2005: a comparative review and re-analysis of Finnish population samples. *Journal of Sleep Research* 17:54 – 62.

7 Keyes, K. M., Maslowsky, J., Hamilton, A., et al. 2015. The great sleep recession: changes in sleep duration among US adolescents, 1991 –

2012. *Pediatrics* 135:460 – 8.

8 Matricciani, L., Olds, T. & Petkov, J. 2012. In search of lost sleep: secular trends in the sleep time of school-aged children and adolescents. *Sleep Medicine Reviews* 16:203 – 11.

9 Youngstedt, S. D., Goff , E. E., Reynolds, A. M., et al. 2016. Has adult sleep duration declined over the last 50+years? *Sleep Medicine Reviews* 28:69 – 85.

10 Knutson, K. L., Van Cauter, E., Rathouz, P. J., et al. 2010. Trends in the prevalence of short sleepers in the USA: 1975 – 2006. *Sleep* 33:37 – 45.

11 Ekirch, A. R. 2005. *At Day's Close.* Weidenfeld & Nicolson, London.

12 Ekirch, A. R. 2016. Segmented sleep in preindustrial societies. *Sleep* 39:715 – 6.

13 Bauters, F., Rietzschel, E. R., Hertegonne, K. B. C., et al. 2016. The link between obstructive sleep apnea and cardiovascular disease. *Current Atherosclerosis Reports* 18:1 https://doi.org/10.1007/s11883-015-0556-z.

14 Vaessen, T. J. A., Overeem, S. & Sitskoorn, M. M. 2015. Cognitive complaints in obstructive sleep apnea. *Sleep Medicine Reviews* 19:51 – 8.

15 Garbarino, S., Guglielmi, O., Sanna, A., et al. 2016. Risk of occupational accidents in workers with obstructive sleep apnea: systematic review and meta-analysis. *Sleep* 39:1211 – 8.

16 *Telegraph* Reporters. Carrie Fisher died from sleep apnea and a combination of other factors, coroner concludes. www. telegraph.co.uk/films/2017/06/17/carrie-fisher-died-sleepapnea-combination-factors-coroner-concludes/.

17 Marsh, R. & Shortell, D. 2016. NJ train engineer in crash had undiagnosed sleep apnoea. edition.cnn.com/2016/11/17/ us/njt-engineer-sleep-apnea/index.html.

18 Gill, I. & McBrien, J. 2017. Effectiveness of melatonin in treating sleep problems in children with intellectual disability. *Archives of Disease in Childhood* 102:870 – 3.

19 Kennaway, D. J. 2015. Potential safety issues in the use of the hormone melatonin in paediatrics. *Journal of Paediatrics and Child Health* 51:584 – 9.

20 Qaseem, A., Kansagara, D., Forciea, M. A., et al. 2016. Management of chronic insomnia disorder in adults: a clinical practice guideline from the American College of Physicians. *Annals of Internal Medicine* 165:125 – 33.

21 Schlarb, A. A., Bihlmaier, I., Velten-Schurian, K., et al. 2016. Short- and long-term effects of CBT-I in groups for school-age children suffering from chronic insomnia: the KiSS-program. *Behavioral Sleep Medicine* https://doi.org/10.1080/15402002.2016.1228642.

22 Eichenwald, E. C. 2016. Apnea of prematurity. *Pediatrics* 137:e20153757.

23 Clark, I. & Landolt, H. P. 2017. Coffee, caffeine, and sleep: a systematic review of epidemiological studies and randomized controlled trials. *Sleep Medicine Reviews* 31:70 – 8.

24 Drake, C., Roehrs, T., Shambroom, J., et al. 2013. Caffeine effects on sleep taken 0, 3, or 6 hours before going to bed. *Journal of Clinical Sleep Medicine* 9:1195 – 200.

25 Ebrahim, I. O., Shapiro, C. M., Williams, A. J., et al. 2013. Alcohol and sleep I: effects on normal sleep. *Alcoholism: Clinical and Experimental Research* 37:539 – 49.

26 Chan, J. K., Trinder, J., Colrain, I. M., et al. 2015. The acute effects of alcohol on sleep electroencephalogram power spectra in late adolescence. *Alcoholism: Clinical and Experimental Research* 39:291 – 9.

27 Grandner, M. A., Kripke, D. F., Naidoo, N., et al. 2010. Relationships among dietary nutrients and subjective sleep, objective sleep, and napping in women. *Sleep Medicine* 11:180 – 4.

28 Cao, Y., Wittert, G., Taylor, A. W., et al. 2016. Associations between macronutrient intake and obstructive sleep apnoea as well as self-reported sleep symptoms: results from a cohort of community dwelling Australian men. *Nutrients* 8:207.

29 Lauer, C. J. & Krieg, J. C. 2004. Sleep in eating disorders. *Sleep Medicine Reviews* 8:109 – 18.

30 St-Onge, M. P., Mikic, A. & Pietrolungo, C. E. 2016. Effects of diet on sleep quality. *Advances in Nutrition* 7:938 – 49.

31 Wehrens, S. M. T., Christou, S., Isherwood, C., et al. 2017. Meal timing regulates the human circadian system. *Current Biology* 27:1768 – 75.e3.

32 de la Pena, I. J., Hong, E., de la Pena, J. B., et al. 2015. Milk collected at night induces sedative and anxiolytic-like effects and augments pentobarbital-induced sleeping behavior in mice. *Journal of Medicinal Food* 18:1255 – 61.

33 Feng, X. Y., Wang, M., Zhao, Y. Y., et al. 2014. Melatonin from different fruit sources, functional roles, and analytical methods. *Trends in Food*

Science & Technology 37:21 – 31.

34 Howatson, G., Bell, P. G., Tallent, J., et al. 2012. Effect of tart cherry juice (Prunus cerasus) on melatonin levels and enhanced sleep quality. *European Journal of Nutrition* 51:909 – 16.

35 Kim, J., Lee, S. L., Kang, I., et al. 2018. Natural products from single plants as sleep aids: a systematic review. *Journal of Medicinal Food* https://doi.org/10.1089/jmf.2017.4064.

36 Fernandez-San-Martin, I. M., Masa-Font, R., Palacios-Soler, L., et al. 2010. Effectiveness of Valerian on insomnia: A meta-analysis of randomized placebo-controlled trials. *Sleep Medicine* 11:505 – 11.

37 Faraut, B., Andrillon, T., Vecchierini, M. F., et al. 2017. Napping: a public health issue. From epidemiological to laboratory studies. *Sleep Medicine Reviews* 35:85 – 100.

38 Hilditch, C. J., Dorrian, J. & Banks, S. 2017. A review of short naps and sleep inertia: do naps of 30 min or less really avoid sleep inertia and slow-wave sleep? *Sleep Medicine* 32:176 – 90.

39 Kim, E-J. & Dimsdale, J. E. 2007. The effect of psychosocial stress on sleep: a review of polysomnographic evidence. *Behavioral Sleep Medicin* e 5:256 – 78.

40 Meston, C. M. & Buss, D. M. 2007. Why humans have sex. *Archives of Sexual Behavior* 36:477 – 507.

41 Mah, K. & Binik, Y. M. 2001. The nature of human orgasm: a critical review of major trends. *Clinical Psychology Review* 21:823 – 56.

42 Wang, C. F., Sun, Y. L. & Zang, H. X. 2014. Music therapy improves sleep quality in acute and chronic sleep disorders: a meta-analysis of 10

randomized studies. *International Journal of Nursing Studies* 51:51 – 62.

43 Bei, B., Wiley, J. F., Trinder, J., et al. 2016. Beyond the mean: a systematic review on the correlates of daily intraindividual variability of sleep/wake patterns. *Sleep Medicine Reviews* 28:108 – 24.

44 Ross, J. J. 1965. Neurological fi ndings after prolonged sleep deprivation. *Archives of Neurology* 12:399 – 403.

45 Gulevich, G., Dement, W. & Johnson, L. 1966. Psychiatric and EEG observations on a case of prolonged (264 hours) wakefulness. *Archives of General Psychiatry* 15:29 – 35.

46 Walch, O. J., Cochran, A. & Forger, D. B. 2016. A global quantification of 'normal' sleep schedules using smartphone data. *Science Advances* 2:e1501705.

47 Gangwisch, J. E., Babiss, L. A., Malaspina, D., et al. 2010. Earlier parental set bedtimes as a protective factor against depression and suicidal ideation. *Sleep* 33:97 – 106.

48 Stothard, E. R., Mchill, A. W., Depner, C. M., et al. 2017. Circadian entrainment to the natural light-dark cycle across seasons and the weekend. *Current Biology* 27:508 – 13.

49 Leung, C. & Ge, H. 2013. Sleep thermal comfort and the energy saving potential due to reduced indoor operative temperature during sleep. *Building and Environment* 59:91 – 8.

50 Moon, R. Y., Darnall, R. A., Feldman-Winter, L., et al. 2016. SIDS and other sleep-related infant deaths: evidence base for 2016 updated recommendations for a safe infant sleeping environment. *Pediatrics* 138:e20162940.

51 Krauchi, K. 2007. The thermophysiological cascade leading to sleep initiation in relation to phase of entrainment. *Sleep Medicine Reviews* 11:439 – 51.

52 Obradovich, N., Migliorini, R., Mednick, S. C., et al. 2017. Night-time temperature and human sleep loss in a changing climate. *Science Advances* 3:e1601555.

53 American Academy of Sleep Medicine. Sleep or Netflix? You can have both when you binge-watch responsibly. www.aasm.org/sleep-or-netflix-you-can-have-both-when-youbinge- watch-responsibly.

54 Boor, B. E., Spilak, M. P., Laverge, J., et al. 2017. Human exposure to indoor air pollutants in sleep microenvironments: a literature review. *Building and Environment* 125:528 – 55.

55 National Sleep Foundation. 2011. Bedroom Poll: summary of fi ndings. www.sleepfoundation.org/sites/default/fi les/ bedroompoll/NSF_Bedroom_Poll_Report.pdf.

56 Tischer, C., Chen, C. M. & Heinrich, J. 2011. Association between domestic mould and mould components, and asthma and allergy in children: a systematic review. *European Respiratory Journal* 38:812 – 24.

57 Tiesler, C. M. T., Thiering, E., Tischer, C., et al. 2015. Exposure to visible mould or dampness at home and sleep problems in children: results from the LISAplus study. *Environmental Research* 137:357 – 63. 9781472946188_txt_print.indb 294 25-04-2018 17:03:31 REFERENCES 295

58 Strom-Tejsen, P., Zukowska, D., Wargocki, P., et al. 2016. The eff ects of bedroom air quality on sleep and next-day performance. *Indoor Air* 26:679 – 86.

59 Krahn, L. E., Tovar, M. D. & Miller, B. 2015. Are pets in the bedroom a problem? *Mayo Clinic Proceedings* 90:1663 – 5.

60 Patel, S. I., Miller, B. W., Kosiorek, H. E., et al. 2017. The eff ect of dogs on human sleep in the home sleep environment. *Mayo Clinic Proceedings* 92:1368 – 72.

61 Ohayon, M., Wickwire, E. M., Hirshkowitz, M., et al. 2017. National Sleep Foundation's sleep quality recommendations: fi rst report. *Sleep Health* 3:6 – 19.

62 Harvey, A. G. 2002. A cognitive model of insomnia. *Behaviour Research & Therapy* 40:869 – 93.

63 Hertenstein, E., Thiel, N., Luking, M., et al. 2014. Quality of life improvements after acceptance and commitment therapy in nonresponders to cognitive behavioral therapy for primary insomnia. *Psychotherapy and Psychosomatics* 83:371 – 3.

64 Saunders, D. T., Roe, C. A., Smith, G., et al. 2016. Lucid dreaming incidence: a quality effects meta-analysis of 50 years of research. *Consciousness and Cognition* 43:197 – 215.

65 Hobson, A. 2009. The neurobiology of consciousness: lucid dreaming wakes up. *International Journal of Dream Research* 2:41 – 4.

66 Stumbrys, T., Erlacher, D., Schadlich, M., et al. 2012. Induction of lucid dreams: a systematic review of evidence. *Consciousness and Cognition* 21:1456 – 75.

67 Smith, B. V. & Blagrove, M. 2015. Lucid dreaming frequency and alarm clock snooze button use. *Dreaming* 25:291 – 9.

68 Murillo-Rodriguez, E., Barciela Versa, A., Barbosa Rocha, N., et al.

2017. An overview of the clinical uses, pharmacology, and safety of modafinil. *ACS Chemical Neuroscience* : https://doi.org/10.1021/acschemneuro.7b00374.

69 Battleday, R. M. & Brem, A. K. 2015. Modafinil for cognitive neuroenhancement in healthy non-sleep-deprived subjects: a systematic review. *European Neuropsychopharmacology* 25:1865 – 81.

70 Chivers, T. 2013. How much do we really know about sleep? www.telegraph.co.uk/news/science/10494965/How-muchdo-we-really-know-about-sleep.html.

71 Horne, J. 2007. *Sleepfaring.* Oxford University Press, Oxford.

致 谢

首先，谢谢我的儿子赫克托与奥森，感谢他们使不完的精力，也感谢他们同意偶尔乖乖入睡，好让我能够顺利写成本书。致我挚爱的丈夫——金狼先生（保罗·泰勒），我对他做的所有事情都心怀感激，尤其是每天充当我的授时因子的床头咖啡。致我的父母乔安娜与格里·格雷戈里，毫无疑问，我干扰你们的睡眠很多年了。

谢谢吉姆·马丁（Jim Martin），布鲁姆斯伯里的出版人，我的朋友，他证明了自己远不只是一位20世纪80年代做起来的高管，他能立刻“明白”睡眠的重要性。感谢安娜·麦克迪阿米德（Anna MacDiarmid）全程的投入和支持，也很感谢我出色的文字编辑埃米莉·卡恩斯（Emily Kearns）。还要谢谢非常棒的插图画家马克·丹多（Marc Dando）。对于布鲁姆斯伯里的其他作家，包括罗布·布拉泽顿（Rob Brotherton）、利亚姆·德鲁（Liam Drew）、瓦妮莎·波特（Vanessa Potter）、洛里·温克勒斯（Laurie Winkless）和海伦·斯凯尔斯（Helen Scales），以及新写作协会（Neuwrite）的其他成员，包括罗马·阿格拉瓦尔（Roma Agrawal）和克里斯蒂娜·迪克逊（Christine Dixon），我也想表达我的感激之情。

尤其要感谢众多睡眠专家的慷慨输入，不论是为我提供了反馈、引述、标记了其他有趣文章，还是慷慨展现了他们的善意。他们的帮助是真正的无价之宝，如若文中有任何错误，还请归咎于我。这些睡眠专家包括丹尼尔·比斯、埃丽卡·福布斯、莉萨·梅尔策、布赖恩·沙普利斯、莎拉·布伦登、马尔科姆·冯·尚茨、布兰特·哈斯勒（Brant Hasler）、迈克尔·格兰德内尔、迈克尔·格拉迪沙尔（Michael Gradisar）、罗杰·埃克奇、斯特凡妮·克劳利-麦克威廉（Stephanie Crowley-McWilliam）、卢奇·威格斯（Luci Wiggs）、克里斯滕·克努森、贾森·翁、妮古拉·巴克莱、丹·丹尼斯、梅根·克劳福德、科林·埃斯皮、西蒙·阿切尔、迈克·帕森斯、迪特尔·里曼、康迪斯·阿尔法诺、彼得·弗兰岑、罗特姆·佩拉奇（Rotem Perach）、西巴·哈桑（Sibah Hassan）、温迪·特罗克塞尔以及基拉·维伯·耶斯佩森。

还有其他专业学者也提供了十分宝贵的支持或反馈，包括我亲爱的朋友埃西·维丁、伊恩·克雷格（Ian Craig）、蒂姆·马修斯（Tim Matthews）、路易斯·阿瑟诺（Louise Arseneault）、安杰莉卡·罗纳德（Angelica Ronald）、汤姆·奥康纳、露西·福克斯（Lucy Foulkes）、乔恩·米尔（Jon Mill）、克洛伊·翁以及理查德·罗。我也要感谢改变了自己职业生涯的众多专业学者们，包括介绍我进入睡眠研究领域的阿莉森·哈维，还有阿维·萨德夫——我的绝佳拍档与朋友，我非常怀念他对我的激励与建议；当然我的导师们：塔利亚·埃利（Thalia Eley）、阿夫沙洛姆·卡斯皮与泰米·莫菲特，他们在我的职业生涯中自始至终地支持我，是亦师亦友的存在。对于一众曾经教授我许多事情，研究被收录于本书中的学生与合作者们，我也要表达无比的感谢。

谢谢我挚爱的家人和朋友，感谢与我分享你们关于这个项目的激动之情。名字无法于此一一列举，不过有几位脱颖而出，包括轻松地将此书重命名为《打瞌睡》的玛丽·安德森-福特（Mary Anderson-Ford），她阅读了两版草稿，她的友谊和热情贯穿始终。詹姆斯·史密西斯（James Smithies）给予了我极大的支持，他与我的孩子们玩耍，贡献出了他的时间和专业意见。虽然这本书并不是经典著作，但是他仍友好地将每一章节都阅读了好几遍。还有拉沙德·布拉默（Rashad Braimah）和加布里埃莱·埃苏（Gabriele Esu），谢谢他们一直以来的友善待人和热情帮助。谢谢我的姐姐安娜·格雷戈里（Anna Gregory）以及她的丈夫乔·施雷普内尔（Joe Shrapnel）对早期的草稿所做的点评。感谢克里斯蒂·柯克帕特里克（Christy Kirkpatrick）这位行内人的出版知识与贴士，以及我们的友谊。同时我也非常感谢埃德·菲茨休（Ed Fitzhugh）、尼克·拉杰特（Nick Raggett）、琳内·于比（Lynne Huby）、埃丝特·佩特森（Esther Paterson）、阿里·纽波特（Ali Newport）、恰拉·麦克尤恩（Ciara McEwen）、布里约尼·威尔（Bryony Weale）、乔安娜·詹森（Joanne Jensen）、埃德·霍罗克斯（Ed Horrox）、阿德里安娜·马特（Adriana Martyr）、格里·吉罗（Gerry Girou）、玛丽亚·纳波利塔诺（Maria Napolitano）、尼扎尔·埃尔哈曼（Nizar El-Chamaa）、蕾切尔·贾普（Rachel Jupp）、丽贝卡·米切尔（Rebecca Mitchell）、珍妮·斯托克（Jenny Stock）、凯蒂·特拉弗斯（Kitty Travers）、海罗·巴巴（Hiroe Baba）以及安娜·里士满（Ana Richmond）。谢谢爷爷奶奶（以及我的父母）照看我的小狼崽们，让我能够安心写作。

感谢金史密斯学院的朋友和同事。尤其感谢克里斯·弗伦奇，他在我遇到各种障碍时，说服我不要放弃（他还是一个非常棒的午餐伙伴）。他也阅读了全书，并且全程给予了支持。我还想尤其感谢尤利娅·科瓦什（Yulia Kovas）、洛朗·斯图尔特（Lauren Stewart）、卡斯帕·阿迪曼与古斯塔夫·库恩（Gustav Kuhn），他们阅读了这本书的早期章节。谢谢乔伊迪普·巴塔查里亚（Joydeep Bhattacharya）对于图表方面的反馈。

谢谢我生命中许多特殊的孩子们，我的侄子霍尔登与哈伦，还有费利克斯、安德烈、威廉、哈利、托比以及爱丽丝宝贝。

最后，致无数允许我在书中讲述你们的个人经历及（匿名）故事的人们，我尤其感谢你们，祝愿你们在未来能够拥有香甜、宁静的睡眠。

图书在版编目（CIP）数据

伴你一生的睡眠指导书 /（英）爱丽丝·格雷戈里著；刘可澄译 . -- 北京：中国友谊出版公司，2020.7

书名原文：Nodding Off: The Science of Sleep from Cradle to Grave

ISBN 978-7-5057-4916-0

Ⅰ . ①伴… Ⅱ . ①爱… ②刘… Ⅲ . ①睡眠－普及读物 Ⅳ . ① R338.63-49

中国版本图书馆 CIP 数据核字 (2020) 第 095932 号

著作权合同登记号　图字：01-2020-3217

书名　**伴你一生的睡眠指导书**

作者　［英］爱丽丝·格雷戈里

译者　刘可澄

出版　中国友谊出版公司

发行　中国友谊出版公司

经销　新华书店

印刷　北京盛通印刷股份有限公司

规格　889 × 1194 毫米　32 开

11 印张　224 千字

版次　2020 年 7 月第 1 版

印次　2020 年 7 月第 1 次印刷

书号　ISBN 978-7-5057-4916-0

定价　45.00 元

地址　北京市朝阳区西坝河南里 17 号楼

邮编　100028

电话　（010）64678009